Christian Haasen, Oktay Yagdiran

Beurteilung psychischer Störungen in einer multikulturellen Gesellschaft

LAMBERTUS

Christian Haasen, Oktay Yagdiran

Beurteilung psychischer Störungen in einer multikulturellen Gesellschaft

Lambertus

Band 4 der Schriftenreihe der Deutsch-Türkischen Gesellschaft für Psychiatrie, Psychotherapie und psychosoziale Gesundheit e.V. (DTGPP)

Die Deutsche Bibliothek – CIP-Einheitsaufnahme

Ein Titeldatensatz für diese Publikation ist bei Der Deutschen Bibliothek erhältlich

Umschlag: Christa Berger, Solingen
Satz: Jungbluth Digital+Print, Freiburg
Druck: Poppen & Ortmann, Freiburg
ISBN 3-7841-1310-9

Inhalt

Zum Geleit

Die Herausgeber Ch. Haasen und O. Yagdiran entwickeln für Ihr Buch „Beurteilung psychischer Störungen in einer multikulturellen Gesellschaft“ ein neues Konzept: Sie stellen die differenzierte und kultursensible Betrachtung der wesentlichen psychischen Störungen in den Mittelpunkt der Betrachtung.
Jeweils beginnend mit Fallgeschichten aus ganz unterschiedlichen Ursprungskulturen und deren Diskussion wird die Literatur angeführt, die kulturelle Sichtweisen berücksichtigt. Dabei zeigt sich, daß bislang nur wenig deutschsprachige Publikationen vorliegen, die sich mit einzelnen Krankheitsbildern in Bezug auf Migration befassen.
Es werden dann in den einzelnen Kapiteln kulturelle Aspekte der jeweiligen Störungsbilder erläutert und „Vorschläge für Leitlinien bei der Beurteilung der Psychopathologie“ entwickelt.
Das Buch ist ein Plädoyer für eine gründliche Anamnese der psychosozialen Situation der Patienten. Gerade auch der Frage, inwieweit die Rolle des Patienten in seiner Familie beeinträchtigt ist, kommt diagnostische Bedeutung zu. Differentialdiagnostische Überlegungen – ist ein Symptom z. B. als psychotisch oder als Ausdruck einer dissoziativen Störung zu verstehen – erfordern Kentnisse der jeweiligen kulturellen Hintergründe.
Dieses Buch regt Kliniker und Praktiker zur längst überfälligen Auseinandersetzung mit den kulturellen Hintergründen von Migranten und Minoritäten und deren Bedeutung für psychiatrische Diagnostik und Therapie an. Es ist ein wichtiger Beitrag, die psychiatrische und psychosoziale Versorgung in Deutschland für die Anforderungen einer multikulturellen Gesellschaft zu öffnen.
Ich wünsche diesem vierten Band der Schriftenreihe der Deutsch-Türkischen Gesellschaft für Psychiatrie, Psychotherapie und psychosoziale Gesundheit gute Resonanz und intensive Diskussion. Gerade für den klinischen Bereich werden neue Maßstäbe gesetzt, griffige Anhaltspunkte für eine kultursensible Betrachtung von psychischen Störungen zu vermitteln.

Eckhardt Koch

Vorwort

Dieter Naber, Michael Krausz

Aus politischen, wirtschaftlichen oder persönlichen Gründen steigt der Anteil der Menschen, die sich zu einer Migration entschließen und dann in einem Land leben, mit dessen Sprache sie nicht aufgewachsen sind. In den USA ist dieses Phänomen vertraute Realität, in Deutschland aber für lange Zeit vernachlässigt, erst allmählich rückt es zunehmend in den Blickpunkt des öffentlichen Interesses. Trotz der restriktiven Einwanderungspolitik ist mittlerweile circa jeder zehnte in Deutschland lebende Mensch anderer Herkunft, so daß der Begriff einer „multikulturellen Gesellschaft" nicht falsch ist. Auch wenn einige (zwar nur wenige) dieser Menschen anderer Herkunft einen deutschen Paß besitzen, werden sie dennoch all zu oft als „Ausländer" bezeichnet, welches eine Integration dieser Menschen in die deutsche Gesellschaft erschwert.

Polyglotte Menschen benutzen die jeweilige Sprache in unterschiedlichen Situationen. So ist es, um ein alltägliches Beispiel anzuführen, für einen türkischen Migranten in Deutschland durchaus üblich, sich bei der Arbeit oder in der Schule auf deutsch zu unterhalten, um dann zu Hause im Kreis der Familie türkisch zu sprechen. Doch wird die jeweilige Sprache nicht nur in bestimmten Situationen gebraucht, sie entspricht auch unterschiedlichen Abschnitten und Erfahrungen im Leben eines Menschen.

In der Psychiatrie nun – bei der die Sprache eine zentrale Bedeutung für Diagnose und Therapie hat – muß es darauf ankommen, den Menschen mit seiner gesamten Geschichte zu verstehen, um ihm angemessen helfen zu können. Wie aber soll dies möglich sein, wenn der Behandler keinen Zugang zu wesentlichen Anteilen des Patienten hat? Der Fokus dieses Buches liegt deshalb weniger in der Behandlung psychischer Auffälligkeiten bei Symptomen von Migranten, sondern vielmehr bei den Schwierigkeiten im Erkennen und Beurteilen von kulturspezifischen Äußerungen und Verhaltensweisen bzw. im besseren Verständnis einer vermeintlichen oder tatsächlichen Psychopathologie.

Mit sehr wenigen Ausnahmen zeigen nationale und internationale Untersuchungen eine – zum Teil erheblich – niedrigere Inanspruchnahme psychiatrischer Einrichtungen durch Migranten im Vergleich zur einheimischen Bevölkerung (Häfner 1980, Steinhausen 1982, Gupta 1993, Holzmann et al. 1994, Haasen et al. 1999). Die aufgeführten Gründe hierfür sind sehr unterschiedlich: u.a. defizitäre Versorgungsstrukturen und Probleme bei der psychiatrischen Versorgung von Migranten, kulturelles Unverständnis von seiten der psychiatrischen Einrichtungen, sprachliche Verständigungsschwierigkeiten (Ete 1986, Zeiler & Zarifoglu 1994). Die Angst vor wirtschaftlichen Sanktionen, die ein längerer Krankenhausaufenthalt mit sich bringen würde, mag ebenfalls eine Rolle spielen.

Akgün (1991) beschrieb, daß Migranten mit psychischen Störungen längere Zeit von ihrer Familie betreut werden, bevor ein Nervenarzt aufgesucht wird. Es ist für Migranten nur sehr schwer möglich, einen muttersprachlichen Nervenarzt zu finden, sei es im Krankenhaus oder im ambulanten Bereich, und es gibt kein spezielles Konzept für die psychiatrische Versorgung von Migranten. Dabei hat es sich gezeigt, daß dort, wo – den Bedürfnissen der Migranten entsprechend – Anlaufstellen eingerichtet wurden, diese auch intensiv genutzt werden und außerordentlich erfolgreich arbeiten (Grube 1995).

Bereits 1975 forderte Riedesser (1975) in einem Übersichtsartikel zu psychischen Störungen bei ausländischen Arbeitern aufgrund der mangelnden Studien einen massiven Einsatz von Geldmitteln zur Erforschung der psychopathologischen und sozialen Folgen der Arbeitermigration. Seiner Ansicht nach würden alle Mängel der deutschen Psychiatrie (Enquete-Kommission 1975) beim ausländischen Arbeiter in diagnostischer, therapeutischer und prognostischer Hinsicht besonders deutlich. Trotz dieses Appells wurden nur wenige Forschungsprojekte durchgeführt, die sich mit psychischen Störungen bei Migranten beschäftigen. Etwas besser ist die Situation in Hamburg, einer Stadt mit hohem Anteil an Migranten: In der Psychiatrischen Klinik der Universität Hamburg existiert sowohl in der Kinder- und Jugendpsychiatrie wie auch in der Erwachsenenpsychiatrie ein jeweiliger Forschungsbereich, beide gefördert durch Drittmittel. Damit konnten die wissenschaftlichen Grundlagen für dieses Buch geschaffen werden, alle Autoren sind Mitarbeiter der Universität Hamburg oder in ihrer wissenschaftlichen Tätigkeit mit einem der beiden Forschungsbereiche assoziert.

Um dem Begriff einer „multikulturellen Gesellschaft“ gerecht zu werden, muß auf gesellschaftlicher Ebene eine tatsächliche Integration gefordert werden, die nicht mit einer Assimilierung an die deutsche Kultur verwechselt werden darf. Genauso darf auf psychopathologischer Ebene ein Mensch anderer Herkunft nicht nur aus dem deutschen diagnostischen Blickwinkel beurteilt werden, sondern es müssen Aspekte aus der Herkunftskultur und auch die Interaktion der Herkunftskultur mit der deutschen Kultur berücksichtigt werden. Daher wird in diesem Buch von der deskriptiven Ebene – die der Syndrome – ausgegangen, um dann epidemiologische, phänomenologische und diagnostische Aspekte zu diskutieren. Möge eine solche

Auseinandersetung in Zukunft dazu führen, daß die Weiterentwicklung des psychiatrischen Klassifikationssystems ICD auch kulturspezifische Aspekte berücksichtigen wird, wie dieses im US-amerikanischen Klassifikationssystems DSM-IV erstmals der Fall war.

Literatur

Akgün L (1991) Strukturelle Familientherapie bei türkischen Familien. Familiendynamik 16: 24–36

Enquete Kommission (Ed.) (1975) Anhang zum Bericht über die Lage der Psychiatrie in der Bundesrepublik Deutschland – Zur psychiatrischen und psychotherapeutisch/psychosomatischen Versorgung der Bevölkerung. Deutscher Bundestag, 7. Wahlperiode, Drucksache 7/4200, Bonn

Ete E (1986) Besondere psychische Krankheitsbildertürkischer Patienten. Möglichkeiten und Grenzen der Behandlung. In: Hesse G, Meyer R, Pasero U (Hrsg.) Krank in der Fremde. Tagung der Evagelischen Akademie Nordelbien. Bad Segeberg

Grube M (1995) Darstellung eines türkisch-deutschsprachigen Verbundmodelles zwischen psychiatrischer Klinik und psychosozialer Beratungsstelle. In: Koch E, Özek M, Pfeiffer WM (Hrsg.) Psychologie und Pathologie der Migration: deutsch-türkische Perspektiven. Lambertus, Freiburg

Gupta S (1993) Can environmental factors explain the epidemiology of schizophrenia in immigrant groups? Soc Psychiatry and Psychiatr Epidemiol 28: 263–266

Haasen C, Kraft M, Yagdiran O, Maß R, Lambert M, Müller-Thomsen T, Krausz M (1999) Auswirkungen von Sprachproblemen in der stationären Behandlung von Migranten. Krankenhauspsychiatrie 10: 91–95

Häfner H (1980) Psychiatrische Morbidität von Gastarbeitern in Mannheim. Nervenarzt, 51, 672–683

Holzmann TH, Volk S, Georgi K, Pflug B (1994) Ausländische Patienten in stationärer Behandlung in einer psychiatrischen Universitätsklinik mit Versorgungsauftrag. Psychiat Praxis 21:106–108

Riedesser P (1975) Psychische Störungen bei ausländischen Arbeitern in der Bundesrepublik Deutschland. Medizinische Klinik, 70 (21), 954–959

Steinhausen H-C (1982) Psychische Störungen bei Gastarbeiterkindern im Rahmen einer kinder- und jugendpsychiatrischen Poliklinik. Zeitschr f KJP 10: 32–49

Zeiler J, Zarifoglu F (1994) Zur Relevanz ethnischer Diskriminierung bei psychiatrischen Erkrankungen. Psychiat Prax 21:101–105

1. Kultur und Psychopathologie

Christian Haasen

Das klinische Bild eines Patienten – seine Psychopathologie – wird durch verschiedene soziobiographische Faktoren beeinflußt, so z.B. durch das Alter, Geschlecht, Ausbildung und Beruf. Kulturelle Aspekte – wie z.B. kulturelle Werte, Normen, Verhalten, als auch die Sprache – gehören auch zu diesen soziobiographischen Faktoren, die einen Einfluß auf die Psychopathologie haben. Weiterhin gibt es eine Wechselwirkungen zwischen kulturellen und anderen soziobiographischen Faktoren: so gibt es natürlich geschlechtsspezifische, altersspezifische oder beruflich bedingte kulturelle Faktoren.

Die Beurteilung des klinischen Bildes ist nicht nur abhängig von der objektiv präsentierten Psychopathologie, sondern auch von der subjektiven Wahrnehmung des beurteilenden Arztes oder Psychologen: Diese Wahrnehmung wird geprägt durch den sozialen und kulturellen Hintergrund des Beurteilers, ist somit abhängig von den soziobiographischen Faktoren des Arztes oder Psychologen. Weiterhin hängt die Beurteilung auch von der Wechselwirkung der soziobiographischen Faktoren des Patienten mit denen des Arztes/Psychologen ab.

Zu dem komplexem Gerüst der Beurteilung psychischer Störungen gehören natürlich auch noch psychologische und biologische Faktoren hinzu. Gerade die psycholgischen Faktoren stehen wiederum in einer starken Interaktion mit den soziobiographischen Faktoren, so daß kulturelle Faktoren auch wiederum in einem psychodynamischen Kontext bewertet werden müssen. Es ist die Absicht dieses Buches, einen Einblick in die Bedeutung der kulturellen Faktoren bei der Präsentation und Evaluation psychischer Störungen zu geben, um daraus Leitlinien für eine kulturell-sensitive Beurteilung bzw. Diagnostik geben zu können.

Klinische Beurteilung

Bei der Beurteilung kultureller Einflüsse auf die Psychopathologie muß erstmal definiert werden, wo die Grenze zwischen *Normalität* und *Pathologie* gesetzt werden soll. Hier gibt es vier verschiedene Ansätze (Offer & Sabshin 1974):

1. Konsensus zwischen Experten: Es wird davon ausgegangen, daß eine klare Abgrenzung zwischen Normalität und Pathologie anhand der Problematik durch Experten zu beurteilen ist. Dieser in der Medizin übliche Ansatz geht davon aus, daß bestimmte Zustände, die anhand von Symptomen oder Kriterien beurteilt werden, als definitiv pathologisch bewertet werden müssen und entsprechend eine Diagnose bekommen. Die Diagnose ist universell – also auch über Kulturen hinweg – gültig.
2. Abweichung von der Norm: Anhand von Messungen und einer möglichen Abweichungsspanne von der Norm wird zwischen normal und auffällig unterschieden. Dieser in der Psychologie, aber auch in der Medizin (Bluthochdruck) übliche Ansatz kann universell betrachtet werden, mit möglichen Anpassungen für (z.B. kulturelle) Untergruppen.
3. Beurteilung der Funktion: Hier wird die Auswirkung der Gedanken, Gefühle oder Verhalten beurteilt, inwieweit der Zustand funktional (gesund) oder dysfunktional (ungesund) ist. Aggressionen, die eine Störung für andere Menschen bedeutet, werden als dysfunktional und pathologisch bewertet, dagegen Aggressionen ohne Auswirkungen auf die Umwelt müssen nicht als dysfunktional bewertet werden. Hier ist also die Auswirkung auf andere Personen und die Umwelt im Vordergrund der Beurteilung.
4. Soziale Beurteilung: Verhalten wird als normal or pathologisch anhand von sozialen Normen und Werten beurteilt, die eine Gesellschaft definiert hat. Die Beurteilung ist daher subjektiv und kollektiv. Wenn z.B. eine Person nackt am Strand liegt, kann dieses Verhalten als normal in einer Gesellschaft, als merkwürdig in einer anderen und obszön bis pathologisch in einer dritten Geellschaft angesehen werden.

Bei der Beurteilung einer psychischen Störung muß dem Beurteiler klar sein, auf welcher dieser vier Ebenen beurteilt wird und welche die entsprechenden Grenzen dieses Ansatzes sind.

Außerdem kann Kultur die Psychopathologie auf verschiedenen Ebenen beeinflussen:

1. Phänomenologische Ebene: Kulturelle Aspekte können die Darstellung des Symptoms beeinflussen – der so genannte pathoplastische Effekt der Kultur. Ein Beispiel hierfür ist der Inhalt von Wahnvorstellungen: Ob bei einem Größenwahn der Patient sich als Jesus, Buddha, Kaiser oder Präsident eines Landes bezeichnet, wird durch die kulturelle Bewertung dieser Gestalt beeinflußt.
2. Variationen in der syndromalen Psychopathologie: Ein bestimmtes Syndrom in der einen Kultur kann andere Symptome charakteristischerweise beinhalten, die in anderen Kulturen für das Syndrom untypisch sind. Dieses kann dazu führen, daß Subtypen eines Syndroms bei der Beschrei-

bung berücksichtigt werden müssen. Dieses betrifft z.B. den Bereich der sozialen Phobien, wo in anderen Kulturen spezifische Subtypen benutzt werden: Tanjinkuofusho in Japan – eine interpersonelle Beziehungsphobie (Kimura 1982).

3. Einzigartige Psychopathologie (als ein spezifischer psychiatrischer Zustand): Diese klinischen Bilder werden nur in einer spezifischen kulturellen Umgebung gefunden und werden in den psychiatrischen diagnostischen Klassifikationssystemen als kulturspezifische Syndrome (engl.: culture-bound syndrome, CBS) beschrieben. Ein Beispiel hierfür ist das nur in Südasien auftretende Syndrom namens Koro – eine panische Angst verbunden mit dem Glauben, der Penis würde schrumpfen (Tseng et al. 1988).
4. Unterschiedliche Prävalenz der Psychopathologie: Da die Psychopathologie von soziokulturellen und psychologischen Faktoren beeinflußt wird, ist es nachvollziehbar, daß, wenn diese Faktoren in unterschiedlicher Stärke auftreten, es dann auch Unterschiede in der Prävalenz geben wird. Die Schizophrenie, wo eher biologische Faktoren in der Ätiologie predominant sein sollen, hat nur eine geringe Varianz in der Prävalenz zwischen Kulturen. Dagegen zeigen Störungen wie Alkoholabhängigkeit, Anorexia nervosa, pathologisches Spielverhalten und andere neurotische Störungen viel größere Unterschiede in der Prävalenz zwischen Kulturen, da bei diesen Störungen der soziokulturelle Kontext eine viel größere Rolle spielt.

Weiterhin muß jedoch eine Auseinandersetzung mit den Begrifflichkeiten stattfinden, die wiederum auch einen Einfluß auf die theoretische Debatte in der Soziologie, Anthropologie, Ethnologie und transkulturellen Psychiatrie haben. Diese Disziplinen haben einiges zu dem Verständnis von kulturellen Faktoren in der Psychiatrie beigetragen. Neben einem Diskurs zu kulturellen Unterschieden im Krankheitsverständnis und dem Einfluß des sozialen Status, hat sich die wissenschaftliche Auseinandersetzung mit kulturellen Faktoren bei der Beurteilung psychischer Störungen auf sprachliche Probleme konzentriert, welches entsprechend dargestellt wird.

Begriffsbestimmungen

In den transkulturellen Psychiatrie hat der Begriff *„Kultur“* eine wichtige Bedeutung, die durch den Einfluß in der politischen Meinungsbildung verstärkt wird. Von Kroeber und Kluckhohn (1952) wurden mehr als 200 Definitionen für den Begriff „Kultur“ katalogisiert. Somit ist es notwendig, den Begriff zu erläutern und für diese Arbeit einzugrenzen.

Pfeiffer (1994) definiert „Kultur" als einen Komplex der überlieferten Erfahrungen, Vorstellungen und Werte, welcher die gesellschaftlichen Ordnungen und Verhaltensregeln umfaßt. Hierbei handelt es sich um Regeln, mit denen die Menschen ihre Welt interpretieren und woran sie ihr Handeln ausrichten. Kultur ist zwar auf den naturgegebenen Eigenschaften des Menschen und auf den natürlichen Umweltbedingungen gegründet – der Einzelne erwirbt sie, wächst hinein, indem er Mitglied einer Gesellschaft ist.
Die französischen Strukturalisten definierten „Kultur" als die Summe der im Alltag sichtbaren Organisationsformen einer Gesellschaft (Levi-Strauss 1963). Bei dieser Definition werden die Kulturen als verschieden, aber gleichwertig verstanden und prinzipiell als schützenswert bezeichnet, um sie vor kollektivem Vergessen bzw. der physischen Vernichtung zu bewahren. Diese Definition, in der Kulturen alle zum Fortschritt der Weltzivilisation beitragen können, hat sich gerade in der deutschen Gesellschaft kaum entfalten können (Otyakmaz 1995). Nach Levi-Strauss entsteht gesellschaftlicher Fortschritt durch kulturelle Anleihen verschiedener Kulturen voneinander, durch gegenseitige Befruchtung und Stimulation. Kulturen, die als in sich geschlossene Welten isoliert bleiben, stehen still, während der Prozeß des Fortschritts zu einer voranschreitenden Uniformisierung unterschiedlicher Kulturen führt. Jede Kultur muß dem Austausch auch einen gewissen Widerstand entgegensetzen, um etwas Eigenes zu behalten.
„Sprache" wird als ein „Verständigungssystem aus durch Konventionen festgelegte Zeichen, das eigentliche Mittel menschlicher Verständigung bzw. Kommunikation" definiert (Knauer 1993). Jede einzelne Sprache ist Ausdruck bestimmter Möglichkeiten menschlicher Denkformen, die nur innerhalb der Sprachregeln nachvollziehbar sind. Sprache gewinnt erst im kulturellen Zusammenhang (Kontext) einen eindeutigen Sinn. Sprachen sind historisch gewachsen und wandeln sich mit dem Träger, der Sprachgemeinschaft; sie unterliegen somit sozialen, ethnischen und politischen Einflüssen (Sprachwandel). Die kindliche Sprachentwicklung ist somit nur im kulturellen Kontext möglich und verständlich (Trautner 1991). Somit muß die Sprache als ein Ausdruck oder Teil des Komplexes „Kultur" verstanden werden: sie ist eingebettet in die Lebenswelt der Kommunizierenden, wobei die jeweilige konkrete Sprechsituation und die übergreifenden kulturellen Regeln das Kommunikationsgeschehen bis in seine Einzelheiten hinein mitbestimmt (Legewie & Ehlers 1992).
Migration (lat. Wanderung) wird in diesem Buch als jede transkulturelle Wanderung eines Individuums verstanden, d.h. von einem kulturellen Großraum in einen anderen. Eingeschlossen werden nicht die Land-Stadt-Migration sowie Migration zwischen kulturellen Kleinräumen z.B. innerhalb eines Nationalstaates. Als *„Migranten"* werden in diesem Buch, wie in

den meisten wissenschaftlichen Untersuchungen zu Migration üblich, die Menschen bezeichnet, die eine Migration unternehmen. Verzichtet wird auf die Begriffe „Immigranten“ und „Emigranten“, die die Migranten nur aus der Herkunfts- oder „Gastgeberland“perspektive bezeichnen.
Unterschieden werden muß auch zwischen der Gruppe der Migranten und *ethnischen Minderheiten,* da ethnische Minderheiten auch seit Generationen im Land lebende ehemalige Migranten beinhalten, bei denen die Faktoren der Migration nicht unmittelbar eine Auswirkung auf die Gesundheit haben können, sondern höchstens in der kulturellen Übertragung von einer Generation zur nächsten. Vor allem in der Forschung aus den USA spielt dieser Begriff eine größere Rolle als der Begriff „Migranten“.
Die Ursache der Migration, die für den rechtlichen Status einer Person einen großen Unterschied machen kann, kann für das Krankheitsgeschehen eine Rolle spielen, muß es aber nicht. Somit soll der Begriff Migrant oder Migrantin sich in diesem Buch nicht nur auf Flüchtlinge beziehen, die aus ihrer Heimat geflohen sind, sondern all diejenigen einschließen, die aus anderen Gründen migriert sind.
Migration bedeutet eine Veränderung des Wohnsitzes für einen längeren Zeitraum oder für den Rest des Lebens (Hull 1979). Wie lang dieser Zeitraum sein muß, um der Definition einer Migration gerecht zu werden, wird unterschiedlich gesehen, z.B. in der Frage, ob saisonale Arbeiter für die Zeit, in der sie sich im Gastland aufhalten, Migranten sind. Kurzfristige Auslandsaufenthalte von Pendlern, Touristen oder Besuchern werden nicht dazugerechnet.

Theoretische Überlegungen aus der Transkulturellen Psychiatrie

Kraepelin's Untersuchung auf Java, die erste systematisch angelegte Untersuchung zum Kulturvergleich psychischer Krankheiten, führte zu einem Aufruf für eine „Vergleichende Psychiatrie“, der als Ursprung der transkulturellen Psychiatrie gesehen werden kann (Kraepelin 1904a+b). Bis 1969 blieb dieser Aufruf auf der Ebene von kleineren Untersuchungen in entfernten Kulturen (Plaut 1926, Beringer 1935, Pfister 1936, Williams 1950, u.a.m.).
Diese transkulturelle Psychiatrie war stark geprägt durch die klassische psychologische Anthropologie, die mit idiographischen Studien sich der Konzepte und Theorien der Psychologie bei der Untersuchung der bedeutsamen Rolle, die dem Individuum bei der Schaffung, Gestaltung und Aufrechterhaltung von Kultur und sozialer Struktur zukommt, bediente (Adler 1993). Der Einfluß der Psychoanalyse durch das 1918 erschienene Werk

Freud's „Totem und Tabu“ (Freud 1974), welches aufgrund wenig gesicherter Berichte über australische Stammestraditionen viel Widerspruch hervorrief, erwies sich als fruchtbar für die Diskussion in der transkulturellen Psychiatrie (z.B: Wittkower & Warnes 1980).
Mit der 1969 begonnenen WHO Vergleichsstudie der Schizophrenie in neun Ländern (International Pilot Study for Schizophrenia; Sartorius et al. 1977, Carpenter & Strauss 1974) wurde erstmal eine größere Untersuchung mit gleichen Instrumenten durchgeführt, um Symptome einer psychiatrischen Störung in unterschiedlichen Kulturen gleichzeitig zu untersuchen. Damit bekam die transkulturelle Psychiatrie eine neue Rolle in der Psychiatrie (Robbins 1994).
Aufgrund der Tatsache, daß bei der WHO-Studie kulturelle Unterschiede bei der Erhebung und Auswertung kaum in Betracht gezogen wurden, forderte sie auch Widerspruch heraus: Die wissenschaftliche Debatte zwischen „Kulturalisten“ (Erkrankungen erklären sich aus dem kulturellen Kontext – kulturimmanent, „emisch“) und „Universalisten“ (gleiche Erkrankungen bestehen über alle Kulturen hinweg – kulturübergreifend, „episch“) wurde erneuert. Obwohl diese Debatte in der transkulturellen Psychiatrie heute weiterhin geführt wird, erkennen führende Wissenschaftler darin weniger sich ausschließende Widersprüche, sondern vielmehr den Bedarf für eine gegenseitige Ergänzung (Pfeiffer 1994).
Die bisherigen Untersuchungen in der transkulturellen Psychiatrie, unabhängig von der wissenschaftlichen Ausgangsposition, gehen jedoch von homogenen und statischen Kulturen aus, ohne z.B. Veränderungen der Kulturen durch Medien oder die weltweit sehr großen Migrationsbewegungen ausreichend zu berücksichtigen. Auch die Auswirkungen der ethnologischen Forschung selbst, die ebenfalls zu einer kulturellen Veränderung führen kann, wurde bisher nur in Ansätzen berücksichtigt (Habermeyer 1996). Die weitere Entwicklung in der transkulturellen Psychiatrie wird daher auch anthropologische Konzepte wie die der kulturellen Komplexität (Hannerz 1992) miteinbeziehen müssen, um den Ansprüchen gerecht zu werden. Aus transkulturell-psychiatrischer Sicht bedarf es einer „kosmopolitischen Psychiatrie“, die eine Verbindung von kulturübergreifender und kulturimmanenter Betrachtungsweise ohne Verlust der Individualität des Patienten in der Anonymität der Biopsychologie oder der gesellschaftlichen Traditionen herstellt (Pfeiffer 1994).

Es gibt unter den Menschen kein einheitliches Krankheitsverständnis. Viele Völker haben ein sehr unterschiedliches, von ihrer jeweiligen Kultur geprägtes Verständnis von der Entstehung, dem Verlauf und der Heilung einer Krankheit. Gerade auf dem Gebiet der psychischen Störungen sind die Unterschiede groß. Häufig kann man sich nicht einmal darüber einig werden, wann es sich um eine Erkrankung handelt: In einigen Kulturen wird eine Veränderung als krank angesehen, die in anderen als normal erachtet wird. Sogar innerhalb derselben Kultur ist eine Einigung nicht immer möglich. So ist es durchaus zweifelhaft, ob man allgemein gültige Definitionen von bestimmten Krankheitsbildern, speziell bei psychischen Störungen, überhaupt formulieren kann (Westermeyer 1987). Abhängig ist dies immer vom entsprechenden Krankheitsverständnis, welches beispielsweise eher westlich rational geprägt sein kann, basierend auf der Zweiteilung Körper-Seele, oder der östlichen Mentalität entsprechend eher ganzheitlich geprägt, oder basierend auf den magischen Vorstellungen vieler Völker, die Götter und Geister für das Verständnis von Krankheiten heranziehen. Es ist daher immer problematisch, wenn Behandler und Patient aus unterschiedlichen Kulturkreisen stammen, wenn also zum Beispiel ein deutscher Arzt einen türkischen Patienten behandelt.

Türkische Patienten suchen häufig parallel einen Hodscha auf (Röder 1988), vielleicht wegen der Tatsache, daß ausländische Nervenärzte in Deutschland sehr selten sind (Collatz 1995). Ete (1995) berichtet, daß die Erwartungen türkischer Patienten und deutscher Ärzte sich nicht decken. Die Ärzte erwarten eine differenzierte Beschreibung der Beschwerden, während türkische Patienten ein aktiveres Vorgehen, des in ihrem Kulturkreis hoch angesehenen Arztes erwarten.

Laut Pfeiffer (1995) sehen mediterrane Migranten die Ursachen ihrer Konflikte vor allem im zwischenmenschlichen Bereich, lokalisieren diese nicht in der eigenen Person. Nach Pfeiffer (1995) neigen westliche Therapeuten dazu, „die pathogenen Konflikte in der Person des Patienten zu lokalisieren" und diese bevorzugt auf dem Weg der Introspektion zu bearbeiten. Es besteht die Gefahr, das gemeinschafts- und körperbezogene Krankheitsverständnis als Zeichen menschlicher Unreife abzutun.

Mit dem häufig magische Anteile enthaltenden Krankheitsbegriff („Böser Blick") vieler Migranten, die psychische Störungen als etwas außerhalb des Menschen bestehendes begreifen, das von außen in sie eindringt, tut sich die westliche Medizin schwer (Grube 1995). Viele Migranten verstehen die Krankheit auch als eine Strafe, die durchaus ihren Sinn haben kann (Ete 1995).

Die genannten Beispiele machen deutlich, daß Begriffe wie Gesundheit und Krankheit nicht unabhängig vom kulturellen Kontext betrachtet werden können. Der Behandler muß deshalb ein möglicherweise grundsätzlich verschiedenes Krankheitsverständnis seiner ausländischen Patienten immer vor Augen haben. Eine optimale Therapie ist erst dann wahrscheinlich, wenn der Therapeut über profunde Kenntnisse über den kulturellen Hintergrund des betreffenden Patienten verfügt.

Sozialer Status

Im Hinblick auf den sozialen Status ist es sinnvoll, die Migranten in drei Gruppen mit jeweils ähnlich gelagerten Problemen einzuteilen: 1. „legale" Migranten, 2. „illegale" Migranten, 3. Asylbewerber und Flüchtlinge. Die Legalität bezieht sich auf den Besitz einer entsprechenden Aufenthaltsgenehmigung.

„Legale" Migranten, wie beispielsweise solche aus Ländern der Europäischen Gemeinschaft in Deutschland, sind rechtlich der einheimischen Bevölkerung noch am ehesten gleichgestellt. Sofern die Aufenthaltsgenehmigung unbefristet ist, brauchen sie keine Abschiebung zu befürchten. Sie erhalten eine Arbeitserlaubnis. Sie können mit ihrer Familie zusammenleben, deren Integrität und Möglichkeit, Stabilität zu vermitteln, entscheidend zu einer erfolgreich verlaufenden Sozialisation im neuen Land beitragen kann (Phinney & Rosenthal 1992; Wolkind & Rutter 1985). „Legale" Migranten sind krankenversichert, sie können sich behandeln lassen. Im Vergleich mit der einheimischen Bevölkerung hat diese Gruppe, zu der auch die „Gastarbeiter" der sechziger und siebziger Jahre in Deutschland gehören, schwerere Arbeitsbedingungen, ungünstigere Wohnsituationen und eine schlechtere medizinische Versorgung (Riedesser 1975).

Eine Schätzung der Weltbank besagt, daß 1992 weltweit 80–100 Millionen Menschen migriert sind. Bei einem Drittel von ihnen handelt es sich um „illegale" Migranten, die „nun rechtlos, quasi ohne Identität leben" (Opitz 1994). Aufgrund ihres illegalen Aufenthaltsstatuses droht „illegalen" Migranten permanent die Ausweisung. Eine offizielle Arbeitsaufnahme ist nicht möglich. Wenn sie Arbeit finden, dann nur unter schwersten Arbeitsbedingungen und ohne rechtlichen Schutz. Normalerweise ist es ihnen nicht möglich, mit ihrer Familie zusammenzuleben, die, wie Zeiler (1995) hinweist, wichtig für den Erhalt einer stabilen Identität, sowie das Überstehen von Krisensituationen, wie zum Beispiel die Migration, ist. Häufig ist es „illegalen" Migranten nicht einmal möglich, den Kontakt zu ihrer Familie aufrecht zu halten. Eine adäquate medizinische Versorgung ist diesem Per-

sonenkreis aus rechtlichen und finanziellen Gründen nur selten möglich. So tauchen sie in den offiziellen Statistiken nur in Ausnahmesituationen auf, beispielsweise wenn sie unter Zwang eingewiesen werden.
Die Rechte der dritten Gruppe, der Asylbewerber und Flüchtlinge, werden weltweit durch immer restriktivere Ausländergesetzgebungen immer weiter eingeschränkt. In Deutschland zum Beispiel sind ihnen nicht alle Menschenrechte wie Arbeit, Wohnen oder gleiche Krankenversorgung garantiert (Collatz 1995). Meist bleibt ihnen das Recht auf Arbeit, sowie die Freizügigkeit im Lande verwehrt. Sie leben, oft von der Familie getrennt, auf engstem Raum in Massenunterkünften unter menschenunwürdigen Lebensbedingungen (Pfeiffer 1995). Gesundheitliche Hilfen sind unterhalb der herkömmlichen Standards angesiedelt und liegen im Ermessensspielraum der Behörden (Collatz 1995). So haben Asylbewerber nur Anrecht auf eine Akutbehandlung, nicht jedoch zum Beispiel auf eine psychotherapeutische Behandlung, die gerade für diesen Personenkreis (Kriegsflüchtlinge, Folteropfer, etc.) wichtig wäre (Peltzer & Diallo 1993).
Der Diskriminierung durch die einheimische Bevölkerung sehen sich fast alle Ausländer, sowie Angehörige von Minderheiten (zum Beispiel Schwarze in den USA) ausgesetzt. Diese Diskriminierung kann sich auch in der medizinischen Behandlung bemerkbar machen. Eine Untersuchung von Yamamoto et al. (1967) zeigte, daß Krankenhauspsychiater weniger Interesse an der Behandlung von Patienten anderer Kulturen oder „Rassen“ hatten. In einer aktuelleren Studie an 442 Patienten in vier psychiatrischen Notaufnahmen in Kalifornien kommen Segal et al. (1996) zu dem Schluß, daß afrikanisch-stämmige Patienten mehr Psychopharmaka und weniger Behandlungszeit als andere erhielten.
Ein weiterer Faktor, der Behandlungsprobleme nach sich zieht, ist die Schichtzugehörigkeit. Dies betrifft in besonderem Maße ausländische Patienten, da beispielsweise in Deutschland und anderen Industrienationen ein größerer Anteil von ihnen als bei der einheimischen Bevölkerung der „Unterschicht“ angehört. Nach Brucks (1987) hat die Zugehörigkeit zur „Unterschicht“ größere Bedeutung für die Qualität der medizinischen Versorgung als dies sprachliche oder kulturelle Merkmale haben.

Verständigung – Sprache

Bei der Behandlung psychisch erkrankter Migranten nehmen die sprachbedingten Probleme eine zentrale Stellung ein. Bereits Allers (1920) wies auf den Zusammenhang sprachlicher Isolierung und dem Auftreten "psychogener Störungen" hin. In der Situation sprachlicher Isolierung war es bei mehreren Patienten zur Ausbildung eines Verfolgungswahns gekommen. Häufig ist die Behandlung nur mit Hilfe eines Dolmetschers möglich, wobei dieses wiederum mit vielen anderen Problemen verbunden ist (siehe unten).

Weinreich (1953) stellte fest, daß unsere Gedanken und Vorstellungen von der Sprache, die wir sprechen, geformt werden. Wenn wir mit Anderen reden, versuchen wir ihnen immer auch unsere mit den Worten verbundenen Gefühle und Vorstellungen mitzuteilen. Da die Worte bei jedem Menschen aufgrund der individuellen Geschichte unterschiedlich besetzt sind, ist eine wirkliche Verständigung selbst bei Menschen, die „dieselbe“ Sprache sprechen, immer nur begrenzt möglich.

Migranten, vor allem Erwachsene, die eine neue Sprache lernen (müssen), versuchen diese eher bewußt und rational zu erlernen, im Gegensatz zu Kindern, die mit der Sprache aufwachsen, ihre Melodie und ihren Rhythmus unbewußt aufnehmen, sie quasi nebenbei und auf eine mehr spielerische Art lernen (Grinberg & Grinberg 1990). Bei dem (erwachsenen) Migranten sind Gefühle und Erinnerungen jedoch an der sogenannten Muttersprache gebunden. Auf die kulturell und persönlich bedingte andere Besetzung gerade abstrakter Begriffe, wies Oquendo (1996) hin.

Dem Umstand der gefühlsmäßig besetzten Muttersprache, sowie der gefühlsmäßig eher unbelasteten Zweitsprache, ist bei der Behandlung zweisprachiger Patienten Rechnung zu tragen. Erzählt der Patient für ihn Belastendes in der für ihn intellektualisierten Zweitsprache, so kann dies beim Behandelnden zu diagnostischer Fehleinschätzung führen. Andererseits ist dies auch eine Chance in der Therapie: Der Therapeut kann durch Sprachwechsel versuchen, die Abwehr des Patienten zu „überlisten“ und ihn zu emotional belastendem Material in der gefühlsneutraleren Zweitsprache befragen (Marcos 1976).

Neben der verbalen Sprache gilt es auch die Körpersprache in der Behandlung von Migranten zu berücksichtigen. Marcos (1988) stellte fest, daß hispanische Patienten, wenn sie auf englisch interviewt wurden, deutlich gespannter wirkten, was sich dadurch äußerte, daß die betreffenden Patienten wesentlich häufiger ihre Hände bewegten. Er führte dies auf ihre Unsicherheit in der Zweitsprache zurück. Allgemein bekannt ist, daß Körpersprache in den verschiedenen Kulturen einen unterschiedlichen Stellenwert hat. Die Nichtberücksichtigung kann deshalb zu diagnostischen Fehleinschätzungen führen.

Als dritter Punkt neben verbaler und körperlicher Sprache ist für das Verständnis ausländischer Migranten die Kenntnis des kulturellen Hintergrund entscheidend. Eine adäquate Behandlung psychisch erkrankter Migranten ist sonst nicht oder nur sehr schwer möglich. Eine koreanische Patientin, die sich in der bisherigen Therapie als sehr wortkarg erwiesen hatte, gab eines Tages als Grund für ihr Verhalten an, daß Überlieferungen in ihrem Land zufolge, ein aufrichtiger Mensch sich nicht zu erklären bräuchte, nur ein falscher Mensch würde viel reden (Oquendo 1996).

Sprachprobleme und Psychopathologie

Mehrere Autoren haben das teilweise deutlich veränderte psychopathologische Erscheinungsbild – je nachdem welche Sprache benutzt wurde – bei mehrsprachigen, psychisch erkrankten Migranten genauer untersucht. Die Unterschiede zeigten sich sowohl in der Ausdrucksweise als auch im Verhalten, das heißt, nicht nur was der Patient sagt, sondern auch wie er es sagt und wie er sich dabei verhält, verändert sich. Besonders häufig wurde der Affekt bei diesen Patienten falsch eingeschätzt. Das Benutzen der Zweitsprache verhinderte ein angemessenes Ausdrücken der Gefühle, was beim Untersucher zu Fehleinschätzungen führen kann (Marcos 1979). DelCastillo (1970) vermutete, daß die intellektuelle Anstrengung, sich in einer fremden Sprache unterhalten zu müssen, zu einem unbewußten Unterdrücken von Gefühlen und Symptomen führen würde. Bei hispanisch-stämmigen Patienten in den USA wurde eine lebhaftere Ausdrucksweise und größere Übereinstimmung von Gestik, Gefühlen und Gesagtem beobachtet, wenn sie in ihrer Muttersprache befragt wurden (Acosta & Cristo 1981). Zurückgeführt wurde dies unter anderem darauf, daß diese Patienten mehr Gefühl darin investieren würden, was sie sagen, als darin wie sie es sagen (Marcos 1976). Außerdem würden diese Patienten allgemein als gespannter, nervöser und ängstlicher von dem Untersucher eingeschätzt (Marcos 1988).
Einige Autoren (Buxbaum 1949, Greenson 1950, Krapf 1955) wiesen bereits frühzeitig auf ein Phänomen hin, dessen Bedeutung jedoch erst von Marcos & Alpert (1976) erkannt wurde und von den Autoren als 'language independence' bezeichnetet wurde. Danach kommt es zu einer Trennung des Affekts vom Inhalt des Gesagten beim Benutzen einer Zweitsprache. Dies beruht auf einem fehlenden Überlappen von Erinnerungen und Assoziationen der Muttersprache mit denen der Zweitsprache. Diese Patienten wirken, wenn sie in ihrer Zweitsprache interviewt werden, auf den Untersucher flach im Affekt und emotionslos, auch bei der Schilderung eigentlich belastender Ereignisse. Es ist leicht vorstellbar, daß der Untersucher bei Unkenntnis dieses Phänomens auf diese Weise zu Fehleinschätzungen bei Erstellung des psychopathologischen Befundes gelangen kann und dies schwerwiegende Folgen nach sich ziehen kann.

Ein spezielles Problem stellt die psychiatrische Befunderhebung mit Hilfe von Übersetzern dar. Sabin (1975) schilderte zwei Fälle, bei denen das Suizidrisiko der Patienten, die sich nachfolgend umbrachten, vom Behandler unterschätzt wurde. Bei der Untersuchung waren zwar die Fakten durch den Übersetzer übermittelt worden, so der Autor, jedoch hatte sich gleichzeitig eine emotionale Distanz zwischen Patient und Behandler aufgebaut, die ein richtiges Einschätzen der Affektivität der Patienten sehr erschwert hatte.

Mehrere Autoren wiesen auf die Gefahr ungenügend ausgebildeter Übersetzer hin (Berkanovic 1980, Kline et al. 1980), zumal Familienangehörige als Übersetzer als voreingenommen und nicht objektiv abgelehnt worden waren (Marcos 1979). Nach Vasquez & Javier (1991) sind die fünf üblichsten Fehler beim Übersetzen: Auslassungen, Ergänzungen, unzulässige Verdichtungen, Ersetzen und Rollentausch (der Übersetzer übernimmt die Rolle des Therapeuten). Deshalb lautet eine wichtige Forderung, daß das für den weiteren Verlauf so wichtige Erstinterview in der Muttersprache des Patienten geführt werden soll, oder wenn dies nicht möglich ist, speziell ausgebildete Übersetzer eingesetzt werden sollten (Westermeyer 1988). Ideal wäre die Befragung zweisprachiger Patienten in beiden Sprachen (Oquendo 1996).

Sabin (1975) machte deutlich, daß es, abhängig von der benutzten Sprache, zu unterschiedlichen Erkenntnissen, den Grad einer psychischen Krankheit betreffend, kommen kann. Daraus können sich auch Fehldiagnosen ergeben. Westermeyer (1987) zeigte an einigen Fällen, daß es durch falsches Einschätzen der Psychopathologie zu Fehldiagnosen kommen kann, wobei Verständigungsschwierigkeiten und kulturelle Unterschiede dazu beitrugen.

Auf ein für die Diagnostik wichtiges, wissenschaftlich bisher nicht eingehender untersuchtes Phänomen soll im Folgenden hingewiesen werden. Psychotische Patienten scheinen mit Fortschreiten ihrer Erkrankung die Fähigkeit zu verlieren, eine vor Krankheitsbeginn perfekt beherrschte Zweitsprache zu sprechen, können nach Abklingen der akuten Symptomatik jedoch wieder auf diese zurückgreifen (Heinemann & Assion 1996). Der Zugriff auf eine Zweitsprache ist vom Grad der Psychose abhängig und kann im Verlaufe der Erkrankung beim Patienten stark schwanken (Peck 1974, Grube 1995, Oquendo 1996). Somit trägt auch der Zeitpunkt, an dem ein zweisprachiger Patient befragt wird, dazu bei, unterschiedliche psychopathologische Befunde, je nach benutzter Sprache, bei demselben Patienten festzustellen. Die veränderte Sprachkompetenz bei fortschreitender Psychose bedarf der weiteren Erforschung (Oquendo 1996).

Kultur und Psychopathologie: Von theoretischen Modellen zu praktischen Ansätzen

In diesem Kapitel wurde dargestellt, daß für ein umfassendes Verständnis von kulturellen Einflüssen bei der Beurteilung psychischer Störungen zunächst eine Auseinandersetzung mit theoretischen Konzepten notwendig ist. Wenn es über 200 Definitionen für den Begriff Kultur gibt, müssen zunächst einige dahinterliegende Konzepte diskutiert werden. Obwohl die Sprache nur einen Aspekt von Kultur darstellt, ist es der Bereich der Kultur, der am meisten in Bezug auf psychopathologische Beurteilung untersucht wurde. Aber auch bei der Psychopathologie muß klargestellt werden, von welcher Ebene jeweils ausgegangen wird.

Die theoretische Debatte scheint vielleicht zunächst eher widersprüchliche Ansätze und Ergebnisse zu liefern. Bei genauerer Analyse wird aber deutlich, daß diese scheinbar sich widersprechenden Ansätze oder Modelle eher als Ergänzung verstanden werden müssen, um allen Aspekten der Interaktion zwischen Kultur und Psychopathologie gerecht werden zu können. Es ist eine fruchtbare Diskussion die dazu führt, die Interaktion Kultur-Psychopathologie nicht einfach schematischen Kriterien zu unterwerfen.

Dennoch ist es wichtig, daß praktisch tätige Mitarbeiter in psychiatrischen und anderen sozialen Einrichtungen konkrete Leitlinien bekommen, auf was bei der Beurteilung psychischer Störungen bei Menschen anderer Herkunft geachtet werden könnte. Die weiteren Kapitel dieses Buches werden daher für die wichtigsten Syndrome auch anhand von Beispielen die kulturellen Faktoren bei der psychopathologischen Beurteilung diskutieren. Es wäre zu hoffen, daß eine solche Diskussion dazu führen könnte, daß die Weiterentwicklung des im deutschsprachigem Raum gängigem Klassifikationssystem ICD-10 solche kulturellen Aspekte berücksichtigen würde, wie dies schon im US-amerikanischem Klassifikationssystem DSM-IV der Fall ist.

Literatur

Acosta F, Cristo M (1981) Development of a bilingual interpreter program: an alternative model for Spanish-speaking services. Professional Psychology 12 (4): 474–482

Adler M (1993) Ethnopsychoanalyse: Das Unbewußte in Wissenschaft und Kultur. Stuttgart: Schattauer

Allers R (1920) Über psychogene Störungen in sprachfremder Umgebung. Zeitschrift für die gesamte Neurologie und Psychiatrie 60: 280–289

Beringer K (1935) Die syphilidogenen Erkrankungen des Nervensystems bei den Burjäto-Mongolen. Arch Psychiat Nervenkr 103: 359–443

Berkanovic E (1980) The effect of inadequate language translation on Hispanic's responses to health surveys. American Journal of Public Health 70: 1273–1276

Brucks U (1987) Gesundheit-Krankheit und medizinische Versorgung von Migranten. Hagen, Fernuniversität

Buxbaum E (1949) The role of the second language in the formation of the ego and superego. Psychoanal 18: 279–289

Carpenter WT, Strauss JS (1974) Cross-cultural evaluation of Schneider's first-rank symptoms of schizophrenia: a report from the international pilot study of schizophrenia. American Journal of Psychiatry, 131, 682–687

Collatz J (1995) Auf dem Wege in das Jahrhundert der Migration: Auswirkungen der Migrationsbewegungen auf den Bedarf an psychosozialer und sozialpsychiatrischer Versorgung. In E Koch, M Özek, WM Pfeiffer (Eds.), Psychologie und Pathologie der Migration: deutsch-türkische Perspektiven (pp. 31–45). Freiburg: Lambertus

DelCastillo J (1970) The influence of language upon symptomatology in foreign-born patients. American Journal of Psychiatry 127 (2): 242–244

Ete E (1995) Ethnomedizinische Aspekte der Interaktion mit türkischen Patienten. In: Koch E, Özek M, Pfeiffer WM (Hrsg.) Psychologie und Pathologie der Migration: deutsch-türkische Perspektiven. Lambertus, Freiburg

Freud S (1974) Totem und Tabu. Studienausgabe Band 9. Frankfurt/M: Fischer Verlag

Greenson R (1950) The mother tongue and the mother. Int J Psychoanal 31: 18–23

Grinberg L, Grinberg R (1990) Psychoanalyse der Migration und des Exils. Verlag Internationale Psychoanalyse, München und Wien

Grube M (1995) Darstellung eines türkisch-deutschsprachigen Verbundmodelles zwischen psychiatrischer Klinik und psychosozialer Beratungsstelle. In: Koch E, Özek M, Pfeiffer WM (Hrsg.) Psychologie und Pathologie der Migration: deutsch-türkische Perspektiven. Lambertus, Freiburg

Habermeyer W (1996) Schreiben über fremde Lebenswelten: Das postmoderne Ethos einer kommunikativ handelnden Ethnologie. Köln: ISP Verlag

Hannerz U (1992) Cultural Complexity: Studies in the Social Organisation of Meaning. New York: Columbia Univ. Press

Heinemann F, Assion H-J (1996) Sprachliche Regression auf die Muttersprache bei Polyglotten in der akuten Psychose. Nervenarzt 67: 599–601

Hull D (1979) Migration, adaptation, and illness: a review. Social Science & Medicine, 13A, 25–36

Kimura S (1982) Nihonjin-no taijinkuofu (Japanische Anthrophobie). Tokyo: Keiso

Kline F, Acosta F, Austin W, Johnson R (1980) The misunderstood Spanish-speaking patient. American Journal of Psychiatry 137: 1530–1533

Knauer Universallexikon Band 13. München: Lexikographisches Institut 1993

Kraepelin E (1904a) Vergleichende Psychiatrie. Cbl Nervenheilk Psychiat 27: 433–437

Kraepelin E (1904b) Psychiatrisches aus Java. Cbl Nervenheilk Psychiat 27: 468–469

Krapf E (1955) The choice of language in polyglot psychoanalysis. Psychoanal Quarterly 24: 343–357

Kroeber AL, Kluckhohn CKM (1952) Culture: A Critical Review of Concepts and Definitions. Papers of the Peabody Museum of American Archaeology and Ethnology 47 (1). Cambridge MA: Peabody Museum of Harvard University

Legewie H, Ehlers W (1992) Knaurs moderne Psychologie (2. Aufl.). München: Droemer Knaur

Levi-Strauss (1963) Structural Anthropology. New York: Basic Books

Marcos L (1976) Bilinguals in psychotherapy: language as an emotional barrier. American Journal of Psychotherapy 30: 552–560

Marcos L (1979) Effects of interpreters on the evaluation of psychopathology in non-English-speaking patients. American Journal of Psychiatry 136 (2): 171–174

Marcos L (1988) Understanding ethnicity in psychotherapy with hispanic paients. The American Journal of Psychoanalysis 48 (1): 35–42

Marcos L, Alpert M (1976) Stategies and risks in psychotherapy with bilingual patients: the phenomenon of language independance. American Journal of Psychiatry 133 (11): 1275–1278

Offer D, Sabshin M (1974) Normality: Theoretical and clinical concepts of mental health. New York: Basic Books

Opitz P (1994) Weltbevölkerung und Weltwanderung. In: Bade K (Hrsg.) Das Manifest der 60: Deutschland und die Einwanderung. CH Beck, München

Oquendo M (1996) Psychiatric evaluation and psychotherapy in the patient's second language. Psychiatric Services 47 (6): 614–618

Otyakmaz BÖ (1995) Auf allen Stühlen: Das Selbstverständnis junger türkischer Migrantinnen in Deutschland. Köln: ISP Verlag

Peck E (1974) The relationship of disease and other stress to second language. Int J Social Psychiatry 20: 128–133

Peltzer K, Diallo J (Hrsg.) (1993) Die Betreuung und Behandlung von Opfern organisierter Gewalt im europäisch-deutschen Kontext. IKO-Verlag, Frankfurt

Pfeiffer WM (1984) Transkulturelle Aspekte der Depression. Nervenheilkunde 3: 14–17

Pfeiffer WM (1994) Transkulturelle Psychiatrie. Stuttgart, New York: Georg Thieme Verlag

Pfister MO (1936) Mental and nervous diseases among the Chinese. Chinese Medical Journal 50: 1627–1636

Phinney J, Rosenthal D (1992) Ethnic identity in adolescence: process, context and outcome. In: Adams G, Giulotta T, Montemayor R (Hrsg.) Adolescent identity formation. Sage, Newbury Park, London, New Delhi

Plaut F (1926) Paralysestudien bei Negern und Indianern: Ein Beitrag zur vergleichenden Psychiatrie. Berlin: Springer Verlag

Riedesser P (1975) Psychische Störungen bei ausländischen Arbeitern in der Bundesrepublik Deutschland. Medizinische Klinik, 70(21), 954–959

Robbins LN (1994) Cross-cultural issues in diagnosis. In: Hoppe SK & Holtzman WH (Hrsg.) Search for a Common Language in Psychiatric Assessment. Univ. of Texas Press, Austin

Röder F (1988) Die Bedeutung türkischer Heiler (Hodschas) für die allgemeinärztliche Praxis. Deutsches Ärzteblatt 4: 139–140

Sabin J (1975) Translating despair. American Journal of Psychiatry 132 (2): 197–199

Sartorius N, Jablensky A, Shapiro R (1977) Two-year follow-up of the patients included in the WHO International Pilot Study of Schizophrenia. Psychological Medicine, 7, 529–541

Segal S, Bola J, Watson M (1996) Race, quality of care, and antipsychotic prescribing practices in psychiatric emergency services. Psychiatric Services 47 (3): 282–286

Trautner HM (1991) Lehrbuch der Entwicklungspsychologie: Theorien und Befunde (Band 2). Göttingen Torornto Zürich: Hogrefe Verlag für Psychologie

Tseng WS, Mo KM, Hsu J, Li LS, Ou LW, Chen GQ, Jiang DW (1988) A sociocultural study of koro epidemics in Guangdong, China. American Journal of Psychiatry 143: 1010–1014

Vasquez C, Javier R (1991) The problem with interpreters: communicating with spanish-speaking patients. Hospital and Community Psychiatry 42 (2): 163–165

Weinreich U (1953) Languages in contact. Publications of the linguistic circle, New York

Westermeyer J (1987) Cultural factors in clinical assessment. Journal of Consulting and Clinical Psychology, 55 (4): 471–478

Westermeyer J (1988) DSM-III psychiatric disorders among Hmong refugees in the United States: a point prevalence study. American Journal of Psychiatry 145: 197–202

Williams A (1950) A psychiatric study of Indian soldiers in the Arakan. British Journal of Medical Psychology 23: 130–181

Wittkower ED, Warnes H (1980) Kulturelle Aspekte der Psychotherapie. In: Pfeiffer WM, Schoene W (Hrsg.) Psychopathologie im Kulturvergleich. Stuttgart: Enke

Wolkind S, Rutter M (1985) Sociocultural factors. In: Hersov L (ed.) Child and adolescent psychiatry. New York: Oxford University Press

Yamamoto J, James Q, Bloombaum M (1967) Racial factors in patient selection. American Journal of Psychiatry 124: 630–636

Zeiler J (1995) Migrationsschicksale Schizophrener. In E Koch, M Özek, WM Pfeiffer (Eds.), Psychologie und Pathologie der Migration: deutsch-türkische Perspektiven (pp. 178–185). Freiburg: Lambertus

2. Depression

Oktay Yagdiran, Ahmet Boyali

FALLBEISPIELE

Fall 1:
Eine 50-jährige Frau aus der Türkei kommt mit ihrem Sohn zur Untersuchung, dabei sind ihre Bewegungen verlangsamt und von schmerzhafem Grimassieren begleitet. Sie beschreibt Schmerzen der gesamten Wirbelsäule und eine allgemeine Kraftlosigkeit, Appetitlosigkeit sowie Schlaflosigkeit. Sie mache sich große Sorgen über ihre Zukunft und würde in den Nächten darüber grübeln. So würde sie, seit die Schmerzen da wären, weder einkaufen noch kochen oder andere Aufgaben im Haushalt übernehmen können. Die Schmerzmedikamente würden nur unzureichend helfen. Äußerlich wirkt sie bedrückt und traurig, weint zwischenzeitlich. Ihre Gedanken kreisen nur noch um ihre Schmerzen und darum, daß sie unheilbar krank sei. Seit Jahren sei sie arbeitslos, die Schmerzen hätten stetig zugenommen. Der Ehemann stünde vor der Berentung wegen eines Rückenleidens. Es gäbe Spannungen mit ihm, da er plane in die Heimat zurückzukehren. Ihre vier 18 bis 26 Jahre alten Kinder seien, bis auf den jüngsten, nicht verheiratet.
Diskussion:
Bei dieser Patientin besteht eine depressive Störung, die primär somatisch ausgedrückt wird. Der vorher aufgesuchte Arzt hatte die Position des Heilers oder des Mediums, der Wege aus der Erkrankung zeigen sollte. Das Urteil, man könne bei degenerativen Wirbelsäulenleiden nichts tun, impliziert bei der Patientin die Vorstellung, ihrem Schicksal erlegen zu sein. Aufgrund dieses „Schicksalsschlages" und der folgenden Resignation ist es zu einem sozialen Rückzug mit zunehmender Isolation innerhalb der Familie gekommen. „Was habe ich denn vom Leben noch zu erwarten ?" ist eine der hoffnungslosen Aussagen einer 50 jährigen Frau, die sich wertlos und körperlich angeschlagen fühlt.
Hinzu kommt die problematische Beziehung zum Ehemann, die aggressive Gedanken enstehen läßt. Sie fühlt sich in der traditionellen Rolle als älter werdende Frau mit zunehmender Macht und Anerkennung nicht gesehen. Trotz der vielen Pflichten des Ehepartners (Sorge für die Heirat der Kinder, Zusammenhalt der Familie) plant dieser, mit der Rückkehr in die Heimat sich aus der Verantwortung herauszuziehen. Dieses löst in ihr einen scheinbar unlösbaren Konflikt aus: Wut und Aggression, die nicht geäußert wer-

den dürfen, da dies in der Kultur als Bruch angesehen würde. Durch diese Aggressionsvermeidung kommt es zur Augmentation von vorhandenen als leicht zu bezeichnenden Schmerzen, die eine depressive Symptomatik auslösen. Die somatischen Beschwerden werten die Erkrankung nach außen hin auf und gibt damit die Möglichkeit, in dieser Krankheitssituation möglich aggressive Gefühle ohne innere Konflikte zu äußern, es kommt zur scheinbaren Entlastung aber damit erneut zur Wiederherstellung der auslösenden Situation der Aggressionsvermeidung. Dieser Kreislauf ist der Nährboden von langfristigen und zur Chronifizierung tendierenden schweren depressiven Störungen mit somatischen Symptomen.

Fall 2:
Der 46-jährige, türkische Arbeiter berichtet über seit Jahren anhaltende und in den letzten zwei bis drei Jahren zunehmenden Schmerzen im Magenbereich, die trotz umfangreicher Diagnostik und Behandlung sich nicht wesentlich gebessert haben. Zudem fühle er sich seit dieser Zeit ohne Energie, ginge nicht mehr gerne zur Arbeit, habe Schlafstörungen mit frühem Erwachen, Gewichtsverlust sowie zunehmend weniger Interesse am gesellschaftlichem Leben. Diese Stimmungsschwankugen seien ihm bekannt und hätten meistens im Winter ihren Höhepunkt. Er berichtet, daß er seit seiner Flucht vor 17 Jahren aus seiner Heimat nach Hamburg nicht mehr in der Türkei gewesen sei, da er befürchte, daß die dortige Polizei ihn verhaften würde. In diesem Zusammenhang habe er auch der Beerdigung seiner Mutter und seiner älteren Schwester nicht beiwohnen können.
Diskussion:
In diesem Fall besteht bei dem Patienten eine rezidivierende depressive Störung, die von somatischen Symptomen begleitet wird. Schon in seiner frühen Jugend hat er mit körperlichen Symptomen auf psychisch belastende Situationen reagiert, so daß dies für ihn eine Möglichkeit der Bewältigung und/oder Darstellung der Depression war. Die Flucht selbst stellt eine Belastungssituation per se dar, die zu einer durch saisonale Umstände verstärkten regelmäßigen depressiven Symptomatik führte. Die Trennung von der Primärfamilie und die fortbestehende Verantwortung als Mann/Sohn für die Familienmitglieder und insbesondere für die Frauen, haben zu einer Zunahme der Symptomatik geführt. Dieses zeigte sich in der schweren nunmehr eindeutiger zu erkennenden Depression.

Fall 3:
Frau K., eine 34-jährige aus dem Kosovo stammende Reinigungskraft, berichtet über eine depressive Verstimmung und über Unruhegefühle, unter denen sie, seit dem der Ehemann der älteren Tochter diese mit einer Pistole

erschossen habe, verstärkt leide. Hinzu kommen noch familiäre Probleme, da ihr Ehemann den 19-jährigen Sohn, der arbeitslos sei und Drogen konsumiere, nicht mehr in die Wohnung läßt. Seit dieser Zeit leide sie verstärkt unter Schlafstörungen und Stimmungsschwankungen, brauche immer wieder Beruhigungstabletten oder Spritzen.

Diskussion:

Der Tod der älteren Tochter hat zu einem Zustand von subjektivem Leiden und emotionaler Beeinträchtigung bei Frau K. geführt, was eine depressive Episode nach sich zog. Aufgrund der bestehenden familiären Situation mit jahrelang bestehenden Konflikten mit dem Ehemann, der als „unberechenbar" geschildert wird, hat Frau K. eine erhöhte Vulnerabilität zur Entwicklung solch einer Störung. Sie kann nur in den Zeiten, in denen sie krank ist, ihrem emotionalem Gefühl der Aggression ihrem Ehepartner gegenüber freien Lauf lassen. Außerdem sieht sie sich im klassisch traditionellem Sinn als Vermittlerin zwischen dem Vater und den Kindern und übernimmt damit den emotional betonten Teil der Elternrolle, der Vater dagegen eher den autoritär, herrschend und bestimmenden Teil. Durch diese emotionale Nähe zu ihren Kindern entsteht ein stärkeres Gefühl der Verantwortung, die insbesondere bei Regelverletzungen oder wie in diesem Falle bei unverhofften (Unglücks-)Ereignissen übernommen werden muß. Solange der Ehemann den Dialog mit dem Sohn nicht zuläßt und Frau K. diese Situation nicht verändert bzw. verändern kann, da sie damit den Bruch mit dem Partner riskiert, wird auf absehbare Zeit keine Entspannung entstehen. Die Diagnose einer Anpassungsstörung mit längerer depressiver Episode (F 43.21) ist somit in diesem Fall eine adäquate Beurteilung.

Fall 4:

Die 37-jährige Patientin aus Tunesien klagt über einen stechenden Schmerz im Bereich des linken Oberbauches und der rechten Wirbelsäule. Neuerdings habe sie Angst, daß in diesem Bereich ein Krebsgeschwür wächst.

Vor sieben Jahren begannen bei der Patientin die Schmerzen im linken Oberbauch, die stechend und ständig vorhanden waren. Anfangs habe sie sich nichts dabei gedacht und ist erst drei Jahre später und seitdem in ständiger ärztlicher Behandlung, da diese Beschwerden stetig zunahmen. Man habe trotz umfangreicher Untersuchungen keine somatische Ursache für diese Schmerzen gefunden. Die letzte Magenspiegelung ergab, daß der Magen „zerfressen" sei, wahrscheinlich käme dies durch die Medikamente, die sie ständig einnehme. Seit einiger Zeit denke sie, daß sie Krebs habe und würde sehr oft an Mord (an ihrem Ehemann) und an Selbstmord denken.

Diskussion:
Die Patientin wurde nach strengen, traditionellen Regeln erzogen und mußte immer ihrer Rolle als Frau in einer streng arabisch-islamischen Gesellschaft gerecht werden. Sie mußte sich immer anderen, in der Hierarchie höher gestellten Personen unterordnen und konnte nicht ihre Wünsche und eigenen Bedürfnisse äußern. Mit den Jahren hatte sie diese Regeln soweit internalisiert, daß es als etwas ganz normales erschien, wenn ihre persönlichen Wünsche und Pläne in den Hintergrund rückten.
Den ersten „Ausbruch" aus der Primärfamilie – mit schweren Folgen für ihr Leben – war, als sie zu einer Heirat mit einem offensichtlich spielsüchtigen und alkoholkranken Mann gezwungen wurde. Obwohl dies alles gegen ihren Willen geschah, fühlt sich die Patientin schuldig und zeigte sogar Verständnis für ihre Eltern, obwohl diese sie im Stich gelassen hatten.
Für sie scheint es keinen Ausweg mehr zu geben: würde sie sich trennen, wäre es gegen den Willen der Ursprungsfamilie und traditionell unehrenhaft. Auch wäre sie daran schuld, daß ihre Kinder ohne Vater aufwuchsen; bliebe sie jedoch mit ihren Mann zusammen, müßte sie weiterhin körperliche und seelische Gewalt erleiden. In diesem Zwiespalt bleibt nur die Flucht in eine erkennbare körperliche Krankheit, die den seelischen Zustand widerspiegelt, da in der islamischen Tradition seelisches Leiden sehr oft mit organischen Bildern beschrieben wird.
Diagnostisch handelt es sich um eine Somatisierungsstörung (F45.0) sowie um eine Anpassungsstörung mit längerer depressiver Episode (F 43.21).

Einführung

Das universelle Vorkommen psychiatrischer Erkrankungen wurde in den 60er bis 80er Jahren kontrovers diskutiert. Erst große epiodemiologisch angelegte Studien der WHO (1973, 1979) konnten belegen, daß die gänzliche Unvergleichbarkeit psychischer Erkrankungen in unterschiedlichen Kulturen und das Infragestellen des Auftretens psychischer Störungen in nichtwestlichen Gesellschaften nicht mehr zu halten war.
So ergab sich daraus ein neues Bild über die Prävalenz und die Symptomatologie psychischer Störungen. Durch operationalisierte diagnostische Kriterien war es z.B. möglich, den Schizophreniebegriff enger und den Depressionsbegriff weiter zu fassen, um damit kulturspezifische depressive Bilder, die vorher als "culture bound syndrom" den Depressionen nicht zugeordnet waren, in den Depressionsbegriff mit hineinzunehmen.
Die Bedeutung der Depression wird umso deutlicher, wenn man bedenkt, daß es ca. 340 Millionen Menschen (5,9 % der Weltbevölkerung) gibt, die

unter einer Depression leiden (Saracena 2000). Die kulturellen Besonderheiten der Depression ergeben sich daraus, daß das menschliche Erleben und Verhalten generell das Produkt umweltbedingter und und kultureller Gegebenheiten einerseits ist und andereseits durch biologische und intrapsychische Wirkfaktoren beeinflußt wird (Marsela 1980). Obwohl die Ausdrucksweise depressiver Emotionen in jeder Sprache unterschiedlich dargestellt wird (Kirmayer 1984) und es in jeder Kultur verschiedene Formen des Ausdrückens von Depressivität mit Möglichkeiten der Symbolisierung des entsprechenden Affektes gibt (Leff 1993), handelt es sich um die gleiche Erkrankung.

Transkulturelle Aspekte depressiver Störungen

Bevor über den transkulturellen Aspekt der Depression gesprochen wird, erscheint es sinnvoll, den Depressionsbegriff näher zu erläutern. Das „manischdepressive Irresein“ wurde erst in der 6. Auflage seines Werkes „Psychiatrie“ von Kraepelin (1899) von der „dementia praecox“ getrennt. Es folgten später die Unterscheidungen in biphasische und monophasische Störungen sowie noch später in endogene (oder psychotische) und neurotische (oder psychogene) Depressionen.

Anders als bei der Schizophrenie, bei der teilweise sehr ausgedehnte Studien weltweit eine über die Kulturen hinweg gleichmäßige Verteilung zeigten (WHO 1973, 1979), gibt es über das Vorkommen der Depression jedoch widersprüchliche Auffassungen (z.B. Boroffka & Marinho 1973), die mit den Eindrücken von Kraepelin auf Java 1904 zu diesem Thema begannen. Vor allem "das Fehlen fast vollständig ausgeprägter Depressionzustände" führte Kraepelin zu dem Schluß, daß es auf Java eine geringe Häufigkeit von Depressionen gab. Dem widersprachen jedoch in Java ansässige Ärzte in Allgemeinpraxen und in den ländlichen Gebieten (Gans 1922, Latumeten 1937, Engelhard 1948).

Auch in anderen Regionen kam es zu ähnlichen Diskussionen, die jedoch erst mit groß angelegten epidemiologischen Studien, wie z. B. in Nigeria von Leighton et al. (1963), beendet werden konnten. In dieser sehr ausgedehnten Feldstudie, in der Leighton die Häufigkeit von Depressionen bei Nigerianern im Vergleich zu einer kanadischen Vergleichsgruppe untersuchte, zeigte sich, daß entgegen der damals geläufigen Meinung, Nigerianer nicht häufiger als die kanadische Vergleichsgruppe unter depressiven Psychosen litten. Es zeigte sich weiterhin, daß in den psychiatrischen Krankenhäusern 7 % der Nigerianer die Diagnosekriterien einer endogenen Depression erfüllten. Die Vergleichsgruppe zeigte eine Prävalenzrate für endogene Depressionen von 13 %. Somit konnte die These, daß Depressionen nur in der westlichen Welt vorkommen, in Frage gestellt werden.

Dennoch wurden Unterschiede in der Prävalenz berichtet: Nakane et al. (1988) berichteten geringere Depressionsraten in asiatischen Ländern im Vergleich zu westlichen Ländern. Blazer et al. (1994) fanden ethnische Unterschiede in den USA – Schwarze hatten eine geringere Depressionsrate als Weiße. Dem widerspricht jedoch – wie auch bei der Schizophrenie – eine von der WHO durchgeführte Studie in mehreren Ländern, die keine signifikanten Unterschiede in der Prävalenz depressiver Störungen fand (Thornicroft & Sartorius 1992).

Mögliche Gründe für diese unterschiedlichen Eindrücke könnten in den folgenden Punkten liegen:

1. Meist dienen die psychiatrischen Krankenhäuser in den sog. Erntwicklungsländern zur Asylierung und zur Hilfeleistung bei Notfällen. Es ist daher möglich, daß nur besonders bedrohliche Fälle von Depressionen zur Aufnahme kommen und daher eine Selektion stattfindet. Hier zeigen sich auch Parallelen zu der Inanspruchnahme psychiatrischer Kliniken in Westeuropa von Migranten, wo vor allem die Schizophrenien überwiegen und eine Unterrepräsentanz sowohl affektiver Störungen als auch der der allgemeinen Inanspruchnahme zu verzeichnen ist (Yagdiran et al. 1998). Hier wird das Fehlen systematischer epidemiologischer Untersuchungen deutlich.
2. Die Methodik der meisten Untersuchungen unterscheidet sich deutlich. So werden unterschiedliche Symptome mitberücksichtigt, so daß selbst Wissenschaftler, die unterschiedliche Prävalenzen für Depression darstellten, diese Unterschiede auch wieder in Frage stellen konnten (Nakane et al. 1991).

Pfeiffer (1996) sieht in der unterschiedlichen Bewertung depressiver Symptome und der Depression insgesamt einen weiteren Grund dafür, daß es in der diagnostischen Bewertung Schwierigkeiten gibt. Die Sicht in den westlichen Ländern, mit einer bis in die Antike reichenden Tradition der Schwermut, die auch mit einem gewissen Ansehen behaftet war und für eine ernsthafte Persönlichkleit sprach, ist sicherlich anders im Vergleich zu den Krankheitskonzepten in nichtwestlichen Kulturen. In vielen Kulturen muß eine Krankheit den ganzen Menschen betreffen, um als Krankheit anerkannt zu werden. In einigen Ländern, wie in Japan und im vorderen Orient, gibt es traditionell bedingte Konzepte für die Depression, die mit zahlreichen Differenzierungen für diese Zustände ausgestattet sind. Diese Bezeichnungen ordnen jedoch die depressive Gestimmtheit in den Bereich der normalpsychologischen Gestimmtheit ein und wirken damit einer „Pathologisierung" entgegen.

Es gibt jedoch auch erste Ansätze, um Symptome der Depression zu eruieren, die unabhängig von kulturellen Einflüssen sind. Eines dieser Symptome ist die Anhedonie (Klein 1974), wobei transkulturelle Studien der Depression bisher unzureichend auf dieses Symptom fokusiert haben. Dennoch werden ähnliche Konstrukte in der Beschreibung der Depression auch in östlichen Kulturen beschrieben (Xu 1987), so daß die Anwesenheit der Anhedonie bei Depressionen über Kulturen hinweg eine sinnvolle Hypothese bleibt. Ein weiterer Symptomenkomplex ist die höhere Zahl der REM (rapid eye movement) Schlafphasen und kürzere Latenz bis zur ersten REM Phase bei Depressiven, welches konsistent bei Depressiven europäischer, lateinamerikanischer und asiatischer Herkunft gefunden wurde (Mendelwicz & Kerkhofs 1991). Auch hier fehlen weitere Studien, um dieses als kultur-unabhängiges Merkmal der Depression endgültig definieren zu können.

Kulturelle Aspekte der Depression

Die Symptome der Depression stellen sich grundsätzlich in drei Kategorien dar: Affekt, Verhalten und somatische Symptome. In westlichen Kulturen wird eine Störung des Affektes als Hauptmerkmal einer Depression angesehen. Dieses unterscheidet sich grundsätzlich z.B. von östlichen Kulturen: Im Buddhismus, z.B., gehört das Leiden (dukkha) zu einem der vier Grundwahrheiten des Lebens, wird daher nicht wie in westlichen Kulturen als Krankheitsmerkmal verstanden (Obeyesekere 1985).

Aber auch die unterschiedliche Ausformung depressiver Erkrankungen mit z.B. Fehlen der Kernsydrome (depressive Verstimmung, Selbstabwertung, Schuldgefühle, Suizidgedanken, Schlafstörungen) können die diagnostische Einschätzung für einen westlichen Untersucher mit dem Bild einer Leib/Seele Dichotomie und dem Unberücksichtigtlassen eventueller körperlicher Symptome wesentlich erschweren. So ist das Phänomen bekannt, daß Migranten in den westlichen Industrieländern häufig mit unterschiedlichen körperlichen Symptomen Hilfe beim, oft sehr irritierten, westlichen Arzt suchen. Diese Patienten können derart auf körperliche Beschwerden fixiert sein, daß es nahezu zu einer Überlagerung der Verstimmtheit kommt.

Eine Interpretation dieses Verhaltens als ein Bewältigungsversuch, die psychische Erkrankung in eine körperliche, gesellschaftlich eher akzeptierte Form einer Krankheit zu bringen, erscheint zunächst plausibel. Bei näherer Betrachtung zeigt sich jedoch, daß die Ursache hierfür in der ganzheitlichen Betrachtungsweise von Krankheit liegt und daher die Leibhaftigkeit des depressiven Erlebens die diagnostische Erfassung erschweren kann. Ein weiteres Merkmal in der Bewertung depressiver Zustände ist die veränder-

te Wahrnehmung der Umwelt bei Migranten. Im westlichen Kulturkreis ist es so, daß sich die Depressiven selbst als verändert, schuldig und wertlos ansehen. Migranten hingegen könne ihre Umwelt in depressiven Zuständen als verändert, bedrohlich und feindselig ansehen. Dies liegt in der unterschiedlichen Sozialisation, in der die eigene Identität sehr eng an die Identifikation mit der Bezugsgruppe verknüpft ist und es daher zu einer geringeren und durchlässigeren Abgrenzung zur Umwelt kommt. Das Fremdwerden der Umwelt umfaßt aber auch die Angehörigen, also die Bezugsgruppe, die jedoch durch enge Verknüpfung mit dem Selbst zu einem Fremdwerden des Selbst führen kann.
In diesem Zusammenhang ist es zu verstehen, daß magische Interpretationen von Migranten bei depressiven und anderen Zuständen oft als Erklärungsversuch dienen, um diese zwischenmenschliche Kommunikationsstörung zu konkretisieren. Damit bietet sich auch die Möglichkeit, eine akzeptable Erklärung für diesen Zustand zu finden, bedrohliche Zustände faßbarer zu machen und die Solidarität der Gruppe zu mobilisieren.

Depressive Störungen bei Migranten

Bezüglich des weltweiten Vorkommens und der gleichmäßigen Verteilung der Depression zeigen sich keine signifikanten Unterschiede (Thornicroft & Sartorius 1992). Betrachtet man jedoch die Inanspruchnahme von psychiatrischen Einrichtungen, zeigen sich ähnlich wie bei den schizophrenen Migranten deutliche Unterschiede bezüglich der Inanspruchnahme. In mehreren Arbeiten konnte für die Schizophrenie z. B. gezeigt werden, daß es zu einer Überrepräsentanz in psychiatrischen Kliniken kommt, die u.a. daran liegt, daß andere psychische Erkrankungen, wie die Depressionen, eher unterrepräsentiert sind (Lambert et al. 1998, Haasen et al. 2000).
Dabei wurden 1107 Akten von Migranten in drei psychiatrischen Kliniken in Hamburg zu Depressivität bei Aufnahme und depressiver Diagnose bei Entlassung ausgewertet. Migranten machten circa 8% aller Aufnahmen aus und 56,1% der Migranten zeigten im Aufnahmebefund eine klinisch relevante Depressivität. Eine der drei möglichen Depressionsdiagnosen (F32/33, F34, F43.2) erhielten lediglich 16,4% aller Migranten. Die häufigste Diagnose war mit 42,1% die einer schizophrenen Störung. Eine Diagnose einer Suchtstörung war die zweithäufigste mit 24,3%. Trotz hohem Anteil mit klinisch relevanter Depressivität erhielten die meisten Patienten die Diagnose einer Schizophrenie, welches die Erklärungsmöglichkeit nahelegt, daß es einen Anteil an fehldiagnostizierten Depressionen unter den schizophrenen Störungen gibt (als Schizophrenie fehldiagnostizierte Depression).

Mögliche Erklärung für den niedrigen Anteil von depressiven Patienten könnte sein, daß depressive Patienten außerhalb der psychiatrischen Klinik z.B. in Arztpraxen sich vorstellen.
Hierzu wurde in einer Allgemeinarztpraxis die Inanspruchnahme und die Psychopathologie von Migranten untersucht (Boyali 2000). Es ist unbestritten, daß ein erheblicher Teil von Patienten mit psychischen Störungen den Allgemeinarzt konsultiert (Haasen et al. 1993). Da Migranten psychiatrische Einrichtungen nur im geringerem Maße in Anspruch nehmen (Yagdiran et al. 1998), wurde eine höhere Inanspruchnahme der Allgemeinpraxis vermutet. Davon ausgehend wurde in dieser Studie die Inanspruchnahme einer Allgemeinpraxis durch Migranten mit psychischen Störungen in einem Stadtteil Hamburgs mit einem hohen Migrantenanteil erfaßt. In einem zweiten Teil wurden 45 Personen türkischer Herkunft mittels Selbstratings (SCL-90R, BDI) untersucht und mit der diagnostischen Einschätzung des Allgemeinarztes verglichen.
Von allen Patienten in der Praxis hatten 10,2% eine diagnostizierte psychische Störung, wobei Migranten nicht überrepräsentiert waren. Im Gegenteil, der Anteil insgesamt der Migranten sowie der Migranten mit psychischen Störungen war deutlich niedriger als der entsprechende Anteil der Migranten in dem Stadtteil. Von denjenigen mit psychischen Störungen zeigten Migranten keinen höheren Anteil derjenigen mit Depressionen als bei den deutschen Patienten: Diagnostisch wurden 81% der Fälle als affektive oder neurotische Störung, ohne Unterschied zwischen Deutschen und Migranten, eingeschätzt. Bei der Befragung stimmte die Einschätzung des Allgemeinarztes mit dem subjektiven Erleben psychischer Probleme im Bereich der Depressivität (BDI & SCL-90R) überein, so daß kein Hinweis auf falsch-negative Diagnosen im Bereich der Depressionen gegeben war. Verschiedene Berichte lassen jedoch vermuten, daß u.a. der Besuch eines traditionellen Heilers (z.B. Hodscha) oder der Besuch der Heimat als Alternativen zu einer medizinischen Versorgung bei Migranten häufig sind (Koch et al. 1995) und daher depressiv Erkrankte deutlich geringer medizinische Hilfe in Anspruch nehmen.
Auch Günay et al. (1990) stellten in ihrer Studie an türkischen Patientinnen in der Allgemeinpraxis fest, daß türkische Frauen den Allgemeinarzt meist mit körperlichen Leiden aufsuchen, die unter psychosomatischen Beschwerden eingeordnet werden und somit eine höhere Prävalenz psychosomatischer Störungen bei Migranten zu verzeichnen ist. Weiterhin seien Störungen, die in Richtung einer depressiven Stimmung und Antriebslosigkeit gehen, auch sehr häufig.
Für eine Gruppe von Migranten – iranische Migranten – wurden speziell depressive Störungsbilder sowohl in den USA (Good et al. 1985) als auch

in Deutschland (Haasen & Sardashti 2000) untersucht. Traurigkeit ist ein in der iranischen Kultur tief verwurzelter, hochgeschätzter Affekt – die Trennung zwischen der kulturell hochgeschätzten Traurigkeit und Zeichen einer depressiven Erkrankung unterscheidet sich sehr von dem westlichen Verständnis von Depression, wo Traurigkeit als ein depressives Kernsymptom gesehen wird. Während Good et al. (1985) eher die kulturellen Unterschiede in ihrer Untersuchung hervorgehoben haben, zeigten Haasen and Sardashti (2000) in ihrer Untersuchung, daß die Einschätzung der depressiven Symptomatik trotz der kulturellen Unterschiede mit „westlichen" Depressionsskalen (BDI, HAM-D) möglich war. Bei der Auswertung der Symptomatik fiel jedoch auf, daß einige Symptome wie Depersonalisation/ Derealisation, Paranoidität, Zwang und Schuldgefühle häufiger vorkamen, Symptome, die bei depressiven Probanden aus westlichen Kulturkreisen eher nur bei schweren Depressionen erwartet werden (Manson 1996). Die Betonung somatischer Symptome dagegen war nur mäßig ausgeprägt, während die psychische Komponente z.B. in Form einer depressiven Stimmung wie auch bei „westlichen" depressiven Probanden sehr stark im Vordergrund stand. Die depressiven iranischen Migranten zeigten eine psychosoziale Konstellation mit im wesentlichen zwei Bereichen: 1. sie sind eher sozial isoliert – häufiger ledig oder geschieden und ohne Partnerschaft, weniger soziale Kontakte; 2. sie sind schlechter in der deutschen Aufnahmegesellschaft integriert – die sozialen Kontakte sind eher mit Landsleuten, beruflich eher ohne Beschäftigung und mit mehr Schwierigkeiten bei der Integration.

Ätiologie depressiver Störungen bei Migranten

Vielen Therapeuten fällt es sehr schwer, das psychopathologische Bild eines Menschen aus anderen Kulturen richtig einzuschätzen. In Deutschland bilden die Menschen aus der Türkei die Mehrheit der Migranten. Aufgrund der großen kulturellen Unterschiede soll im einzelnen auf ein mögliches Konzept und eine mögliche Ätiologie psychischer Störungen bei dieser Gruppe eingegangen werden.

Kann man die einzelnen Phänomene verstehen, ist es natürlich auch leichter, gezielte Hilfe anzubieten. Zunächst ist es wichtig, die Interpretationsmöglichkeiten von Krankheit der einzelnen Personen zu erfragen und zu verstehen. Diese personenbezogene Erklärungsmöglichkeit bildet zunächst den Zugang zum Verstehen der Erkrankung und betrifft meist eine Person, im Ausnahmefall kann jedoch auch eine ganze Familien oder eine bestimmte Gruppe (Dorfgemeinschaft o.ä.) betroffen sein. Am häufigsten ist die An-

nahme eines Beeinflußtseins durch den „bösen Blick" (nazar). Wir finden dieses häufig bei Angststörungen, bei depressiven Störungen und hysterischen und somatoformen Zuständen. Der böse Blick wird als eine natürliche Kraft den blau- oder grünäugigen Menschen aber auch den besonders böse oder bedrohlich wirkenden Menschen zugeschrieben. Nicht nur „negative" Blicke können zur Verletzung und Veränderungen des Menschen führen, sondern auch Lob kann zu Problemen führen. Ebenso kann auch Zauberei den einzelnen oder die Gruppe negativ beeinflussen.
Bei den psychotischen Zuständen spielt ein Geist (çin) eine besondere Rolle. Dieser Geist kann jede Form und Gestalt annehmen und in fast jeder Form negativ Einfluß nehmen. Wenn es mehrere Geister sind, gibt es meist einen guten und einen bösen Geist, der auch bei wahnhaften Depressionen häufig vorkommt. Nicht zuletzt können der Teufel (,eytan) und Gott (allah) in den Vorstellungen der erkrankten Personen eine besondere Rolle spielen. Hier zeigen sich Paralellen zur westlichen Kultur.

Tabelle: Interpretationen von psychischen Erkrankungen und Therapievorstellungen bei Migranten aus der Türkei (modifiziert nach Gailly 1997)

A. Personenbezogene, personalistische Interpretation von psychischen Erkrankungen	B. Naturalistische Interpretation, Interpretation von psychischen Erkrankungen
böser Blick (häufig bei Angststörungen, depressiven Störungen, hysterischen und somatoformen Zuständen)	**humorales Modell** Ungleichgewicht zwischen heiß/kalt/feucht/trocken
Zauberei	**Falci kadin** (steht zwischen Interpretation=Diagnostik und Therapie)
Geist (Çin, häufige Erklärung bei akut psychotischen Zuständen)	**Therapie:** *Bäder*
Teufel (,eytan) und Gott (allah)	*Diäten*
Therapie: *Gebete* (Rezitationen) und religiöse Texte (muska)	*Fasten*
Amulette zum Tragen Aufhängen, verbrennen und inhalieren, in Wasser um zu trinken usw.	*„Hava de©i,imi"*
„nazar boncu©u" (blauer Stein) gegen bösen Blick	bestimmte klimatische Bedingungen (Luft der Heimat, der Berge)
Pilgerfahrt zum Grab eines Heiligen (türbe) dort, Opfer bringen (kurban), Stück von Kleidung da lassen)	
hoca als „Medium" (Vermittler), verschreibt Amulette oder Rezitationen	

Es besteht die Hypothese, daß Depressionen in Kulturen gehäufter vorkommen, die Aggressionen unterdrücken (Kendell 1970, Fernando 1969). In der Kultur der Türkei hat nur der Mann das Recht, Aggressionen zu zeigen, die Frau darf es nur, wenn sie krank ist. Die Depression wird dazu benutzt, die Beziehungsprobleme auszudrücken. Man könnte dies als ein kulturgebundenes Syndrom auffassen, da es überwiegend bei türkischen Migrantinnen gesehen wird. Aber auch somatisierende Symptome sind nicht so selten, wie es für einige Kulturen angenommen wurde (Kleinmann & Good 1985).

Vorschläge für Leitlinien bei der psychopathologischen Beurteilung

Bei der Beurteilung von depressiven Zuständen bei Migranten ist es sinnvoll, folgende Leitlinien zu beachten:

1. Bei Migranten kann die Beurteilung einer depressiven Störung dadurch erschwert werden, daß zunächst keine affektiven Symptome bei dem Betroffenen eruierbar sind. Andere Symptome können symbolisch für depressive Symptome dargestellt werden. Fehldiagnosen in Richtung Somatisierungs- oder dissoziativer Störung können die Folge sein.
2. Weiterhin kann die Beurteilung einer depressiven Störung dadurch erschwert sein, daß somatische oder andere nicht-affektive Symptome im Vordergrund der Störung stehen, da aus kulturellen Gründen die Traurigkeit nicht als Symptom wahrgenommen wird. Auch wenn dennoch eine depressive Störung vermutet wird, ist es für den Betroffenen als auch für die zukünftige Behandlung nicht hilfreich, wenn offensiv ein Bewußtwerden der affektiven Anteile angestrebt wird. Die kulturell bedingte Abwehr kann für den psychodynamischen Prozeß hilfreich sein.
3. Eine genaue Anamnese des Migrationsprozesses und die Schwierigkeiten bei der Anpassung an die neue Gesellschaft, als auch ursprüngliche Hoffnungen in Verbindung mit der Migration sind für die Beurteilung der psychosozialen Stressoren der Depression außerordentlich wichtig. Die migrationsspezifischen Stressoren werden meistens unterschätzt.
4. Eine Überbetonung kultureller Aspekte sollte vermieden werden, vor allem wenn pathologisch erscheinende Verhaltensweisen als im kulturellen Kontext normal beurteilt werden. Dieses darf nur geschehen, wenn der Beurteiler sehr gute Kenntnisse der anderen Kultur besitzt. Letztendlich unterscheiden sich intrapsychische Vorgänge in den Kulturen nicht wesentlich. Gemeinsamkeiten zu betonen senkt die Angst, nicht verstanden zu werden.

5. Eine übermäßige Rücksichtnahme auf kulturelle Unterschiede bei der Anamnese darf nicht dazu führen, daß wichtige Bereiche wie Sexualität oder Suizidalität nicht angesprochen werden. Die Gefahr, wichtige Informationen nicht zu erfahren, sollte nicht eingegangen werden. Vielmehr kann eine empathische und auch kulturell interessierte Anamnese die Grundlage schaffen, auch eine adäquate Anamnese delikater oder initimer Themen durchführen zu können.

Literatur

Blazer DG, Kessler RC, McGonagle KA, Swartz MS (1994) The prevalence of major depression in a national community sample: the national comorbidity survey. Am J Psychiatry 15:979–986

Boroffka A, Marinho (1973) Psychoneurotic syndroms in urbanized Nigerians. Trancultural Psychiatric Research Review 15: 44–46

Boyali A (2000) Psychische Störungen bei Migranten in der Allgemeinarztpraxis. Dissertation Universität Hamburg

Engelhard CF (1948) Psychiatrische ervaring bij Javanen in Midden-Java. Maandbl. Geest. Volksgezondh. 231–250

Fernando S (1969) Cultural differences in the hosility of depressed patients. British Journal of Medical Psychology, 42, 67–75

Gailly A (1997) Turkish Immigrants in Belgium. In: Al-Issa I, Tousignant M (Hrsg): Ethnicity, Immigration, and Psyhopathology. New York: Plenum Press

Gans A (1922) Ein Beitrag zur Rassenpsychiatrie (Beobachtungen an Geisteskranken auf Java) Münch. Med. Wschr. 69: 1503

Good B, Delvecchio JMG, Moradi R (1985) The interpretation of Iranian depressive illness and dysphoric affect. In: Kleinman, A., B. Good: Culture and Depression. University of California Press, Los Angeles

Günay E, Haag A (1990) Krankheit in der Emigration – Eine Studie an türkischen Patientinnen in der Allgemeinpraxis aus psychosomatischer Sicht. Psychother. Psychosom. Med. Psychol. 40: 417–422

Haasen C, Berghändler T, Stark F-M (1993) Epidemiologische Aspekte bei der Betreuung Schizophrener durch Allgemeinärzte. Psycho 19:12–21

Haasen C, Lambert M, Yagdiran O, Krausz M (1997) Psychiatric disorders among migrants in Germany: prevalence in a psychiatric clinic and implications for service and research. Eur Psychiatry 12: 305–310

Haasen C, Yagdiran O, Lambert M, Krausz M (2000) Stationär-psychiatrische Versorgung von Migranten in Hamburg. Fundamenta Psychiatrica, 14:18–22

Haasen C, Sardashti H (2000) Zusammenhang zwischen Depression und psychosozialer Belastung bei iranischen Migranten. Psychiatrische Praxis 27:74–76

Kirmayer LJ (1984) Culture, Affect and Somatization. Transcult Psychiat Res Rev 21: 159–188

Kendell R (1970) Relationship between agression and depression: epidemiological implications of a hypothesis. Archives of General Psychiatry, 22:308–318

Klein DF (1974) Endogenomorphic depression. Arch Gen Psychiatry 31:447–454

Kleinmann A, Good B (1985) Culture and Depression. Berkeley. University of California Press

Koch E. Özek M. Pfeiffer WM (1995) Psychologie und Pathologie der Migration: Deutsch-türkische Perspektiven. Lambertus Verlag; Freiburg

Kraepelin E (1899) Psychiatrie. Ein Lehrbuch für Studierende und Ärzte. 6. Auflage, Leipzig

Lambert M, Haasen C, Yagdiran O, Krausz M (1998) Psychiatrische Störungen bei Migranten im klinischen Bereich. Krankenhauspsychiatrie 9:49–53

Latumeten (1937) zit. Nach Buitelaar. Onderzoek naar den lichaamsbouw van gezonde en schizophrene Soendanezen. Med. Diss. Batavia

Leff JP (1993) Transcultural aspects. In: Paykel ES (Hrsg.) Handbook of Affective Disorder; 2. Edition. Edinburgh: Churchill-Livingstone

Leighton A, Lambo et al. (1963) Psychiatric Disorder Among the Yoruba. Ithaca, New York.

Manson SM (1996) Culture and DSM-IV: Implications for the Diagnosis of Mood and Anxiety Disorders. In: Mezzich JE, Kleinman A, Fabrega H, Parron DL (Hrsg.) Culture and Psychiatric Diagnosis: A DSM-IV Perspective. (pp.99–114) Washington: American Psychiatric Press

Marsela AJ (1980) Thoughts on cross-cultural studies in the epidemiology of depression. Culture, Medicine and Psychiatry 2: 343–357

Mendelwicz J, Kerkhofs M (1991) Sleep electroencephalography in depressive illness. Brit J Psychiatry 159:505–509

Nakane Y, Ohta Y, Uchino J, Takada K, Yan HQ, Wang YD (1988) Comparative study of affective disorders in three Asian countries I. Acta Psych Scand 78:698–705

Nakane Y, Ohta Y, Radford M, Yan H, Wang X, Lee HY, Min SK, Michitsuji S, Ohtsuka T (1991) Comparative study of affective disorders in three Asian countries II. Acta Psych Scand 84:313–319

Obeyesekere G (1985) Depression, Buddhism and the work of culture in Sri Lanka. In: Kleinman A, Good B (Hrsg.) Culture and depression (pp. 134–152). Berkeley: Univ. of California Press

Pfeiffer WM (1996) Das Bild der Depression im Kulturvergleich. Curare 19: 193–199

Saracena B (2000) WHO strategies in the field of mental health. Acta Psych Scand suppl. 102:404

Thornicroft G, Sartorius N (1992) The course and outcome of depression in different cultures: 10-year follow-up of the WHO collaborative study on the assessment of depressive disorders. Psychol Med 23:1023–1032

World Health Organization (1973) Report of the International Pilot Study of Schizophrenia. Vol. 1. Geneva: World Health Org.

World Health Organization (1979) Schizophrenia. An international Follow-Up Study. Chichester et al.: John Wiley & Sons.

Xu JM (1987) Some issues in the diagnosis of depression in China. Can J Psychiatry 32:368–370

Yagdiran O, Haasen C, Lambert M, Schröder J, Krausz M (1998) Psychische Störungen bei Migranten: Empirische Ergebnisse und Fallbeispiele. Psycho 24:492–497

3. Angst

Manoshi Pakrasi

Fallbeispiele

Fall 1:
Herr G., 46-jähriger, verheirateter Mann türkischer Herkunft, wurde mehrfach von der Polizei wegen vermutlichen Ladendiebstahls vernommen. Er hatte sich in größeren Geschäften auffällig verhalten, war plötzlich durch die Kasse gelaufen, so daß die Ladendetektive aufmerksam wurden.
Die Stippvisiten beim Hausarzt wegen körperlicher Beschwerden, Herzbeschwerden und Kopfschmerzen, wurden regelmäßiger, bis Herr G. täglich im Wartezimmer saß. Er wurde weiter krankgeschrieben, da eine Arbeitsfähigkeit nicht möglich erschien. Aus dieser Situation heraus wurde er an die Verhaltenstherapie-Ambulanz überwiesen, die ihn zur stationären Behandlung einwies.
Im stationären Aufenthalt wurde deutlich, daß die Symptomatik – im Vordergrund stand die Angst vor tödlichen Erkrankungen wie Herzinfarkt oder Schlaganfall – seit dem Tod der Großmutter in der Türkei besteht. Bei diesem Ereignis war ein Onkel mit Herzbeschwerden zusammengebrochen. Herr G. fühlte sich unfähig, sein Leben beruflich und privat gestalten zu können, lief tagsüber oft in der Stadt herum und bekam ab und an Panikattacken, so daß er die Situation abrupt verlassen mußte. Die Ladendetektive und die dazu geholten Polizisten machten ihm Angst und Herr G. reagiert meist aggressiv ihnen gegenüber. Er konnte wegen sprachlicher Schwierigkeiten und eigenem Unverständnis der Symptomatik gegenüber die Situation nicht erklären und fühlte sich hilflos und ängstlich. Die Symptome verstärkten sich. Unter stationären Bedingungen, nach einem klärenden Kontakt mit einem Dolmetscher und medikamentöser Unterstützung (Antidepressivum) kam es zu einer Besserung. Für eine ausführliche Verhaltenstherapie schien Herr G. nicht zugänglich zu sein. Daher wurde ihm empfohlen, sich niederschwellig in der Arbeitstherapie an einen regelmäßigen Arbeitsalltag zu gewöhnen und hierüber einen beruflichen Wiedereinstieg vorzubereiten. Auf diesem Weg könne er sein Selbstvertrauen und die Anerkennung wieder aufbauen.
Diskussion:
Die Diagnose bei Herrn G. lautete Depression und Angst gemischt bei hypochondrischer Persönlichkeit. Die depressive Symptomatik einerseits wie auch die Angst andererseits standen beide gleichwertig im Vordergrund. Die-

se Beurteilung war jedoch nur unter Berücksichtigung der kultur- und migrationsspezifischen Aspekte möglich, ohne die der auffälligere Teil der Symptomatik – die Angst – dominiert hätte. Die Bewertung der Bedeutung des Todes der Großmutter war ohne kulturspezifishe Kenntnisse erschwert: Die Schuldgefühle, die Herr G. gegenüber der Familie in der Heimat hatte, denen er nicht die gehoffte finanzielle Hilfe hatte zukommen lassen können, waren nicht durch eine normale Anamnese eruierbar. Gerade bei Männern türkischer Herkunft sind depressive Symptome schwieriger zu eruieren und offenbaren sich meist in Kombination mit aggressivem Verhalten (siehe auch Kapitel 2). Die Angstsymptomatik wurde ebenfalls durch migrationsspezifische Aspekte akzentuiert: Eine Überlagerung durch zusätzliche Ängste bei fehlenden Sprachkenntnissen und in der Auseinandersetzung mit Institutionen oder anderen gesellschaftlichen Strukturen (in diesem Fall symbolisiert durch die Ladendetektive) ist bei Migranten ein häufig zu beobachtende Phänomen. Die hypochondrische Grundpersönlichkeit könnte außerdem noch zu Fehlinterpretationen in Richtung somatoforme Störung führen (siehe Kapitel 5).

Fall 2:
Eine 21-jährige Frau K. griechischer Herkunft wurde mit dem Verdacht, einen epileptischen Krampfanfall erlitten zu haben, in die Notaufnahme per Rettungswagen gebracht. Sie reagierte nicht auf Ansprache, hatte verkrampfte Finger an beiden Händen und zitterte am ganzen Körper. Die Rettungssanitäter berichteten, daß möglicherweise ein Wahn vorliege, da Frau K. während der Fahrt immer wieder in gebrochenem Deutsch von einem Affen gesprochen hätte und diesen von ihrem Bein verjagen wollte.
Nach Ausschluß einer neurologischen Erkrankung wurde eine Psychiaterin hinzu gezogen. Es wurde deutlich, daß eine Reaktion auf Schmerzreize vorhanden war, Frau K. psychogen reagierte. Aus diesem Grund wurde sie einmalig mit einem anxiolytischen Sedativum behandelt, die Angehörigen, die besorgt und aufgeregt um das Bett herum standen, vor die Tür gebeten. Nach nur kurzer Zeit wirkte das Medikament, Frau K.war ansprechbar, öffnete die Augen, war sehr ängstlich und berichtete leise, was geschehen war. Sie war bei Bekannten zu Besuch gewesen, sei dort von deren Haustier, einem Affen, der herum sprang, plötzlich angesprungen worden. Sie habe eine lange bestehende Angst vor haarigen Tieren, so daß sie über eine massive Panikattacke in diesen Zustand geraten sei. Sie lebe schon seit zehn Jahren in Deutschland, welches mit dem fast akzentfreien Deutsch korrelierte. Nach einiger Zeit hatte sich Frau K. erholt und stabilisiert und konnte entlassen werden. Ihr wurde empfohlen, eine ambulante Verhaltenstherapie zur Angstbewältigung zu beginnen.

Die Diagnose lautete: Akute Belastungsstörung bei spezifischer Phobie.
Diskussion:
Bei diesem Fall wird ein migrationsspezifisches Phänomen deutlich: In einer akut stressigen Situation können Kenntnisse einer erworbenen Zweitsprache versagen. Frau K. hatte in der akuten Situation gegenüber den Rettungssanitätern sich nicht deutlich artikulieren können. Diese führte zumindest zu der temporären Fehleinschätzung, es könne sich um eine wahnhafte Symptomatik handeln. Dieses Phänomen des Sprachversagens kann bis zum kompletten Sprachverlust führen, wie es bei anderen psychischen Störungen, v.a. psychotischen Störungen, schon beschrieben wurde (Heinemann & Assion 1996).

Fall 3:
Frau L., eine 32-jährige indonesischer Herkunft, kam mit einem ängstlich-depressiven Syndrom zur stationär-psychiatrischen Behandlung. Sie berichtete, daß sie seit geraumer Zeit nicht mehr allein das Haus verlassen könne, ihre Arbeit nicht mehr durchführen könne, seit vier Monaten krankgeschrieben sei. Sie habe bis vor ca. zwei Jahren immer sehr erfolgreich ihre Aufgaben in einer Firma durchführen können, merke seitdem jedoch starke Konzentrationsstörungen und eine hohe Erschöpfbarkeit bereits bei kleineren Aufgaben im Haushalt.
Anfänglich habe sie zumindest noch den Haushalt und den Alltag zu Hause bewältigen können, dann habe die Angst, das Haus zu verlassen, in einer Form zugenommen, daß sie erst nur noch in Begleitung und letzlich gar nicht mehr vor die Tür gehe. Sie denke, daß sie keine Hilfe bekäme, umfallen und eventuell sterben könne. Ihre Gedanken kreisten um die eigene Unfähigkeit, sie mache sich Vorwürfe, habe Schuldgefühle.
In mehreren Gesprächen wurde klar, daß unausgesprochene Konflikte mit den Eltern, die in Deutschland ein Restaurant betreiben, bestehen. Sie ging davon aus, daß diese von ihr erwartet hatten, mit spätestens 30 Jahren verheiratet zu sein und eine Familie gegründet zu haben. Durch eine genetische Erkrankung, die weitestgehend asymptomatisch und die ihr seit dem 17. Lebensjahr bekannt sei, sei sie jedoch unfruchtbar. Diese Erkrankung hatte sie vor den Eltern geheim gehalten und auch keinen Mann geheiratet, um nicht in Erklärungsnot zu gelangen. Mit der Zeit hatten sich bei ihr Selbstunsicherheit und Identifikationsprobleme mit der Rolle, die ihr von indonesischer Familientradition her zugeschrieben war, eingestellt. Die Ausweitung auf den beruflichen Bereich und eine Angstsymptomatik folgten hieraus.
Die Diagnose lautet: Agoraphobie mit Panikstörung bei Anpassungsstörung.

Diskussion:
In diesem Fall wird ein generationeller Kulturkonflikt deutlich, der den Hintergrund der Angststörung ausmacht. Die Patientin hatte sich erfolgreich an die Verhältnisse in der neuen Gesellschaft anpassen können, beruflich war sie deutlich weiter gekommen, als dieses ihre Eltern getan hatten und auch wesentlich weiter, als dieses von ihren Eltern erwartet wurde. Darin beginnt auch schon die Spannung mit den Eltern. Als sie erfährt, daß sie nicht schwanger werden kann, steigt die Spannung immens an. Die Bedeutung der Ehe und Zeugung von Kindern in anderen Kulturen (v.a. Mittlerer Osten und Asien) wird oft unterschätzt, die Aufarbeitung der damit verbundenen Ängste bedarf einerseits einer speziellen Fokusierung auf die traditionell kulturellen Werte und andererseits Hilfe bei der Anpassung neuer Werte im neuen kulturellen Kontext. Zumindest ist für die Beurteilung der Schwere der daraus ausgelösten Ängste und zur Erklärung warum die Patientin „nicht einfach mit ihren Eltern darüber redet“, wie manch einer denken könnte, ein Verständnis der kulturellen Bedeutung von großer Bedeutung.

Einleitung

Angst kennt jeder Mensch in unterschiedlichsten Situationen. Sie wird nicht immer als ein unangenehmes Gefühl von Bedrohung erlebt – es gibt auch Situationen, in denen Angst als ein spannendes Gefühl erlebt wird. Angst ist nicht als rein negatives Phänomen anzusehen, da sie eine hilfreiche Alarmfunktion für den Organismus sein kann. Sie führt zu einer Aufmerksamkeitserhöhung aller Sinne, die für Kampf oder Flucht in bedrohlichen Situationen lebensnotwendig werden kann. Sie bedeutet eine Mischung aus somatischen, kognitiven, emotionalen und Verhaltensmerkmalen, die sich wie in einem Kreislauf gegenseitig bedingen – Angst beginnt meist mit einem dieser Merkmale, welches dann die anderen Merkmale auslöst. In seltenen Fällen kann die Angst soweit ansteigen, daß eine Schwelle überschritten wird und Panik ausgelöst wird. Diese Schwelle kann unterschiedlich schnell erreicht werden. Nach der Beseitigung der realen oder vermeintlichen Bedrohung verschwindet normalerweise die Angst nach kurzer Zeit.
Pathologische Angst bleibt entweder bestehen oder tritt im Übermaß auf und ist dadurch lähmend für körperliche und geistige Funktionen. Auch wenn sie ohne ersichtlichen Grund auftritt, spricht man von pathologischer Angst bzw. Angststörung. Sie kann als eigenes Syndrom bestehen oder als Symptom bei anderen psychischen Störungen (z.B. Psychosen, affektive Störungen etc.) einen Teil der Psychopathologie ausmachen. Ebenso ist das abso-

lute Fehlen von Angst als pathologisch zu bewerten, was ebenfalls bei einigen psychischen Störungen (z.B. Persönlichkeitsstörungen) auftreten kann. Auslöser von (pathologischer) Angst können physiologische (somatische), psychologische oder soziale Faktoren sein. Zu den sozialen Faktoren gehören die kulturellen und migrationsspezifischen Faktoren, die in diesem Kapitel diskutiert werden sollen.

Definition der Angststörung

Der Begriff Angststörung gilt als zusammenfassende Bezeichnung verschiedener Erkrankungsformen, deren Hauptsymptom die unterschiedlichen Erscheinungsformen der Angst sind. Die bedeutendsten Formen sind die phobische Angst, die Panikstörung und die generalisierte Angst. Die Symptome sind sowohl körperlicher als auch seelischer Art. Angststörungen können zu einer ausgeprägten Behinderung im sozialen Bereich mit schwerwiegenden Folgen werden. Hinzu kommt, daß Angststörungen auch parallel zu allen anderen psychischen Störungen auftreten können (Prinzip der Komorbidität). Weiterhin treten klinisch relevante Symptome der Angst im Sinne eines ängstlichen Syndroms als Teil fast aller anderen psychischen Störungen auf, ohne daß die Kriterien einer eigenständigen Angststörung erfüllt sein müssen.
Es wird versucht, durch Kategorisierung eine einheitlichere Diagnosestellung zu ermöglichen. Ätiologie und Symptomanhäufung spielen dabei eine wichtige Rolle. Nach der Ätiologie geordnete Angststörungen sind abhängig von dem verwendeten Modell, z.B. Kastrationsangst in der psychoanalytischen Theorie oder Angst im Rahmen einer körperlichen Erkrankung (z.B. Hyperthyreose) in einem biologischen Krankheitsmodell. Wenn nach den Symptomen charakterisiert wird, reicht die Variationsbreite von der allgemeinen, multisymptomalen, generalisierten Angststörung der DSM-IV oder der Neurasthenie der ICD-10 (International Classification of Diseases and Related Health Problems- Tenth Revision; deutsche Version: Dilling et al. 1993) bis zu den Untergruppen der spezifischen Phobien (z.B. einfache Phobie, soziale Phobie, Agoraphobie). Es gibt auch seltene, exotische Angststörungen, die als kulturabhängiges Syndrom (culture bound syndrome, CBS) bezeichnet werden (Gaw 1993).

Systematisierte epidemiologische Untersuchungen zu Angststörungen, die gleichzeitig in verschiedenen Ländern durchgeführt wurden, wie dieses durch die WHO bei Depressionen (Thornicroft & Sartorius 1992) und Schizophrenie (WHO 1973) durchgeführt wurde, sind bisher noch nicht vorhanden. Somit muß ein transkultureller Vergleich sich auf die nationalen Studien beziehen, die leider häufig aufgrund unterschiedlicher Methodik schwer zu vergleichen sind.
Bei einer US-amerikanischen Studie (Kessler et al. 1994) über die Lebenszeit- und die 12-Monats-Prävalenz mit einer repräsentativen Anzahl an Probanden (n= 8098) wurde deutlich, daß nahezu 25 % eine Lebenszeit-Prävalenz für mindestens eine Angststörung hatten. Im Zeitraum von 12 Monaten trat die Angststörung mit 17 % häufiger auf als stoffgebundene Abhängigkeiten und affektive Störungen (jeweils 11 %), die jedoch bei der Punktprävalenz deutlich vor den Angststörungen lagen. Dieses wurde insofern diskutiert, als möglicherweise Angststörungen einen eher chronischen Verlauf darbieten als die beiden anderen Störungsgruppen. Ähnliche Ergebnisse wurden auch für den deutschsprachigen Raum erzielt (Angst 1997). Dagegen gibt es in Europa auch Länder, in denen eine deutlich höhere Rate an Angststörungen festgestellt wurde, so in Island mit einer Lebenszeitprävalenz von 44% (Stefansson 1993). Somit ist die Angststörung eine der häufgsten psychischen Störungen in epidemiologischen Untersuchungen, auch wenn in psychiatrischen Institutionen diese eher eine untergeordnete Rolle spielt.
Es gibt jedoch auch methodische Schwierigkeiten, die einen transkulturellen Vergleich erschweren. Gerade bei den phobischen Störungen sind die Objekte, die zu einer phobischen Reaktion führen, sehr kulturspezifisch. Ein Beispiel zeigt die Studie von Schwarz und Birn (1995), wo die Odontophobie (Angst vor dem Zahnarzt) bei Erwachsenen in Dänemark und China verglichen wurde. Die Studie ergab eine signifikant höhere Rate in China, wobei in Dänemark der prophylaktische Besuch des Zahnarztes ein gewöhnliches Verhalten darstellt, während in China der Zahnarzt normalerweise nur bei Zahnschmerzen aufgesucht wird und somit eher mit einem traumatischen Erlebnis verbunden wird. Somit müssen standardisierte Skalen in anderen Kulturen zunächst validiert werden, um kulturelle Einflüsse mitzuberücksichtigen, wie dieses z.B. mit der arabischen Version des HAD (Hospital Anxiety and Depression) Skala geschah (El Rufaie and Absood 1995).

Auch hier muß auf Untersuchungen aus den USA zurück gegriffen werden, wo es eine Tradition in der Bearbeitung ethnischer Faktoren gibt. Bei einer dieser Untersuchungen über Angststörungen (Shrout et al. 1992) wurde unter hispanischen (spanischstämmigen) Gruppen ein deutlicher Unterschied bezüglich der Verbreitung festgestellt. Die in den USA geborenen Menschen mexikanischer Herkunft (zweite Generation) hatten häufiger unter phobischen Störungen zu leiden als mexikanische Migranten oder Puertorikaner, die in Puerto Rico lebten. Die niedrige Rate bei den mexikanischen Migranten wurde damit erklärt, daß nur die Einwanderer aus Mexiko erfolgreich in die USA gelangten, die eine geringer ausgeprägte Psychopathologie, besonders Ängste betreffend, aufwiesen. Daß jedoch die nächste Generation wiederum so viel höhere Raten aufwies, kann mit Anpassungsschwierigkeiten zusammen hängen.
Untersuchungen zu Angststörungen bei Migranten in Deutschland konnten nicht eruiert werden. Indirekt kann aus anderen Studien festgestellt werden, daß Angststörungen bei Migranten zumindest im stationären Bereich deutlich unterrepräsentiert sind (Haasen et al. 1997, 2000). Aber auch im ambulanten Bereich konnte in einer Allgemeinpraxis kein Unterschied in der Prävalenz von Angststörungen zwischen Migranten und Deutschen festgestellt werden (Boyali 2000). Die klinische Erfahrung z.B. der Verhaltenstherapeutischen Ambulanz der Klinik für Psychiatrie der Universität Hamburg, wo sehr viele Patienten mit Angststörungen sich vorstellen, hat gezeigt, daß sich Migranten viel seltener dort vorstellen, als dies anhand des Anteils in der Bevölkerung zu erwarten wäre. Es wird vermutet, daß der niedrigere Anteil der Migranten mit Angststörungen, wie auch bei den anderen neurotischen Störungen, auf eine niedrigere Inanspruchnahme aufgrund einer höheren Schwelle zurückzuführen ist.
Wichtig ist jedoch, daß Migranten im Rahmen der Migration selbst als auch in der Anpassung an die neue Gesellschaft einer Reihe von zum Teil heftigen Stressoren und Lebensereignissen ausgesetzt sind, die zu einer adäquaten Angst führen können. Diese Ängste beziehen sich häufig auf Behörden und andere Institutionen, können aber z.B. aufgrund der alltäglichen Fremdenfeindlichkeit in der deutschen Gesellschaft sich auf alle Menschen deutscher Herkunft beziehen. Diese Angst sollte nicht psychopathologisiert werden, sondern eher in konstruktive Copingmechanismen umgesetzt werden, mit denen Migranten vielleicht besser zurecht kommen.

Kulturelle Unterschiede in der Phänomenologie der Angststörung

Da Angst sich auf kognitiver, emotionaler, somatischer und der Verhaltensebene darstellt, können in diesen vier Bereichen kulturelle Unterschiede auftreten. Diese sind vor allem in der Gewichtung der vier Ebenen zu suchen. So wird sich z.B. für einen Migranten aus dem Iran, für den Traurigkeit nicht negativ besetzt ist (Haasen & Sardashti 2000; siehe auch Kapitel 2), die Angst eher auf den anderen drei Ebenen darstellen. So kann es zu Fehldiagnosen führen, indem eher z.B. eine somatoforme Störung diagnostiziert wird. Dieses tritt am ehesten bei Patienten aus Kulturen zu, in der Angst mit einem Organ symbolisch in Verbindung gesetzt wird, wie in denen chinesischen Kultur, wo Angst mit dem Herzen in Verbindung gesetzt wird (Ots 1990).

Gerade auf der kognitiven Ebene kann es zu signifikanten Fehleinschätzungen kommen. In einem Angstzustand werden kognitiv Vorstellungen geweckt, die nicht der Realität entsprechen. Diese Vorstellungen können kulturell sehr unterschiedlich sein. Copeland (1968) berichtete über westafrikanische Studenten in England, die auch bei einer Angststörung psychotische Symptome wie Verfolgungswahn aufwiesen. Diese entsprechen somit der kognitiven Ebene der Angst, wo die Vorstellungen paranoider Natur sind. Eine als psychotische Störung (z.B. Schizophrenie) fehldiagnostizierte Angststörung kann die Konsequenz sein.

Auch können Symptome, die in westlichen Ländern typisch für bestimmte Störungen sind (z.B. Haus nicht allein verlassen können bei der Agoraphobie) in anderen Ländern nicht zur Diagnostik herangezogen werden, da dort eventuell die Kultur (z.B. die Religion) genau dieses Verhalten von den Menschen fordert. Es ist in islamischen Ländern z.B. den jungen, unverheirateten Frauen teilweise untersagt, sich allein draußen zu bewegen. Weiterhin wird in der Kinder- und Jugendpsychiatrie Schulverweigerung als eine spezifische Angststörung gesehen, die jedoch in Ländern, in denen überhaupt die strukturellen Möglichkeiten der Bildung nicht ausreichend vorhanden sind, keine Relevanz haben kann.

Ebenfalls gibt es Angstsyndrome, die kulturspezifisch nur in bestimmten Regionen der Welt zu finden sind: Dazu gehören die Anthrophobie (Angst, andere durch den eigenen Körpergeruch zu stören) in Japan (Russell 1989), Angst vor Infertilität bei Frauen (Kabsa) z.B. in Ägypten (Inhorn 1994), panische Angst vor einer Retraktion des Penis (Koro) in China (Gaw 1993), spezifischer Angstanfall mit Panik (ataque de nervios) in Puerto Rico (Guarnaccia et al. 1996), um nur einige zu erwähnen.

Vorschläge für Leitlinien bei der psychopathologischen Beurteilung

Bei der Beurteilung von Angststörungen bei Migranten ist es sinnvoll, folgende Leitlinien zu beachten:

1. Bei einer Angststörung können alle vier Bereiche – Kognition, Emotion, Somatik und Verhalten – betroffen sein. Kulturelle Unterschiede können in der Gewichtung und in der Phänomenologie auftreten.
2. Die mit Angst verbundenen Kognitionen können bis hin zu psychotischen Symptomen führen. Vorsicht ist gegeben, damit nicht fehlerhaft psychotische Störungen (z.B. Schizophrenie) diagnostiziert werden.
3. Die Abgrenzung zu somatoformen Störungen einerseits und affektiven Störungen andererseits kann aufgrund einer Übergewichtung von z.B. Somatisierung oder depressiven Affekten bei einer Angststörung aufgrund von kulturellen Faktoren erschwert sein.
4. Vor allem bei phobischen Störungen sind kulturelle Effekte signifikant. Hier sind Kenntnisse über kulturelle Normen und Werte aus der Kultur des Migranten notwendig, um die Angstproblematik entsprechend evaluieren zu können.
5. Bestimmte Ängste bei Migranten – z.B. vor Behörden oder aufgrund von Fremdenfeindlichkeit – entsprechen häufig realen Erfahrungen und dürfen daher nicht psychopathologisiert werden.

Literatur

Angst J (1997) Depression and anxiety: Implications for nosology, course and treatment. J Clin Psychiatry 58: 3–5

American Psychiatric Association (1994) Diagnostic and statistical manual of mental disorders – fourth edition (DSM-IV). Washington, D.C.: American Psychiatric Association

Boyali A (2000) Psychische Störungen bei Migranten in der Allgemeinarztpraxis. Dissertation Universität Hamburg

Copeland JRM (1968) Aspects of mental illness in West African students. Soc Psychiatry 3: 7–13

Dilling H, Mombour Q, Schmidt MH (1993) Internationale Klassifikation psychischer Störungen. ICD-10 Kapitel V (F). Bern, Göttingen, Toronto, Seattle: Huber

El Rufaie OE, Absood GH (1995) Retesting the validity of the Arabic version of the Hospital Anxiety and Depression (HAD) scale in primary health care. Society of Psychiatric Epidemiology 1: 26–31

Gaw AC (1993) Culture, Ethnicity, and Mental Illness. Washington: American Psychiatric Press

Guarnaccia PJ, Rivera M, Franco F, Neighbors C (1996) The experiences of ataque de nervios: Towards an anthropology of emotions in Puerto Rico. Cult Med Psychiatry 20: 343–367

Haasen C, Lambert M, Yagdiran O, Krausz M (1997) Psychiatric disorders among migrants in Germany: prevalence in a psychiatric clinic and implications for service and research. Eur Psychiatry 12: 305–310

Haasen C, Yagdiran O, Lambert M, Krausz M (2000) Stationär-psychiatrische Versorgung von Migranten in Hamburg. Fundamenta Psychiatrica, 14: 18–22

Haasen C, Sardashti H (2000) Zusammenhang zwischen Depression und psychosozialer Belastung bei iranischen Migranten. Psychiatrische Praxis 27: 74–76

Heinemann F, Assion H-J (1996) Sprachliche Regression auf die Muttersprache bei Polyglotten in der akuten Psychose. Nervenarzt 67: 599–601

Kessler R, McGonagle K, Zhao S, Nelson C, Hughes M, Eshleman S, Wittchen H, Kendler K (1994) Lifetime and 12-month prevalence of DSM-III-R psychiatric disorders in the United States. Arch Gen Psychiatry 51: 8–19

Ots T (1990) The angry liver, the anxius heart and the melancholy spleen: the phenomenology of perceptions in Chinese culture. Cult Med Psychiatry 14: 21–58

Schwarz E, Birn H (1995) Dental anxiety in Danish and Chinese adults – a cross-cultural perspective. Social Science & Medicine 41: 123–130

Shrout P, Canino G, Bird H, Rubio-Stipec M (1992) Mental health status among Puerto Ricans, Mexican Americans, and non-Hispanic Whites. Am J Community Psychology 20: 729–753

Stefansson JG (1993) The lifetime prevalence of anxiety disorders in Iceland as estimated by the US NIMH Diagnostic Interview Schedule. Acta Psych Scand 88: 29–34

Thornicroft G, Sartorius N (1992) The course and outcome of depression in different cultures: 10-year follow-up of the WHO collaborative study on the assessment of depressive disorders. Psychol Med 23: 1023–1032

World Health Organization (1973) Report of the International Pilot Study of Schizophrenia. Vol. 1. Geneva: World Health Org.

4. Dissoziation

Fotini Tilkeridoy, Karsten Wolf

Fallbeispiele

Fall 1:
Frau G. ist eine 22-jährige Patientin türkischer Herkunft mit Bewegungsstörungen, die davon überzeugt war – ausgelöst durch einen Hoca – von einem bösen Zauber besessen zu sein, weil sie ihren Cousin abgelehnt habe, der sie gegen ihren Willen zur Heirat zwingen wollte. Die Patientin klagte über Kribbeln und Schwächegefühl in den Beinen, „ich habe kein Gefühl in den Beinen". Sic berichtete, zeitweise nicht mehr laufen zu können, andere Male wieder, sich nur in kleinen, langsamen Schritten fortbewegen zu können und daher stets auf die Anwesenheit und Hilfe ihrer Familie angewiesen zu sein. Die Patientin ergänzte, die Symptome würden sie zunehmend bei ihrer Arbeit als Kindergärtnerin behindern, sie melde sich häufig krank, sie traue sich mittlerweile nicht mehr, mit ihren Freundinnen auszugehen, um sich zu amüsieren. Der behandelnde Neurologe stellte die Patientin in der Ambulanz einer psychosomatisch-psychotherapeutischen Klinik vor, nachdem durch eingehende Untersuchungen somatische Ursachen ausgeschlossen werden konnten.
In der Exploration ließ sich ein zeitlicher Zusammenhang zwischen dem Beginn der Symptome und der Heirat der älteren Schwester in der Türkei herausarbeiten. Während desselben Aufenthaltes in der Türkei machte ein Cousin der Patientin einen Heiratsantrag, den sie ablehnte. Als der Cousin weiterhin Frau G. zur Heirat drängte, brach sie den Kontakt zu ihm gegen den Wunsch ihrer Eltern ab, welche einen Konflikt in der Großfamilie befürchteten. Nach Deutschland zurückgekehrt, traten nach sechs Wochen erstmals die Gangstörungen auf. Frau G. wie auch ihre Eltern waren davon überzeugt, daß Hexerei (Zauberei) durch einen vom Cousin beauftragten Hoca in der Türkei am Werke sei.
In den psychotherapeutischen Sitzungen zeigte sich, daß das Handeln und Erleben von Frau G. von starken Scham- und Schuldgefühlen bestimmt waren. Ihre Konflikte mit den Eltern sprach Frau G., aus Angst als Nestbeschmutzerin verurteilt zu werden, nicht an. Der Wunsch einen Mann ihrer Wahl kennenzulernen und wie die Schwester heiraten zu können, konnte nur verschoben und verdichtet in (Alp-) Träumen zum Ausdruck kommen. Lange Zeit lag der sekundäre Krankheitsgewinn darin, daß die Eltern der

Patientin, trotz ihrer streng islamischen, von der traditionellen türkischen Kultur geprägten Einstellungen und Vorstellungen, ihr ungewöhnlich viele Freiheiten und Entfaltungsmöglichkeiten gewährten. Dies geschah wohl aus Sorge und in der Hoffnung, so die Genesung ihrer Tochter fördern zu können. In der ersten Hälfte der therapeutischen Arbeit wartete der Vater im Warteraum der Praxis bis zum Ende der Therapiestunde auf seine Tochter. Später kaufte sich Frau G. ein eigenes Auto, mit dem sie alleine, ohne Begleitung der Familie in die Therapie kommen konnte, trotz der Angst vor einem erneuten Anfall. Doch das neue eigene Auto machte es mit der Zeit möglich, ohne Begleitung des Bruders oder der verheirateten Schwester in die Stadt zu fahren, um sich mit Freundinnen aber auch mit Freunden zu treffen, „meine Eltern sind streng, sie würden mir nie erlauben, einen Freund zu haben, ich kann mich nur heimlich mit einem Jungen treffen".

Diskussion:

Die Symptomatik der Gangstörung ist bei Frau G. als eine Konversion zu verstehen. Zu einem Zeitpunkt, in dem sich die ängstlich-gebundene Patientin einerseits von ihren Eltern zu lösen sucht, um, wie die Schwester, ihre eigene Familie zu gründen, andererseits durch ihre Anlehnungsbedürfnisse sich noch an ihre Eltern gebunden fühlt, findet der innerpsychische Konflikt im somatischen Symptom der Gehstörung seine symbolische Ausdrucksform. Doch die Symptome von Frau G. können nicht allein vor dem Hintergrund einer altersspezifischen Adoleszenzproblematik mit dem dazugehörenden Konflikt zwischen Ablösungswünschen und Anlehnungsbedürfnissen verstanden werden. Vielmehr wird der Konflikt von Frau G. von den Loyalitätskonflikten der 2. und 3. Generation von MigrantInnen (Tilkeridoy 1997) überlagert, die in ihrem Identitätsgefühl die Herkunftskultur ihrer Eltern mit der deutschen Kultur zu vereinheitlichen suchen. Die für die Herkunftskultur der Patientin typischen Krankheitsmodelle und Heilungsvorstellungen haben das therapeutische Bündnis zunächst auf die Probe gestellt. Zu Beginn der Psychotherapie suchte Frau G. weiterhin in Begleitung des Vaters auch einen islamischen Heiler (Hoca) auf. Der Vater selbst stand lange Zeit der Psychotherapie mißtrauisch gegenüber. So war es wichtig, die Besuche beim Hoca in der gemeinsamen psychotherautischen Arbeit zu integrieren, bis sich die Patientin selbst für eine der beiden Therapieformen entscheiden und diese auch gegenüber dem religiös eingestellten Vater vertreten konnte, was als eine Ich-Leistung verstanden werden kann. Das psychotherapeutische Setting bot sich zunehmend für die Patientin als ein „Psychosoziales Moratorium" (Erikson 1973) an. Unstimmigkeiten und Schwierigkeiten mit den Eltern konnte sie in dem geschützten therapeutischen Raum offen ansprechen und sich somit symbolisch von den Eltern trennen, ohne sich schuldig fühlen und die Strafe der Eltern befürchten zu müssen.

Fall 2:
Herr A. ist ein 42-jähriger Patient türkischer Herkunft mit Depersonalisations- und Derealisationssymptomen vor dem Hintergrund einer ödipalen Problematik. Er klagt über tägliche, meist morgens auftretende Zustände, in denen er „für einige Minuten unter Spannung stehe, „wie ein Kurzschluß", dann fühle er sich „leer im Kopf, als hätte ich einen Stein auf den Kopf bekommen", dabei erscheine ihm seine Umgebung, auch seine Kinder, als unwirklich „als würde ich träumen", er habe Angst, „durchzudrehen". In solchen Momenten verliere er häufig für mehrere Stunden das Bewußtsein und könne sich dannach an nichts mehr erinnern. Seine Familie berichte ihm, daß er in dieser Zeit zuckend am Boden liege und nicht ansprechbar sei. Eine genauere Selbst- und fremdanamnestische Exploration durch den Arzt zeigt, daß bis lang weder Zungenbiß, noch andere Verletzungen oder Urininkontinenz aufgetreten sind. Herr A. gibt an, daß diese Krampfanfälle seine größte Belastung seien, von denen er überzeugt ist, daß diesen eine schwere Erkrankung zugrunde liegt. Eine umfassende Ausschlußdiagnostik bei verschiedensten Fachärzten, die ihm versicherten, an keiner körperlichen Erkrankung zu leiden, vermochte den Patienten dennnoch nicht zu beruhigen. Eine Kette unglücklicher Umstände, die vor ca. zehn Jahren in einem „Nervenzusammenbruch" mündeten, führt der Patient darauf zurück, daß er seine Ehe mit einer türkischen Frau aus dem Dorf seines Vaters auflöste, um eine deutsche Frau zu heiraten, in die er noch vor seiner Heirat in der Türkei verliebt war. Seither sei er von Pech und Unglück verfolgt. Daß er bereits seine Arbeit verloren und durch seine Symptome bald auch seine geistige und psychische Gesundheit ganz verlieren könnte, führt er auf den Fluch seiner geschiedenen Frau und deren Familie, der mit Hilfe eines Hoca seit 15 Jahren sein Leben überschattet. Aus Angst vor konkreter Rache könne er seit der Scheidung nicht mehr sein Heimatdorf besuchen. Die Sehnsucht nach seinem Dorf, wo er bis zum 15. Lebensjahr gelebt hat, der Schmerz, seinen Kindern den eigenen Geburtsort nicht zeigen zu können, erfüllen ihn mit starker Traurigkeit, die er vor seiner deutschen Frau zu verbergen sucht. Zugleich beschreibt er seine starken Schuldgefühle gegenüber seinem Vater, als Lieblingssohn habe er diesen zutiefst enttäuscht durch die hohen Spielschulden und seine Arbeitslosigkeit. Aufgrund seiner Beschwerden könne er sich z. Zt. nicht vorstellen, wieder zu arbeiten, obwohl er sich körperlich kräftig fühle, „aber geistig, ich weiß nicht ob ich es schaffe".
Diskussion:
Herr A.'s Symptomatik ist als „dissoziative Krampfanfälle" (ICD 10: F44.5) zu verstehen. Darüber hinaus finden sich Symptome i. S. „dissoziativer Amnesie" (ICD 10: F44.0) sowie „Depersonalisations- / Derealisationssyndrom" (ICD 10: F48.1).

In diesem Fall versagt die integrierende Funktion des Ichs, die Anpassung an die deutsche Kultur löst Loyalitätskonflikte und Schuldgefühle aus, „ich hätte auf meinen Vater hören sollen". Für Herrn A., der sich im Spannungsfeld zwischen den Kulturen befindet, bilden die dissoziativen Symptome eine unverzichtbare „Maskarade" (Israel 1983), die ihn zunächst auf der psychischen Ebene entlastet. Der therapeutische Ansatz liegt darin, daß der Behandler gemeinsam mit dem Patienten Bedingungen erarbeitet, die es dem Patienten möglich machen, auf diese „Maskarade" zu verzichten.

Fall 3:
Frau O. ist eine 63jährige aus Littauen stammende Patientin mit Gehstörungen, Schmerzen auf der linken Körperseite, Gedächnisstörungen. Der behandelnde Neurologe stellte die Patientin in der Ambulanz einer psychosomatischen Klinik vor, nachdem eingehende neurologische Untersuchungen keinen somatischen Befund ergaben und nachdem sich die Patientin wiederholt in die Notaufnahme eines Allgemeinkrankenhauses begeben hatte, ohne daß ihr dort geholfen werden konnte. Zum aktuellen Beschwerdebild berichtete Frau O., tagsüber „kein Gefühl in den Beinen" zu haben, nicht mehr gehen zu können, teilweise für Stunden „am Stuhl gebunden" zu sein. Die Gehstörung würde unvermittelt eintreten und wieder verschwinden. Darüber hinaus klagte Frau O. über „Gedächnis"- und Konzentrationsstörungen, könne sich „an die einfachsten Dinge nicht mehr erinnern". Sie berichtete ferner, unter heftigen Schmerzen auf der gesamten linken Körperseite zu leiden, habe „Nadelstiche" in beiden Füßen und Beinen. Zur Krankheitsgeschichte gab Frau O. an, seit zehn Jahren unter hohem Blutdruck und „schlechter Laune" zu leiden. Die aktuellen Beschwerden hätten vor drei Monaten begonnen, würden von Tag zu Tag stärker werden, sie fühle sich geistig und körperlich erschöpft, leide so sehr, daß sie nicht mehr leben wolle. Zur Lebensgeschichte und zur aktuellen Lebenssituation gab Frau O. an, von jüdischen Vorfahren ab zu stammen und eine „traurige Geschichte" zu haben. Vor drei Jahren sei sie mit ihrem Mann und den zwei Söhnen als Kontingentflüchtlinge aus Litauen nach Deutschland gekommen. Anfangs habe sie und ihre Familie in einer „Notwohnung" gelebt, vor vier Monaten habe sie mit ihrem Mann eine neue Wohnung in einem Sozialbau mit älteren Menschen bezogen. Ihre Söhne würden inzwischen mit ihren eigenen Familien leben. Da nur sie in der Familie deutsch spreche, müsse sie viele Dinge alleine regeln, ihr Ehemann sei „introvertiert", habe immer zurückgezogen gelebt. Sie selbst habe in der UdSSR 25 Jahre lang als Dozentin an einer Hochschule Deutsch unterrichtet. Sie habe früher immer viel und gerne gearbeitet. Im Gespräch wirkte die Patientin wie in ihre Trauer eingehüllt, schilderte mit klagendem Ton ihre Beschwerden und

weinte leise dabei. Bei der Schilderung ihrer „interessanten“ Berufstätigkeit allerdings lebte sie auf, fühlte sich verstanden, als die Untersucherin den „fehlenden geistigen Austausch“ in ihrem jetzigen Leben ansprach.
Diskussion:
Bei der Patientin handelt es sich diagnostisch um eine „dissoziative Störung, gemischt“ (ICD 10: F44.7), die vor dem Hintergrund der Migrationserfahrung zu verstehen ist. Die psychosozialen Belastungen und die enttäuschten Hoffnungen, die Frau O. mit der Emigration nach Deutschland verknüpfte, führten bei ihr zu zunächst unlösbaren inneren Konflikten. Die schlechten Wohn- und Lebensverhältnisse, die sie und ihre Familie in der BRD vorgefunden haben, haben eine Selbstwertproblematik ausgelöst und offenbar früheres Leid in der Familiengeschichte wiederbelebt. Das Scheitern vermochte sie weder sich noch ihrer Familie zuzumuten. Anstelle dessen trat die dissoziative Symptomatik, die sie zunächst von unertäglichen Schuldgefühlen entlastete aber auch vor Enttäuschungswut schütze.

Diagnostische Einteilung der dissoziativen Störungen

An die Stelle des ehemaligen und insbesondere von den US-Amerikanern als veraltet angesehenen Hysteriekonzeptes, das sich wesentlich auf dynamische Aspekte „hysterischer“ Störungen stützt, sind im DSM-IV (APA 1994) vier Störungskategorien getreten: Somatisierungsstörung, Konversionsstörung, histrionische Persönlichkeitsstörung und die Gruppe der dissoziativen Störungen im eigentlichen Sinne. In der ICD-10 (WHO 1999) hingegen wurden die dissoziativen und die Konversionsstörungen in der Gruppe der dissoziativen Störungen (F 44) subsumiert, allerdings deutlicher als in DSM-IV ausdifferenziert. ICD-10 stellt zur Gruppe der dissoziativen Störungen fest, daß Patienten mit dissoziativen und Konversionsstörungen häufig eine Reihe gemeinsamer anderer Symptome aufweisen können, daß darüberhinaus beide Störungsformen oft gemeinsam auftreten, sowie daß bei beiden Syndromen wahrscheinlich die gleichen oder sehr ähnliche psychologische Mechanismen wirksam sind.
Laut ICD-10 und in weitgehender Übereinstimmung mit DSM-IV ist das allgemeine Kennzeichen der dissoziativen oder Konversionsstörungen der teilweise oder völlige Verlust der normalen Integration von Erinnerungen an die Vergangenheit, des Identitätsbewußtseins, der unmittelbaren Empfindungen, sowie der Kontrolle von Körperbewegungen. Weiterhin wird von den dissoziativen Störungen angenommen, daß die Fähigkeit zu bewußter und selektiver Kontrolle in einem Ausmaß gestört ist, das von Tag zu Tag oder sogar von Stunde zu Stunde wechselt. Die verschiedenen dissoziativen

Störungen werden alle als psychogen angesehen, das heißt, daß eine nahe zeitliche Verbindung zu traumatisierenden Ereignissen, unlösbaren oder unerträglichen Konflikten oder gestörten Beziehungen besteht.
Für einige dieser Störungen wird der Begriff der Konversion in einer weiter gefassten Bedeutung verwendet und bedeutet, daß sich der durch die unlösbaren Schwierigkeiten und Konflikte hervorgerufene unangenehme Affekt in irgendeiner Weise in Symptome umsetzt (WHO 1999).
Die ICD-10 umschreibt zwei diagnostische Leitlinien, die alle dissoziativen Störungen gemeinsam haben: Erstens muß eine körperliche Krankheit ausgeschlossen werden, die die Symptome erklären könnten, sowie muß sich zweitens ein überzeugender zeitlicher Zusammenhang zwischen dem Beginn des dissoziativen Symptoms und belastenden Ereignissen, Problemen oder Bedürfnissen finden. Insbesondere der Ausschluß organischer Störungen ist von großer Bedeutung, da insbesondere frühe Stadien progressiver Erkrankungen mit neurologischen Symptomen wie z.B. Multiple Sklerose oder Systemischer Lupus erythematodes leicht mit einer dissoziativen Störung verwechselt werden können. So weist Ebert (1997, 274) in seinem psychiatrischen Lehrbuch zurecht darauf hin, daß bei ca. 30% der Patienten, bei denen eine Konversionsstörung diagnostiziert wurde, im weiteren Verlauf eine organische Erkrankung diagnostiziert werden kann, die nachträglich in ausreichendem Maße die Symptome zu erklären vermag. Dementsprechend wird empfohlen, folgende Erkrankungen auszuschließen, bevor man sich auf die Diagnose einer dissoziativen Störung festlegt: Organische dissoziative Störungen, psychische Störungen durch psychotrope Substanzen, Schizophrenien, affektive Störungen, Angststörungen sowie posttraumatische oder andere Anpassungsstörungen.
Nach Diagnose einer dissoziativen Störung erfolgt die Einordung in die Subtypen entsprechend der vorherrschenden klinischen Schwerpunktsymptome, wie wir sie im folgenden noch kurz umreißen werden:

1. Dissoziative Amnesie (ICD 10: F 44.0, analog DSM-IV „psychogene Amnesie“ 300.12): Es findet sich eine partielle oder vollständige Amnesie für zumeist wichtige aktuelle Ereignisse, die nicht durch die normale Vergesslichkeit oder Ermüdung erklärbar ist. Hirnorganische Störungen, Intoxikationen oder extreme Erschöpfung müssen dementsprechend ausgeschlossen sein.
2. Dissoziative Fugue (ICD 10: F 44.1, analog DSM-IV „psychogene Fugue“ 300.13): Es findet sich eine zielgerichtete Ortsveränderung über den üblichen täglichen Aktionsbereich hinaus, das heißt, der Patient verlässt unerwartet, aber organisiert seinen üblichen Lebensbereich für Tage bis Jahre, reist z.B. in andere Städte oder auch Länder und nimmt manchmal auch neue Identitäten an. Solche Reisen können den Patienten wieder an

Orte führen, die für ihn eine meist lebensgeschichtlich verwurzelte emotionale Bedeutung haben. Es besteht immer eine retrograde Amnesie. Hier ist insbesondere eine Temporallappenepilepsie auszuschließen, bei der die Reisen allerdings weniger zielgerichtet und fragmentarischer gestaltet sind.

3. Dissoziativer Stupor (ICD 10: F 44.2, analog DSM-IV „Nicht näher bezeichnete dissoziative Störung“ 300.15): Es finden sich sämtliche Kriterien für einen Stupor, das heißt, daß sich eine beträchtliche Verringerung oder ein Fehlen willkürlicher Bewegungen und normaler Reaktionen auf äußere Reize wie Licht, Geräusche oder Berührungen finden. Weiterhin sind zumeist ein kurz vorausgegangenes belastendes Ereignis oder im Vordergrund stehende interpersonale oder soziale Probleme eruierbar. Organische Ursachen, hier insbesondere psychotrope Substanzen sind auszuschließen.
4. Trance und Besessenheitszustände (ICD 10: F 44.3, analog DSM-IV „Nicht näher bezeichnete dissoziative Störung“ 300.15): Der Trancezustand zeigt sich als ein zeitlich begrenzter Verlust des ursprünglichen Identitätsgefühls, Aufmerksamkeit und Bewußtsein können eingeengt sein, Haltungen und Gesprochenes wirken monoton und einförmig. In der Besessenheit ist der Patient davon überzeugt, daß er von einer anderen Persönlichkeit, einem Gott oder einer „Kraft“ beherrscht wird. Klassifiziert werden dürfen nur solche Zustände, die ungewollt und unfreiwillig, also außerhalb z.B. religiöser und sonstwie kulturell akzeptierter Situationen auftreten. In den westlichen industriellen Kulturkreisen kommen die Zustände nur in Ausnahmefällen vor. Ob sich dieses Störungsbild hingegen häufiger in manchen ethnischen Gruppen findet, bleibt umstritten und bislang epidemiologisch ungeklärt.
5. Dissoziative Störungen der Bewegung und der Sinnesempfindungen (ICD 10: F 44.4 - F 44.6, in DSM-IV nicht in der Gruppe der dissoziativen Störungen, sondern in einzelnen Teilbereichen unter den somatoformen Störungen, 300.11, zu finden): Es finden sich ein Verlust oder eine Veränderung von Bewegungsfunktionen (Dissoziative Bewegungsstörung, ICD 10: F 44.4), von Empfindungen, meist Hautempfindungen (Dissoziative Sensibilitäts- und Empfindungsstörungen, ICD 10: F 44.6) oder Krampfanfälle (Dissoziative Krampfanfälle, ICD 10: F 44.5), ohne daß eine körperliche Ursache zur Erklärung der Symptome nachweisbar ist. Dementsprechend folgen die Symptomausgestaltungen häufig den Vorstellungen des Patienten von einer körperlichen Erkrankung, die von physiologischen oder anatomischen Gegebenheiten abweichen können. Als diagnostische Leitlinien sind somit der Ausschluß organischer Ursachen, darüberhinaus aber auch das Explorieren einer hinreichenden

Kenntnis der psychologischen und sozialen Hintergründe gefordert, so daß eine überzeugende Erklärung für das Auftreten der Erkrankung gegeben werden kann.

6. Dissoziative Störungen, gemischt (ICD 10: F 44.7, keine Entsprechung im DSM-IV): Hier sind Kombinationen der bislang beschriebenen Störungen zu verschlüsseln.
7. Sonstige dissoziative Störungen (ICD 10: F 44.8): Hierunter fällt das Ganser Syndrom (F 44.80), eine seltene komplexe Störung, die durch Vorbeiantworten gekennzeichnet ist und von anderen dissoziativen Symptomen begleitet wird, sowie die multiple Persönlichkeitsstörung (F 44.81) die sich in DSM-IV unter 300.14 findet, aber zumindestens im europäischen Raum ausgesprochen umstritten ist.

Außer den dissoziativen Störungen gehören zu dem „hysterischen" Formenkreis noch die somatoformen Störungen, die in ICD-10 im Gegensatz zu DSM-IV jedoch nicht die dissoziativen Bewegungsstörungen und die dissoziativen Sensibilitäts- und Empfindungsstörungen beinhalten, welche aus Gründen des häufigen gemeinsamen Auftretens und der gemeinsamen psychodynamischen Ursprünge weiterhin den dissoziativen Störungen zugeordnet werden.

Die histrionische Persönlichkeitsstörung findet sich sowohl in ICD-10 als auch in DSM-IV in gleichsinniger Weise in der Gruppe der Persönlichkeitsstörungen.

Bezüglich der multiblen Persönlichkeit, die in DSM-IV unter der Bezeichnung „Dissoziative Identitätsstörung" als eine von 5 Hauptgruppen der dissoziativen Störungen Einzug gehalten hat, äußert sich ICD-10 deutlich vorsichtiger. In ICD-10 findet sich dieses Störungsbild dementsprechend in der Kategorie der „sonstigen dissoziativen Störungen" (F 44.8), sowie merkt ICD-10 hierzu an, daß diese, falls sie nicht nur kulturspezifisch oder iatrogen existieren sollte, wohl am besten in die Gruppe der dissoziativen Störungen einzuordnen sei. Insgesamt besteht ein deutlicher Skeptizismus in Bezug auf diese Störung (Bliss 1988).

Insgesamt zeigen sich also hinsichtlich der Erkrankungen aus dem „hysterischen" Formenkreis doch deutliche Unterschiede zwischen der US-amerikanischen DSM-IV-Klassifikation und dem in Europa gebräuchlichen ICD-10. Unzweifelhaft ist aber sicherlich, daß für eine kunstgerechte psychiatrisch-psychotherapeutische Therapie der Erkrankungen aus dem „hysterischen" Formenkreis ein weitreichendes Verständnis psychodynamischer Aspekte solcher Erkrankungen beim einzelnen Patienten unabdingbar sind.

Bezüglich kultureller Unterschiede sowie eventueller kulturspezifischer Störungen innerhalb der Gruppe der dissoziativen Störungen finden sich im DSM-IV einige Hinweise auf Störungsbilder vornehmlich aus traditionellen vor-industriellen Kulturen, die als kulturspezifische Störungen vermutet werden. Genannt werden hier unter anderem „Weglaufsyndrome" als kulturspezifische psychogene Fugue (DSM-IV 300.13), wie z.B. pibloktoq bei den Ureinwohnern des nördlichen Polarkreises (Gussow 1985), grisi siknis bei den Miskito in Honduras und Nicaragua (Dennis 1985), „Wahnsinns"-Hexerei der Navajo und einige Formen von amok in Westpazifischen Kulturen. Weiter werden in DSM-IV in der Gruppe der nicht näher bezeichneten Dissoziativen Störungen (300.15) verschiedene Trance-Störungen als kulturspezifische Störungen genannt, die kein normaler Teil akzeptierter kollektiver, kultureller oder religiöser Praktiken sein sollen und deshalb in dieser Kategorie zu diagnostizieren seien. Hierunter fallen laut DSM-IV Amok (Indonesien: Carr 1985), Beainan (Indonesien), Latah (Malaysia; Simmons 1985), Pibloktoq (Arktis), Ataque de nervios (Lateinamerika; Guarnaccia et al. 1989, 1996) und Besessenheit (Indien; Castillo 1994).
In der ICD-10 hingegen wird bewußt auf eine Klassifikation solcher Störungen verzichtet, sowie wird erwähnt, daß der Bedarf für eine Klassifikationsmöglichkeit in den letzten Jahren auch weniger häufig betont worden sei. Insbesondere aber führt die ICD-10 zurecht an, daß es gegenwärtig keine zuverlässigen deskriptiven Studien mit einem epidemiologischen Ansatz gebe, die die Unterscheidung dieser Störungen von anderen in dieser Klassifikation rechtfertigen würden, sondern daß Beschreibungen in der Literatur nahe legen würden, daß es sich hierbei vielmehr um lokale Variationen bereits klassifizierter Störungen handelt.
Einer der wichtigsten differentialdiagnostischen Überlegungen vor allem bei Migranten ist die Unterscheidung zwischen Dissoziation und Schizophrenie. Grund für mögliche Fehldiagnosen ist die Tatsache, daß bei beiden Störungen Erstrangsymptome nach Schneider auftreten können (Ross et al. 1989, Fink & Golinkoff 1990). Dieses tritt vor allem bei multiplen Persönlichkeiten und Trance und Besessenheitszuständen auf – da die dissoziativen Symptome deutlich kulturell geprägt sind, kann der kulturell-unerfahrene Kliniker bei einem Migranten mit solcher Symptomatik leicht eine psychotische Beurteilung vermuten, mit den entsprechenden Konsequenzen für die Behandlung. Ebenfalls kann ein dissoziativer Stupor für eine katatone (schizophrene oder depressive) Störung gehalten werden, wobei hier kulturelle Faktoren weniger hineinspielen. Weiterhin können Depersonalisationssymptome, die bei einer dissoziativen Störung der Bewegung oder

Sinnesempfindung auftreten, auch für psychotische Symptome fehlbeurteilt werden.
Zur Prävalenz dissoziativer Störungen bei Migranten gibt es bislang keine entsprechenden Untersuchungen. Zu dissoziativen Symptomen bei Flüchtlingen mit einer posttraumatischen Störung wird in Kapitel 7 eingegangen. In den Untersuchungen von Haasen et al. (1997, 2000) zur Prävalenz psychischer Störungen bei Migranten im klinischen Bereich zeigte sich, daß neurotische und affektive Störungen bei Migranten deutlich unterrepräsentiert waren: Bei insgesamt 1.107 untersuchten Akten von Migranten in drei psychiatrischen Kliniken hatten nur fünf (0,5%) die Diagnose einer dissoziativen Störung bekommen. Auch eine Untersuchung in einer von Migranten frequentierten Allgemeinpraxis (Boyali 2000) ergab ebenfalls keine Unterschiede zwischen Migranten und Deutschen in der Häufigkeit einer Diagnose einer dissoziativen Störung. Obwohl in einigen Untergruppen (z.B. Flüchtlinge oder aus bestimmten Regionen) eine erhöhte Prävalenz dissoziativer Störungen vermutet werden kann, scheint es keinen Anhalt für eine erhöhte Rate für die gesamte Gruppe der Migranten zu geben, so daß kulturelle Unterschiede primär in der Symptomdarstellung zu finden sind.

Kulturelle Aspekte der Ätiologie

Hinsichtlich therapeutischer Möglichkeiten und Notwendigkeiten wird aufgrund der Mannigfaltigkeit dieser Störungen in den meisten Lehrbüchern empfohlen, eine Psychotherapie, stationäre psychiatrische Behandlung oder psychopharmakologische Therapie abhängig von der Primärpersönlichkeit und der Lebens- und Krankheitsgeschichte inkl. Belastungsfaktoren und Auslöseereignis zu gestalten. Für die Anfangsphase in der Behandlung solcher Störungen werden übereinstimmend suggestive Verfahren als Intervention der ersten Wahl beschrieben. Bezüglich der längerfristigen psychotherapeutischen Behandlung besteht hingegen keine Übereinstimmung. Allerdings legt der bestehende Konsens hinsichtlich der Bedeutung psychodynamischer Faktoren für die Genese dieser Erkrankungen nahe, daß für die erfolgreiche und kunstgerechte Behandlung einer solchen Störung ein umfassendes Verständnis der individuellen psychodynamischen Faktoren und Prozesse unabdingbar ist.
Im folgenden möchten wir deshalb versuchen, einen Überblick über die psychodynamischen Hintergründe dieser Störungen zu bieten:
Gegen Ende des 19. Jahrhunderts haben zwei europäische Mediziner P. Janet und J. Breuer unabhängig von einander die Symptome der Hysterie beschrieben und deren Sinnhaftigkeit zu rekonstruieren versucht. Für Freud,

der auf die Erscheinungsform und den Inhalt der Smptome für das Verständnis und die Behandlung von Krankheiten hingewiesen hat, ist die Hysterie durch den „rätselhaften Sprung aus dem Seelischen ins Körperliche“ gekennzeichnet (Freud, „Sinn der Symptome“, 1916–1917, St.Ausg. Bd. I, S. 259). „Die längere Beschäftigung mit diesen Phänomenen machte es uns wahrscheinlich, daß es sich bei der Hysterie um ein Rudiment der sogenannten double conscience, des doppelten Bewußtseins handele und daß die Neigung zu dieser Dissoziation und damit zum Auftreten abnormer Bewußtseinszustände, die wir als >hypnoide< bezeichnen wollen, das Grundproblem der Hysterie sei“ (Freud, 1893, Über den psychischen Mechanismus hysterischer Phänomene, Stud. Ausg. Bd. VI, S. 24).

Konversion bezeichnet an erster Stelle den Mechanismus der Symptombildung der Hysterie. Diesem Erklärungsmodell liegt die Vorstellung zugrunde, daß ein intrapsychischer Konflikt nicht anders als über den Sprung ins Somatische gelöst werden kann. Hierbei wird der psychische Konflikt in motorische (z.B. Lähmung) oder sensible (z.B. umschriebene Anaesthesien, Schmerzen) Symptome konvertiert.

Als Freud die Dissotiationsstörung noch Hysterie nannte und als Konversion i.e. Umwandlung beschrieb, versuchte er die Psychodynamik der Erkrankung und ihren Zusammenhang mit den (kulturellen) Erfordernissen der äusseren Realität zu verstehen. Die Ananke, die Not des Lebens, zwingt uns, durch Verzicht auf eigene Bedürfnisse und Wünsche, uns den Anforderungen der (äusseren) Kultur anzupassen. Dieser immerwährende Anpassungsprozeß geht mit Konflikten einher, da dem Individuum Verzicht abgefordert wird. Das „Unbehagen in der Kultur“, das dabei entsteht, kann nach Freud zur Quelle von Symptomen und Krankheiten werden.

Die Fähigkeit, sich einer sich verändernden Umwelt anzupassen ist eine über-lebensnotwendige Ich-Leistung, die bei bi-kulturellen Menschen zu kreativen Kompromißlösungen führen kann: das kulturelle Erbe des Herkunftlandes vor dem Hintergrund der kulturellen Eigenheit des Aufnahmelandes zu hinterfragen, teils aufzugeben oder zu modifizieren, ohne die herkömmliche Kultur gänzlich zu verwerfen, erfordert vom Migranten bestimmte Ich-Leistungen. Ob es einem Migranten gelingen wird, sich in einem neuen Land anzupassen, ohne Angst vor Identitätsverlust und ohne von quälenden Schuldgefühlen überflutet zu werden wird von der „Elastizität der Persönlichkeit des Migranten“ abhängen (Ardjomandi 1998).

Aus psychodynamischer Sicht sind als differentialdiagnostische Kriterien bei Konversionssyndromen gegenüber anderen Störungen zu nennen:

1. Manifestation an der Willkürmotorik (funktionelle Lähmung, Anfälle, hysterische Aphonie) und an den Sinnesorganen (hysterische Blindheit, hysterische Anästhesie). Dabei wird ein körperliches Symptom „benutzt“

und ausgestaltet, das vorher bestanden hat. Auch das körperliche Symptom einer wichtigen Bezugsperson kann aufgegriffen werden.
2. Die Störungen gehen nicht mit Reflexstörungen oder Satrophien einher, entsprechen nicht den neuroanatomischen Regeln; Tendenz zu expressiver dramatischer Ausprägung (Freud 1893).
3. Appelativer Charakter hysterischer Sndrome, wodurch das Mitleid der Umgebung geweckt und ihre Zuwendung erzwungen wird. Es gehört zur Hysterie, daß die Umwelt mitagiert. Hysterische Anfälle unterscheiden sich von epileptischen Anfällen beispielsweise dadurch, daß sie immer in Gegenwart eines Publikums auftreten. Sie haben einen dramatischen Charakter, dauern gewöhnlich länger und können mitleiderregender wirken als das eher furchteinflössende Geschehen eines großen epileptischen Anfalls (Kütemeyer & Masuhr 1981).

Diskussion

Das oben beschriebene psychodynamische Konzept hat gezeigt, daß ein unbewußter Grundkonflikt in der aktuellen somatischen Symptomatik inszeniert wird. In der diagnostischen Abklärung gilt es, die Zusammmenhänge zwischen unbewußtem Konflikt und Erkrankung herauszuarbeiten, indem sowohl die aktuelle Lebenssituation als auch die Lebensgeschichte exploriert wird. Die Psychoanalyse erkennt in den hysterischen Symptomen eine „Affektverkehrung" und nimmt an, daß eine seelische Erregung (Affekt), die aufgrund ihrer Unverträglichkeit (Konflikthaftigkeit) verdrängt werden muß, über den somatischen Weg durch Konvertierung in das körperliche Symptom gelebt werden kann („Konversion").
Der Konflikt zwischen sozialer, kollektiver und individueller Identität scheint bei Migranten die Psychodynamik von Krankheiten zu prägen (Fälle von Herrn G. und Herrn A.). Wenn es aufgrund der zugrundeliegenden Abwehrorganisation nicht gelingt, den innerpsychischen Konflikt zu lösen, greift der psychische Apparat auf körperliche Symptome zurück, in die der Konflikt bis zur Unkenntlichkeit konvertieren kann. Dementsprechend ist Hysterie auch immer mit Kultur verwoben. Kaum eine andere psychische Erkrankung ist in ihrer Ausgestaltung so stark von der jeweiligen Kultur geprägt wie die Hysterie. Showalter (1999) beschreibt diesen Zusammenhang wie folgt: „Hysterie ist eine mimetische Störung: sie ahmt kulturell zugängliche und statthafte Ausdrucksformen des Leidens nach. Ein Engländer kann auf legitime Weise über Kopfschmerzen oder Erschöpfung klagen, aber nicht darüber, daß sich sein Penis in den Körper zurückzieht – in Malaysia und Südchina ein vollständig akzeptables Symptom."

Die Kultur gibt aber nicht nur statthafte Symptome vor, sondern schließt andere Symptome auch aus. Shorter (1994) schreibt hierzu: „Indem sie bestimmte Symptome als illegitim qualifiziert, vermittelt eine Kultur ihren Kranken einen nachhaltigen Anreiz, diese Symptome nicht zu produzieren, weil sie andernfalls Gefahr laufen, für jemanden gehalten zu werden, der ‘keine Anteilnahme verdient’, weil er keine wirklichen gesundheitlichen Probleme hat. In Folge dessen wirkt auf das Unbewußte ein starker Druck, nur legitime Symptome zu produzieren“.
Signifikante Unterschiede in den hysterischen Ausdrucksformen finden sich aber nicht nur zwischen westlich-industriellen Kulturen und vorindustriellen Kulturen. Die Ausgestaltung hysterischer Erkrankungen variiert bereits innerhalb der sog. westlich-industriellen Kulturen teilweise deutlich. So entstehen beispielsweise die epidemischen Hysterien vornehmlich im US-Amerikanischen Kulturkreis.Weltweit bekannt geworden sind hier das Chronische-Müdigkeits-Syndrom (CFS), das Golfkriegs-Syndrom oder auch die Multiple Persönlichkeitsstörung (MPS). Bei der MPS handelt es sich um eine Erkrankung, die in den 80-er Jahren zunächst nur in den USA, dafür dort aber um so häufiger diagnostiziert wurde. Daß es sich hierbei um eine kulturspezifische Erkrankung handeln könnte, wurde 1994 im DSM-IV vermutet.

Voschläge für Leitlinien bei der psychopathologischen Beurteilung und Implikationen für die Behandlung

Bei der Beurteilung dissoziativer Störungen im kulturellen Kontext sollten folgende Leitlinien berücksichtigt werden:

1. Eine ausführliche biographische Anamnese, die einerseits lebensgeschichtliche Zusammenhänge und andererseits kulturelle Werte und Normen eruiert, ist für die Beurteilung dissoziativer Symptome von außerordentlicher Bedeutung. Manche dissoziative Symptome können bei Migranten nicht als solche erkannt werden, wenn der kulturelle Kontext nicht verstanden wird.
2. Das Wissen um Phänomenologie und Psychodynamik der Störung ist von großer Bedeutung. Was phänomenologisch die Kriterien einer Lähmung aufzeigt, kann psychosomatisch als Verschiebung verstanden werden. Eine phänomenologisch begründete Amnesie kann psychodynamisch die Verdrängung unverträglicher –unerhörter– Wünsche oder Affekte bedeuten. Unverträgliche Wünsche oder Affekte treten bei Migranten im Rahmen der Anpassung an einen neuen kulturellen Kontext vermehrt auf.

3. Was als Konflikt zwischen Eigenheiten und Ritualen zweier unterschiedlicher Kulturen ausschaut, kann Ausdruck eines innerpsychischen Konflikts, wie beispielsweise eines Abhängigkeits-Autonomie-Konflikt sein und umgekehrt.
4. Kulturspezifische Krankheits- und Behandlungskonzepte sollten berücksichtigt werden. Hierfür muß zunächst in der Anamnese das Krankheitsmodell eruiert werden – der Betroffene muß gefragt werden, was für ihn das Problem ist und welche Bedeutung es hat. Dabei muß z.B. auf magisches Denken geachtet werden, vor allem wenn ein Besuch eines Hoca der Beurteilung vorausging.
5. Das Bemühen um die Übersetzung der unbewußten Sprache der Symptome auch jenseits von Sprachbarrieren muß bedacht werden.
6. Die Beachtung der unterschiedlichen Bedeutung und Ausgestaltung von Gefühlsritualen in den unterschiedlichen Kulturen (Wolf & Machleidt 1999) ist bei der Beurteilung dissoziativer Störungen bei Migranten wichtig.
7. Besondere Vorsicht ist bei nicht eindeutigen psychotischen Symptomen gegeben, da diese auch fehlbeurteilte dissoziative Symptome sein können, wenn der dazugehörige kulturelle Kontext nicht verstanden wird.

Die Behandlung von dissoziativen Störungen bzw. des Konversionssyndroms gehört in die Hand eines Psychotherapeuten, der um psychodynamische Zusammenhänge weiß. In der Regel findet jedoch der Patient wenn überhaupt erst nach langer Zeit der aufwändigen somatischen Diagnostik und Therapie den Weg zum Psychotherapeut, was meist zu einer Fixierung der Symptome und zur Verstärkung des sekundären Krankheitsgewinns beim Patienten führt. Paradoxe, therapeutische Reaktionen sind neben psychodynamischen Faktoren ein weiteres Kriterium für Dissoziative bzw. Konversions-Störungen, auf die der Psychotherapeut achten muß. Kommunikative Therapiemaßnahmen, wie beispielsweise tiefenpsychologisch fundierte und analytische Psychotherapie haben sich bei der Behandlung von Konversionsstörungen bewährt. In der 'talking cure' der Psychoanalyse wird dem Wiedererleben und Dramatisieren der Gefühle, die in den Therapiesitzungen erzählt, erinnert und durchgearbeitet werden, eine besondere therapeutische Wirkung zugesprochen. Freud und Breuer haben in den Studien über die Hysterie die Wirkung der Psychotherapie so beschrieben: „Affektloses Erinnern ist fast immer völlig wirkungslos; der psychische Prozeß, der ursprünglich abgelaufen war, muß so lebhaft wie möglich wiederholt, in status nascendi gebracht werden".

In der Psychotherapie kann sich der Kranke von den hysterischen Symptomen befreien, indem er mit Hilfe des Psychotherapeuten die verursachenden pathogenen Eindrücke reproduziert und unter Affektäusserung ausspricht (Freud, 1895, S. 76). Um die im manifesten Bewußtsein des Patienten nicht vorhandenen pathogenen Erinnerungen wiederzubeleben, hat die Psychoanalyse Techniken entwickelt, die den Widerstand gegen das Erinnern aufheben, „der Hysterische leidet an unvollständig abreagierten psychischen Traumen“ (Freud, 1893, Über den psychischen Mechanismus hysterischer Phänomene, Stud. Ausg. Bd. VI, S. 23). Um mit Freud zu sprechen ist bei der Behandlung psychischen bzw. psychogenen Leidens „viel damit gewonnen ( ), wenn es uns gelingt, ( ) hysterisches Elend in gemeines Unglück zu verwandeln. Gegen letzteres werden Sie sich mit einem wiedergenesenen Seelenleben besser zur Wehre setzen können“ (Freud 1890, S. 97).

Literatur

American Psychiatric Association (1994) Diagnostic and statistical manual of mental disorders, fourth edition (DSM-IV). Washington DC: American Psychiatric Association

Ardjomandi (1998) Vortrag auf den EFPP-Kongreß „Identitätsverlust, Migration und Verfolgung – Reintegration durch Psychoanalytische Psychotherapie“, Köln 3/98

Bliss EL (1988) Professional skepticism about multiple personality. J Nerv Ment Dis 176: 533–534

Boyali A (2000) Psychische Störungen bei Migranten in der Allgemeinarztpraxis. Dissertation Universität Hamburg

Breuer J, Freud S (1970) Studien über Hysterie, Frankfurt/M.

Carr JE (1985) Ethno-behaviorism and the culture-bound syndromes: The case of amok. In: Simons RC, Hugher CC (Hrsg.) The culture-bound syndromes: Folk illnesses of psychiatric and anthropological interest (pp. 199–223) Dordrecht: D. Reidel

Castillo RJ (1994) Spirit possession in South Asia, dissociation or hysteria? Part I (theoretical background) and II (case histories). Cult Med Psychiatry 18: 1–21 & 141–162

Dennis PA (1985) Grisi siknis in Miskito culture. In: Simons RC, Hugher CC (Hrsg.) The culture-bound syndromes: Folk illnesses of psychiatric and anthropological interest (pp. 289–306) Dordrecht: D. Reidel

Ebert D (1997) Psychiatrie systematisch Bremen: Uni-Med Verlag

Erikson E (1973) Identität und Lebenszyklus, Frankfurt

Fink D, Golinkoff M (1990) Multiple personality disorder, borderline personality disorder, and schizophrenia: A comparative study of clinical features. Dissociation 3: 127–134

Freud S (1890) Zur Psychotherapie der Hysterie, Studienausgabe, Ergänzungsband

Freud S (1893) Studienausgabe Bd VI

Freud S (1916–1917) Studienausgabe Bd I

Guarnaccia PJ, De la Cancela V, Carillo E (1989) The multiple meaning of ataque de nervios in the Latino community. Med Anthropology 11: 47–62

Guarnaccia PJ, Rivera M, Franco F, Neighbors C (1996) The experiences of ataque de nervios: Towards an anthropology of emotions in Puerto Rico. Cult Med Psychiatry 20: 343–367

Gussow Z (1985) Pibliktoq (hysteria) among the Polar Esquimo: An ethnopsychiatric study. In: Simons RC, Hugher CC (Hrsg.) The culture-bound syndromes: Folk illnesses of psychiatric and anthropological interest (pp.271–287) Dordrecht: D. Reidel

Haasen C, Lambert M, Yagdiran O, Krausz M (1997) Psychiatric disorders among migrants in Germany: prevalence in a psychiatric clinic and implications for services and research. European Psychiatry 12: 305–310

Haasen C, Yagdiran O, Lambert M, Krausz M (2000) Stationär-psychiatrische Versorgung von Migranten in Hamburg. Fundamenta Psychiatrica 14:18–22

Kütemeyer M, Masuhr KF (1981) Psychosomatische Aspekte in der Neurologie. In: Jores A (Hrsg.) Praktische Psychosomatik, Verlag Hans Huber

Ross CA, Heber S, Norton GR, Anderson G (1989) Differences between multiple personality disorder and other diagnostic groups on structured interview. J Nerv Ment Dis 177: 487–491

Showalter E (1999) Hystorien. Aufbau Taschenbuch Verlag, Berlin

Simmons RC (1985) The resolution of the latah paradox. In: Simons RC, Hugher CC (Hrsg.) The culture-bound syndromes: Folk illnesses of psychiatric and anthropological interest (pp.43–62) Dordrecht: D. Reidel

Tilkeridoy F (1998) Zwischen Tradition und Moderne, In Lajios: Die ausländische Familie, Leske+Budrich, Opladen

WHO (1999) „ICD-10, Kapitel V (F), Klinisch-diagnostische Leitlinien“ Bern

Wolf K, Machleidt W (1999) Migration und Gefühlskulturen – Zur Bedeutung von Gefühlskulturen im Umgang mit Migranten, Interkulturell, III/IV

5. Somatisierung

Lia Nika, Raphaela Basdekis

Fallbeispiele

Fall 1:
Eine 47-jährige verheiratete, aus Polen stammende Übersetzerin, Mutter zweier erwachsener Kinder, die seit achtzehn Jahren in Deutschland mit ihrer Familie lebt, kam auf Anraten ihres Hausarztes in die psychiatrische Erstsprechstunde. Sie berichtete, seit etwa zehn Jahren in internistischer Behandlung zu sein, da sie einen arteriellen Hypertonus habe. Seit acht Jahren sei sie auf einen Betablocker eingestellt. Daneben hätte sie in den letzten sechs Jahren zwei Bandscheibenvorfälle der LWS gehabt, die von einem Orthopäden erfolgreich konservativ behandelt wurden. Wegen ihres Übergewichtes habe sie vor etwa zwei Jahren eine Kur besucht und innerhalb von drei Monaten 15 kg abgenommen. Seit dem gehe es ihr schlecht. Sie habe fast täglich Kopfschmerzen, häufig Übelkeit und Schwindelgefühle, sie sei fortwährend müde, könne Tag und Nacht schlafen, fühle sich sogar nach der Verrichtung von Kleinigkeiten überanstrengt. Sie erkläre sich das mit dem damaligen rapiden Gewichtsverlust. Sie sei dannach völlig geschwächt gewesen. Ihr Körper könne sich die Kraft nicht mehr zurückholen. Obwohl sie ihr Eingangsgewicht rasch wieder zugenommen habe, seien die Symptome nicht zurückgegangen. Ihr Hausarzt könne sich die Symptome nicht erklären. Die Untersuchungsbefunde zeigten ein unauffälliges Labor, EKG, EEG, CCT. Der Blutdruck war gut eingestellt. In einem längeren explorativen Gespräch berichtete die Frau, daß sie damals ihrem Ehemann zuliebe an Gewicht abnehmen wollte, der sie als zu dick empfunden habe. Nach der Kur habe ihr eine Freundin bei einem Spaziergang erzählt, daß ihr Ehemann seit längerem eine Geliebte habe. Sie sei schockiert gewesen, habe es nicht glauben können, sie habe geglaubt ihr Mann sei ihr treu. Sie sei auf der Stelle kollabiert, ihre Freundin habe sie in die Notaufnahme gebracht. Ihr Ehemann habe sich anschließend von seiner Geliebten getrennt. Da sie so schwer krank sei, müsse er sich um den Haushalt kümmern. Sie sei so müde und schwach, daß sie den ganzen Tag auf dem Sofa läge.
Wir stellten die Diagnose einer Neurasthenie (ICD 10: F 48.0) und begannen eine tiefenpsychologisch fundierte Psychotherapie.
Diskussion:
Für die Diagnose einer Neurasthenie sprach ein anhaltender Ermüdungs-

und Erschöpfungszustand und die Sorge um ihre körperliche Schwäche. Depressive Symptome ließen sich zwar erheben, waren jedoch nicht ausgeprägt und schwer genug, um eine spezifischere Störung in dieser Klassifikation zu erfüllen.

Psychodynamisch läßt sich die Symptomatik vor dem Hintergrund eines Partnerschaftskonfliktes erklären. Die Patientin erfährt unmittelbar nach ihrer Kur, daß ihr Ehemann eine Freundin hat. Sie „fällt um" und erreicht durch ihre Erkrankung (sekundärer Krankheitsgewinn), daß der Ehemann sich von seiner Geliebten trennt und sich sorgend um seine Frau kümmert. Da die Patientin unbewußt befürchtet, ihr Ehemann könnte nach ihrer Genesung erneut ein Verhältnis aufnehmen, hält sie sich in dem Krankheitszustand. Obwohl die unmittelbare Hintergrundsproblematik nicht kulturspezifisch ist – die Kombination Ehekonflikt und Somatisierung ist auch in der deutschen Gesellschaft häufig – so spielt die Bedeutung der Beziehung und der Familie für die Identität und des Sicherheitsgefühls eine wesentlich größere Rolle für Migranten. Somit sind es nicht kulturspezifische, sondern eher migrationsspezifische Faktoren, die bei einer Psychotherapie bei dieser Patientin entsprechend berücksichtigt werden müssen.

Fall 2:

Eine 58-jährige, verheiratete türkische Frau kam in Begleitung ihrer sichtlich besorgten Tochter in die psychiatrische Poliklinik. Die Frau sah müde und erschöpft aus, stöhnte und betrat durch ihre Tochter gestützt das Arztzimmer. Sie instruierte die Tochter, ihre Beschwerden zu schildern. Die Tochter berichtete, daß die Mutter seit fünf Jahren in hausärztlicher und orthopädischer Behandlung sei. Der Hausarzt habe vor einer Woche geäußert, daß die Mutter dringend einen Psychiater aufsuchen müsse, da er organisch alles abgeklärt und keinerlei Erklärung für die beklagten Symptome hätte. Seit fünf Jahren habe die Mutter ein Engegefühl in der Brust. Sie habe das Gefühl, keine Luft zu bekommen. Sie habe diffuse Schmerzen im Brustbereich, die in den Rücken und in die Beine ausstrahlen. Oft täten ihr die Schultern weh, dadurch habe sie Schlafstörungen (Einschlaf- und Durchschlafstörungen). Sie könne manchmal weder liegen noch stehen. Morgens, nach dem Aufstehen werde ihr "schwarz vor Augen", so daß sie sich wieder hinlegen müsse und erst abends aufstehe, wenn es wieder dunkel sei. Sie sei kraftlos und habe das Gefühl, schwer krank zu sein, jedoch hätten alle internistischen und orthopädischen Untersuchungen keine gravierenden Ergebnisse erbracht. Nachdem die Tochter hinausgebeten und ein türkischsprechender Arzt hinzugezogen wurde, berichtete die Frau auf Nachfrage, daß sie wegen ihrer Erkrankung seit einem Jahr krank geschrieben sei. Sie habe als Reinigungsfrau in einem Krankenhaus gearbeitet. Sie habe die

Dämpfe der Putzmittel 20 Jahre eingeatmet und sähe dies ursächlich für ihre Erkrankung an. Zur sozialen Situation erzählte sie, daß vor sechs Jahren ihre jüngste Tochter als letztes Kind das Haus verlassen habe, da sie in einer anderen Stadt studieren würde. Ihre ältesten Kinder seien verheiratet und hätten ihr eigenes Leben. Ihr Ehemann würde in einem Jahr in Pension gehen. Sie habe das Gefühl, von keinem mehr gebraucht zu werden. Ein Leben in der Türkei nach der Rente des Ehemannes könne sie sich schlecht vorstellen, zumal die Kinder in Deutschland bleiben würden. Soziale Kontakte bestünden in der Türkei, jedoch seien diese auf die Verwandtschaft des Ehemannes begrenzt. Während des Gespräches stellte sich heraus, daß die Tochter im letzten Halbjahr häufiger zuhause war, um der Mutter beizustehen und im Haushalt mitzuhelfen. Anhand des klinischen Eindruckes und eines auf Türkisch durchgeführten BDI stellten wir die Diagnose einer schweren depressiven Episode mit somatischen Beschwerden (ICD-10: F 32.21). Wir vermittelten die Patientin zu einem Türkisch sprechenden Psychiater und Psychotherapeuten.

Diskussion:

Die somatischen Beschwerden sind im kulturellen Kontext als depressive Symptome zu verstehen. Die Patientin beschreibt im ersten Gespräch nur ihre somatischen Beschwerden. Im zweiten Gespräch konnte sie dem türkisch sprechenden Psychiater von ihren Sorgen erzählen. Dabei klopfte sie auf die Herzgegend und meinte, sie kriege vor lauter Probleme keine Luft mehr. Dadurch, daß der türkisch sprechende Psychiater den kulturellen Kontext der Patientin kannte, konnte diese von der psychischen Dimension ihrer auf das Herz projizierten Schmerzen sprechen. Die Patientin berichtete, daß es für sie nicht vorstellbar sei, ihre Freunde und Kinder zu verlassen, um in der Türkei ein neues Leben anzufangen. Je näher der Zeitpunkt der Pensionierung ihres Mannes rückte, desto depressiver wurde sie. Der Patientin war es nicht möglich, der Familie von ihren Sorgen zu erzählen. Die Abwehr der Somatisierung diente dazu, dem Ehemann zu zeigen, wie schlecht es ihr geht.

Fall 3:

Ein 24-jähriger, aus Portugal stammender Mann kam mit Rettungswagen und links thorakalen Schmerzen in die Notaufnahme. Nach internistischer Untersuchung und Ableitung eines EKG wurde eine diensthabende Psychiaterin konsultiert, da keine somatisch auffälligen Befunde festgestellt werden konnten. Der Patient berichtete, daß er seit 5 Jahren diese Beschwerden habe. Dabei stehe eine links thorakaler, stechender und in den linken Arm ausstrahlender Schmerz im Vordergrund, der manchmal mit einem Beklemmungsgefühl und Atemnot begleitend auftrete.

Wegen der beklagten Symptome habe er häufiger seinen Hausarzt konsultiert, der aber nichts feststellen konnte. Dies habe ihn jedoch nicht beruhigen können. Er habe Angst, plötzlich tot umzufallen. Vor drei Tagen habe ihm der Hausarzt in einer ähnlichen Situation Diazepam i.v. gespritzt, was geholfen habe. Da die Angst vor einem Herztod in letzter Zeit zugenommen habe, trinke er gegen seine Angst vermehrt Alkohol.
Zu seiner sozialen Situation befragt, erzählte der junge Mann, daß er bei seinen Eltern mit zwei weiteren jüngeren Geschwistern in einer Mietwohnung lebe. Das Verhältnis zu seinem Vater sei angespannt, da dieser ihn für einen "Taugenichts" halten würde. Er könne sich nicht frei entfalten, fühle sich von den Eltern bezüglich seines Lebenswandels und seiner beruflichen Ausbildung unter Druck gesetzt, könne auch nicht ausziehen, da dies von den Eltern, die ihn noch finanziell unterstützen würden, nicht toleriert werde. Er habe eine Freundin, die von den Eltern nicht akzeptiert werde.
Familienanamnestisch war zu erfahren, daß ein in Deutschland lebender Onkel des Patienten vor etwa sechs Jahren im 35. Lebensjahr an einem Herzinfarkt gestorben sei.
Es wurde die Diagnose einer somatoformen autonomen Funktionsstörung des kardiovaskulären Systems (ICD 10: F 45.30) gestellt. Der Patient wurde an eine verhaltenstherapeutische Ambulanz weitervermittelt.
Diskussion:
Bei der psychiatrischen Exploration ließen sich psychische Belastungsfaktoren und aktuelle soziale Probleme erheben. Die psychischen Konflikte des Patienten entstanden auf dem Boden einer interkulturellen Problematik. Der in Deutschland geborene und aufgewachsene junge Mann erzählte, daß er sich in einem permanenten Spannungszustand befände. Er lebe ein Doppelleben, was sich darin auszeichnet, daß er einerseits ein freizügiges Leben nach seinen Vorstellungen leben möchte, andererseits sobald er zuhause sei, sich den kulturellen Normen der Familie zu fügen habe. Er könne nicht von zuhause ausziehen, da er noch ein Junggeselle sei. Seine Eltern seien gegen seine Beziehung, weil die Freundin nicht aus ihrem kulturellen Kreis sei. Er sehe sich gezwungen zu lügen, um nicht gegen die Normen der Eltern zu verstoßen.
Im weiteren stellte sich heraus, daß der Vater seit Erkrankung des Sohnes verständnisvoller mit ihm umgehe – wohl auch, weil sein Bruder im 35. Lebensjahr an einem Herzinfarkt gestorben sei. Mit dem Patienten wurde in weiteren Gesprächen die Ablöseproblematik zum Elternhaus und der Umgang mit seinem dominanten Vater bearbeitet.

Einführung

Die Somatisierung ist eines der psychiatrischen Syndrome, welches unentwirrbar mit der Kultur verbunden ist. Wenn somatische Symptome schwierig zu klassifizieren sind, drücken sie möglicherweise ein kulturelles Krankheitskonstrukt aus, was als solches zu differenzieren und von einer organischen Erkrankung abzugrenzen ist. Durch die somatische Symptompräsentation lenken solche Patienten den Arzt von dem zu Grunde liegenden Problem ab und führen zu einer wiederholten Inanspruchnahme des Gesundheitssystems. Es soll das Ziel dieses Kapitels sein, die kulturellen Aspekte von somatischen Beschwerden hervorzuheben, die nicht auf einer medizinischen Grundlage entstehen.

Definitionen

Die psychodynamische Hypothese der Somatisierung geht davon aus, daß ein seelischer Konflikt seinen Ausdruck in einem organischen Symptom findet. Somit kann die Somatisierung Ausdruck jeglicher neurotischen Störung sein. Ähnlich sieht die medizinische Soziologie und Anthropologie im somatischen Symptom eine Abwehr seelischer Belastung.
Anhand verschiedenster Studien wurde die Somatisierung im Fachgebiet der Psychiatrie in drei Katergorien unterteilt: 1. Auftreten eines somatischen Symptoms ohne Vorhandensein eines organischen Korrelats. 2. Hypochondrie. 3. Somatisierter Ausdruck von Affekten, Angst oder psychiatrischen Störungen. Dieses entspricht der Tatsache, daß die Somatisierung weder eine verschlüsselte Diagnose des DSM-IV (Diagnostic and Statistical Manual of mental Disorders-Fourth Edition; APA 1994), noch des ICD-10 (International Statistical Classification of Diseases and Related Health Problems-Tenth Revision; WHO 1992) ist. Sie könnte eher für ein Merkmal oder Verhalten gehalten werden, welches bei einer Reihe von Störungen in Erscheinung tritt, so z.B. somatoforme, affektive und Angststörungen, Psychosen, dissoziative und Persönlichkeitsstörungen.
Dennoch ist die Somatisierung am engsten mit den somatoformen Störungen verbunden, welchen das vereinigende Konzept zugrunde liegt, daß psychische Konflikte in somatischen Beschwerden ausgedrückt werden. Es wird ein Unterschied zu psychosomatischen Erkrankungen gemacht, welche als nachweisbare physiologische Störungen präsentiert werden, obwohl psychologische Faktoren als Auslöser betrachtet werden. Im DSM-IV beinhalten die somatoformen Störungen die Somatisierungsstörung, undifferenzierte somatoforme Störungen, die Konversionsneurose, Schmerzstörun-

gen, Hypochondrie, Selbstwahrnehmungsstörung und nicht anders spezifizierte Störungen. Der ICD-10 beinhaltet zwei zusätzliche Kategorien: die autonome somatoforme Dysfunktion und die Neurasthenie.

Die Somatisierungsstörung ist der Nachfolger des Briquet-Syndroms[1] bzw. der Hysterie. Die strengen Diagnosekriterien, 13 von 35 Symptomen für DSM-III-R (APA 1987) oder acht Symptome der vier somatischen Systeme für DSM-IV, haben dieser spezifischen Störung Seltenheitswert gegeben. Die ECA-Studie (Epidemiologic Catchment Area) fand eine Lebenszeitprävalenz basierend auf früheren Kriterien von nur 0,1 % (Robbins et al. 1984). Neuere Untersuchungen, die die neuen, weiter gefaßten Kriterien benutzten, fanden eine Lebenszeitprävalenz von ebenfalls nur 0,2 % bis 2 %. Diese niedrigen Raten stehen in großem Gegensatz zu den Erfahrungen der Allgemeinmediziner, die reklamierten, daß 25 % bis 72 % der Patientenkonsultationen eine Folge psychosozialen Leidens in der Form von somatischen Beschwerden sei (Purcell 1991). Escobar (1987) führte Gründe für eine Operationalisierung der Definition dieser somatischen Beschwerden in ein Somatisierungs-Merkmal-Konstrukt an. Dennoch werden normalerweise diese somatischen Erscheinungsformen in die undifferenzierte Kategorie der somatoformen Störungen eingeordnet.

Eine andere Definition der Somatisierung betont die Rolle der somatischen Symptome als eine Eigenart des Leidens (Katon et al. 1982). Diese Definition versucht eher eine Funktion dieser Symptome zu erklären, im Gegensatz zu der kriterienorientierten Darstellung in den Klassifikationssystemen. Dieses Kapitel wird den Begriff der Somatisierung in dem übertragenen Sinn der undifferenzierten somatoformen Störung benutzen, wird aber ebenso die kulturelle Bedeutung des Erscheinens somatischer Symptome versuchen zu erklären.

Somatisierung und Kultur

Im Gegensatz zu den älteren Studien, die sich mit dieser Thematik befassen, wird heute davon ausgegangen, daß die Somatisierung in allen kulturellen Gruppierungen und Gesellschaften vorkommt. Unterschiede innerhalb der kulturellen Gruppen können als Zeichen einer unterschiedlichen Ausdrucksweise seelischer Belastung angenommen werden. Diese unterschiedlichen Ausdrucksweisen werden nicht nur vom kulturellem Glauben und der Men-

[1] Alte Bezeichnung für heisere Sprechweise, Kurzatmigkeit und Zwerchfellbewegungen bei Hysterie (keine echte Ataxie)- Peters: Wörterbuch der Psychiatrie und medizinischen Psychologie.

talität bestimmt, sondern auch durch die Infrastruktur der medizinischen Versorgung, d.h. in wie weit ein Gesundheitssystem und medizinische Hilfe von den Patienten überhaupt in Anspruch genommen werden kann.
Die Somatisierung ist weltweit die am meisten vorkommende klinische Ausdrucksform seelischer Belastung. Sichere Aussagen über die Prävalenz und Signifikanz von organisch nicht erklärbaren somatischen Symptomen können bislang nicht getroffen werden, da den meisten Studien eine vergleichbare standardisierte Methodik fehlt. Epidemiologische Studien zeigten keine signifikanten Unterschiede innerhalb der kulturellen Gruppen. Studien über das Vorkommen der Somatisierung in allgemeinärztlichen Praxen haben gezeigt, daß bei Patienten mit einer Major Depression, mit Panikstörungen, Angststörungen, mittelgradigen und leichten Depressionen in mehr als 75 % der Fälle somatische Beschwerden beklagt werden.
Körperliche Symptome können auch als ein kulturelles Krankheitskonstrukt angesehen werden, indem einerseits Belastung signalisiert wird, andererseits je nach körperlichem Symptom eine psychologische Erklärung innerhalb des kulturellen Kreisen impliziert wird, die außerhalb des Kulturkreises in ihrer emotionalen Dimension nicht verstanden wird. So z.B. hat Good (1977) in einer Studie gezeigt, daß Herzbeschwerden bei Iranern einem kulturellen Krankheitskonstrukt entsprechen, womit Verlust und seelisches Leid ausgedrückt wird. Im gesamten mittleren Osten werden mit dem Herzen assoziierte Symptome nicht nur als ein potentielles Zeichen von Krankheit, sondern auch als Metapher für das Ausmaß an Emotionalität angesehen. Eine ähnliche Symbolik läßt sich im türkischen und griechischen Kulturkreis wiederfinden. Ein ausgeprägtes Engegefühl im Brustkorb (gr. stenochoria) beschreibt sowohl seelische Belastung als auch Trauer (Mirdal 1985). Im weiteren symbolisiert das Wort nervös (mex.-am. nervios, gr. nevra) eine somatisierte Ausdrucksform von Angst und Depression (Guarnaccia 1993, Lod & Wahewich-Dunk 1990, Davis & Whitten 1980).
Dennoch soll an dieser Stelle die Funktionalität der Somatisierung nicht unerwähnt bleiben. Denn im Sinne eines sekundären Krankheitsgewinns kann die Somatisierung einerseits eine Veränderung der sozialen Rolle bedeuten, andererseits Ausdruck von Widerstand sein oder auch als Druckmittel gegenüber der Familie oder Gesellschaft angewendet werden.

Somatoforme Störungen und Somatisierung

Hypochondrie

Die Hypochondrie und die Somatisierung sind eng miteinander verbunden und wurden häufig als überlappende Konzepte verstanden. Im DSM-III-R wird die Hypochondrie als eine somatoforme Störung klassifiziert. Diese Nosologie wurde in Frage gestellt. Verschiedene Sachverständige fragten nach dem unterscheidenden Merkmal zwischen den beiden Störungen, wie sie im DSM-III-R definiert wurden (Schmidt 1994) und im DSM-IV definiert werden. Nichtsdestoweniger werden die beiden Konzepte auf der Basis des Vorhandenseins oder Abwesenheit eines hypochondrischen Verhaltens unterschieden: eine ungerechtfertigte Angst um die eigene Gesundheit oder Überzeugung von Kranksein und die Voreingenommenheit von Zeichen des eigenen Körpers. Der Somatisierungsstörung mangelt es an der Überzeugung, krank sein zu können, da die physischen Beschwerden selbst den Fokus der Sorge des Patienten darstellen.

Nur wenige Studien haben die Hypochondrie im Hinblick auf kulturelle Faktoren untersucht. Das DSM-IV ermahnt lediglich die Kliniker dazu, die Diagnose Hypochondrie vorsichtig zu stellen, und zwar insbesondere, wenn die Vorstellungen des einzelnen über Krankheit durch traditionelle Heiler bestärkt wurden, aber der klinische Eindruck des Arztes dem widerspricht. In diesem Fall sei nicht von einer Hypochondrie auszugehen (APA 1994, p. 464). Bisher wurde trotz der Fülle an stereotypen Verallgemeinerungen die Vielfältigkeit der Hypochondrie über verschiedenen Kulturen hinweg nur wenig untersucht. Eine frühe Übersicht über hypochondrische Zustände (Kenyon 1976) beschreibt, daß die Hypochondrie historisch vornehmlich als britisch betrachtet wurde und deshalb auch die „englische Krankheit" genannt wurde.

In einer Übersichtsarbeit anhand der Nosologie nach DSM-III wurden Unterschiede verschiedener Kulturen in Bezug auf ihre Einstellungen gegenüber Krankheiten, der Körpervorstellungen und Haltung gegenüber psychiatrischen Erkrankungen beschrieben (Barsky & Klerman 1983). Es zeigte sich jedoch kein einziger Unterschied, der nur als kultureller Faktor der Hypochondrie zu werten wäre. Während die Kultur Einfluß darauf haben kann, welches die zentrale Erkrankung ist, die im Zentrum der hypochondrischen Befürchtungen steht, beeinflussen die in Erscheinung tretenden Erkrankungen, die in einer bestimmten Gegend endemisch auftreten, den hypochondrischen Fokus. Eine Studie zur transnationalen Prävalenz von neurotischen Symptomen konnte keinen Unterschied bei der Hypochondrie feststellen (Saz et al. 1995).

Konversionsstörung

Die Konversionsstörung wird als das plötzliche Auftreten von Symptomen definiert, die weder auf neurologischen noch auf allgemeinmedizinischen Ursachen beruhen und für die es keine pathophysiologische Erklärung gibt (APA 1994). Die Symptome richten sich eher nach dem Krankheitsmodell des Patienten als nach neuroanatomischen Systemen (Kirmayer et al. 1994). Die Kultur beeinflußt die Krankheitsmodelle, und es wird angenommen, daß die Erscheinungsform von Konversionsstörungen ebenso beeinflußt wird. Die allgemein anerkannte Ansicht, wie sie im DSM-IV ausgedrückt ist, geht davon aus, daß diese Störung eine höhere Prävalenz in Entwicklungsländern hat, wo die ländliche Bevölkerung zahlreicher und der sozioökonomische Status niedriger ist (APA 1994). Die höhere Prävalenz, von der in weniger entwickelten Gebieten berichtet wird, korreliert möglicherweise mit dem Verständnis von Krankheiten einer Bevölkerung. In den Bevölkerungen, in denen westliche, medizinische Paradigmen weitgehend akzeptiert werden, sind somatische Symptome „realistischer" und daher eher keine Konversionssymptome.

Wie Kirmayer und Weiss (1993) angenommen haben, können alle möglichen Konversionssymptome als kulturell akzeptierte Symptome in Erscheinung treten. In dem kulturellen Sinne interpretiert, stellen sie eine Möglichkeit dar, einen psychologischen Konflikt in einer bestimmten Kultur auszudrücken. Damit spiegeln die Symptome einer Konversionsstörung eher die kulturellen Vorstellungen über das, was akzeptabel ist, um in die Rolle eines Kranken zu schlüpfen, wider.

Unter den somatoformen Störungen ist die Konversionstörung die einzige, bei welcher die Diagnose spezifisch ausgeschlossen ist, wenn die Symptome ein kulturell akzeptiertes Verhalten darstellen (APA 1994). Solche kulturell akzeptierten Syndrome wie ataques de nervios und falling out beinhalten dramatische Symptome, wie Ohnmachtsanfälle und zeitweilige Blindheit, welche die Kriterien einer Konversionsstörung zu erfüllen scheinen, aber noch einem speziellen Status zugeordnet werden. Das Spektrum der kulturell beeinflussten Erscheinungsformen von der Somatisierung über die Konversionsstörung bis hin zu kulturgebundenen Syndromen (CBS) betont lediglich die Spannweite zwischen dem universalistischen und dem kulturalistischen (siehe Kapitel 1), wie es sich in der psychiatrischen Nosologie wiederfindet. Die Kultur spielt eine gestattende Rolle bezüglich der Festsetzung, welche Symptome anerkannt werden sollen. Diese Rolle ist besonders groß im Bereich der Somatisierung, sie ist beschränkter im Bereich der Konversionsstörung und klar definiert bei den kulturgebundenen Syndromen.

Es muß hinzugefügt werden, daß nur wenige Studien die interkulturelle Prävalenz von Konversionsstörungen streng untersucht haben; es sind weitaus mehr Daten erforderlich, bevor definitive Schlüsse über die Rolle der Kultur gezogen werden können. Freud z.B., der diesen Begriff prägte, lebte in einer der hochentwickelten Städte Europas und nahm seine Fallstudien aus der kulturellen Elite. Überdies wird bis heute von Konversionsstörungen in entwickelten Ländern berichtet (Viederman 1995), offenbar sind die kulturellen Einflüsse sehr komplexer Natur.

Neurasthenie

Neurasthenie ist eine Diagnose, die sich in der ersten Hälfte des 20. Jahrhunderts einer beträchtlichen Popularität in den USA und Westeuropa erfreute. Der Begriff wurde von dem US-amerikanischen Neurologen George Beard wiederbelebt, um eine Reihe von somatischen und seelischen Symptomen zu beschreiben. Die dazugehörigen Symptome umfassen Ermüdung, Schwäche, diffuse Schmerzen, gastrointestinale Beschwerden, Schlafprobleme und vegetative Symptome im weitesten Sinne. Dieses Diagnoseschema aus den USA wurde zuerst von Ärzten in Europa übernommen, später auch in Asien (Ware & Kleinman 1992). Während die Anzahl der Fälle, die in der westlichen Welt diagnostiziert wurden, immer weiter stieg, keimte die Diagnose in China gerade erst auf (Cheung 1991). Seit die chinesische Klassifikation von psychischen Störungen die Kriterien für die Neurasthenie enger zusammenfasste, wird diese seltener diagnostiziert. An ihre Stelle ist die neurotische Depression getreten, deren Häufigkeit bzw. Diagnosestellung anstieg (Lee 1994). Dies bestätigt Kleinmans (1982) frühere These, daß sich hinter den meisten diagnostizierten Neurasthenien eine Major Depression verberge.

Auch im westlichen Kulturkreis gibt es heutzutage viele depressive Patienten, die neurasthenische Symptome beklagen und nicht als depressiv diagnostiziert werden. Entsprechend der diagnostischen Rekonzeptualisierung der Neurasthenie in China wurde die Diagnose „Neurasthenie" im DSM zuerst vermerkt, dann begrenzt und schließlich ausgeschlossen. Eine diagnostische Entität mit einem ähnlichen Symptomprofil entstand später in den USA. Das chronische Müdigkeitssyndrom war in den USA lange ätiologisch in Zusammenhang mit der chronischen Ebstein-Barr-Virusinfektion gebracht worden und mit den Symptomen von Müdigkeit assoziiert. Sorgfältige Verlaufsstudien erbrachten keine Beweise für einen gesicherten Zusammenhang zwischen beiden Erkrankungen (Wessely 1990). Dennoch tritt das chronische Müdigkeitssyndrom als die Neurasthenie der 80er Jahre in Erscheinung.

Der Zusammenhang zwischen der Neurasthenie und dem chronischen Müdigkeitssyndrom wurde von Abbey und Garfinkel (1991) soziokulturell erklärt: Sie bemerkten, daß beide Störungen während der Hauptbeschäftigung mit Handel und der Veränderung der Rolle der Frau entstanden. Sie beobachteten außerdem, daß die Störungen die wissenschaftlichen Beispiele der jeweiligen Zeit benutzten. Daraus schlossen sie, daß dieses repräsentierte Krankheitsverhalten durch die jeweilige Kultur gestaltet wurde.

Ein Beispiel für die fehlerhafte Anwendung der Diagnose Neurasthenie bietet der tragische Zwischenfall in Japan 1982, als ein Pilot der Japan Airlines, der vorher akustische Halluzinationen und Wahnerleben gezeigt hatte, eine Bruchlandung eines Großraumflugzeuges verursachte (Munakata 1989). Seine Symptome hatten sich über eine Periode von fünf Jahren entwickelt, diese wurden aber als psychosomatische Störung, als depressive Episode oder als eine Fehlfunktion des autonomen Nervensystems diagnostiziert. Munakata (1989) schreibt dieses Verhalten dem weitverbreiteten Stigma von psychischen Erkrankungen in Japan zu, wo Neurasthenie dagegen als legitimierte physische Erkrankung angesehen wird. Die Ärzte kooperieren so mit den Patienten, um sozialen Vorurteilen gegen psychiatrische Störungen vorzubeugen, manchmal mit desaströsen Konsequenzen.

Somatisierung bei Migranten

Bei Migranten wird davon ausgegangen, daß sie überdurchschnittlich häufig mit einer Somatisierungsproblematik vorstellig werden. Nach Holzmann et al. (1994) neigen ausländische Patienten aufgrund "ihrer eher tradierten Vorstellung von Krankheit" zu einer somatischen Sichtweise ihrer psychischen Störungen. Pfeiffer (1995) stellt beispielsweise bei mediterranen Patienten eine eher körperliche Fixierung bei psychischen Konflikten fest. Dennoch gibt es nur wenige Untersuchungen über die Häufigkeit der Somatisierung bei Migranten in Deutschland.
In einer Studie untersuchte Frießem (1971) die Prävalenz psychiatrischer Erkrankungen bei Migranten in einer psychiatrischen Klinik und fand, daß psychosomatische Störungen und Neurosen prozentual vermehrt bei Migranten vorkamen (Somatisierung wurde nicht spezifisch hervorgehoben). Dagegen spricht eine epidemiologische Studie von Häfner (1980), der die psychiatrische Morbidität von „Gastarbeitern" in Mannheim untersuchte. Es zeigten sich deutlich niedrigere Raten für alle Gruppen psychischer Erkrankungen bei „Gastarbeitern" verglichen mit der deutschen Bevölkerung, wofür die positive Selektion bei der Auswanderung als Ursache vermutet wird.
Eine Untersuchung in einer von Migranten frequentierten Allgemeinpraxis (Boyali 2000) ergaben ebenfalls keine Unterschiede zwischen Migranten und Deutschen in der Häufigkeit einer Diagnose einer somatoformen Störung. Dennoch zeigte diese Untersuchung, daß im Gegensatz zur Depressivität es bei der Somatisierung eine nur sehr niedrige Übereinstimmung gab zwischen Beurteilung des Allgemeinarztes und Selbsteinschätzung des Migranten (anhand des SCL-90R).

Ebenfalls im Widerspruch zu Frießems Untersuchung stehen die Untersuchungen von Haasen et al. (1997, 2000), in denen neurotische und affektive Störungen bei Migranten deutich unterrepräsentiert waren: Bei insgesamt 1107 untersuchten Akten von Migranten in drei psychiatrischen Kliniken hatten nur 7 (0.6 %) die Diagnose einer somatoformen Störung bekommen. Auch der Anteil derjenigen Migranten, bei denen im Aufnahmebefund eine Somatisierungsproblematik beschrieben war, lag mit 10.1 % deutlich niedriger als erwartet und widersprach den Vorstellungen, daß Migranten zu einer somatischen Sichtweise ihrer psychischen Probleme neigen (z.B. Holzmann et al. 1994). Dennoch wurde aufgrund der Differenz zwischen Somatisierung als Aufnahmebefund und Diagnose einer somatoformen Störung deutlich, daß ein bestimmter Anteil mit somatischen Klagen andere psychische Probleme darstellte.
Collatz (1995) wies darauf hin, daß Schmerzsymptome und Erschöpfung von 33 % der ausländischen im Vergleich zu 16 % der deutschen Patienten geschildert werden. Pfeiffer (1984) berichtet, daß sich depressive Symptomatik sehr häufig „leibnah und schmerzbetont mit diffusen körperlichen Beschwerden, die über das Maß der erhobenen körperlichen Befunde erheblich hinausgehen“ zeigt. Depressionen, die bei Bewohnern aus Entwicklungsländern vorwiegend durch somatische Symptome charakterisiert sind, werden von westlichen Ärzten häufig nicht erkannt (Teja et al. 1971, Murphy et al. 1967).
Knöpp et al. (1993) gehen davon aus, daß die Organfixiertheit bei ausländischen Patienten ein sehr häufig zu beobachtendes Phänomen ist. Gleichzeitig zeigen mehrere Studien, daß es in vielen Kulturen üblich ist, seinen emotionalen Problemen anhand körperlicher Beschwerden Ausdruck zu verleihen. Auch Marcos (1988) weist im Zusammenhang mit der Behandlung hispanischer Einwanderer in die USA darauf hin. Türkische Männer tragen, so eine Feststellung von Koch (1995), ihre inneren Konflikte in nicht geringem Maße über somatische Symptome aus.
Die Datenlage zu Somatisierung bei Migranten ergibt kein deutliches Bild: Eine zunächst vermutete erhöhte Rate muß aufgrund einiger neuen Untersuchungen in Frage gestellt werden. Möglicherweise präsentieren sich jedoch einige psychische Störungen, wie z.B. affektive Störungen, bei Migranten vermehrt mit somatischen Symptomen. Ein wichtiger Aspekt scheint das Fehlen von Studien zur Beurteilung der Somatisierung bei Migranten zu sein, vor allem angesichts der von Boyali (2000) dargestellten fehlenden Übereinstimmung zwischen Fremdbeurteilung und Selbsteinschätzung.

Die Somatisierungsstörung nach ICD-10 kommt im allgemeinärztlichen Bereich eher selten vor. Der Nutzen dieses Klassifizierungssystems außerhalb der Psychiatrie erscheint wenig hilfreich. Insbesondere im allgemein- und hausärztlichen Bereich greift es nicht das Spektrum der dort vorstellig werdenden Patienten mit Somatisierungstendenzen, die eher Vorstufen einer Somatisierungsstörung nach ICD-10 darstellen. In diesem Kapitel wird deutlich, daß allgemein die Somatisierung kulturellen Einflüssen zumindest auf der symptomatologischen Ebene unterliegt. Es kann dagegen jedoch festgehalten werden, daß die somatische Expression von psychologischen Krisen durch alle Kulturen hindurch weit verbreitet ist. Weiterhin hat die Somatisierung ein weitverbreitetes Auftreten in westlichen Gesellschaften. Unklar bleibt, inwieweit es unterschiedliche Prävalenzen zwischen verschiedenen Kulturen gibt. Jede Studie, die eine höhere Somatisierungsrate in nicht-westlichen Kulturen vorraussetzt, muß mit den hohen Raten an Somatisierung in der westlichen Welt (siehe Swartz et al. 1989) konkurrieren.

Es gibt viele glaubwürdige Studien, die in bestimmten Gruppen eine höhere Somatisierung anzeigten, und zwar verbunden mit einem niedrigeren sozioökonomischen Status, einem ländlichen Wohnort und ethnischen Gruppen, in denen der Ausdruck von Gefühlen mißbilligt wird (Barsky und Klerman 1983). Es gibt ebenso viele vernünftige Hypothesen, um Somatisierung zu erklären, z.B. das soziale Stigma einer psychiatrischen Erkrankung (Goldberg & Blackwell 1970), die soziale Anforderung an die Rolle eines Kranken (Mechanic 1978) und die Notwendigkeit für Ausdrucksformen von Krisen (Kleinman 1980), um nur einige zu nennen. Wegen der großen intrakulturellen Unterschiedlichkeit ist es wichtig und hilfreich, sich auf die kulturellen Faktoren zu konzentrieren, die in diesen Rahmen liegen, als auf kulturelle Stereotypien. Gerade die stereotype Vorstellung einer überdurchschittlichen Somatisierung bei Migranten konnte bisher nicht epidemiologisch hinreichend festgestellt werden.

Während die Stigmatisierung durch die Diagnose einer psychiatrischen Erkrankung in allen Gesellschaften existiert, scheint sie in einigen stärker ausgeprägt und/oder die Konsequenzen ernster zu sein. In Japan, zum Beispiel, gibt es ein Familienregister (kosekitohon), in welchem das Vorkommen psychiatrischer Erkrankungen im jeweiligen Stammbaum der Familie dokumentiert wird. Die Legitimierung einer Erkrankung und der Eintritt in die Rolle eines Kranken wird kulturell beeinflußt. Allgemeinärzte kontrollieren den Eingang in das medizinische System auf eine offensichtliche und eine subtile Art, und viele der Symptome der Patienten können dadurch erklärt werden, daß der Patient eine Übereinstimmung mit dem Erklärungssystem des Arztes sucht. Patient und Arzt teilen oft dieses Erklärungssystem, und die Somatisierung wird zu einem kulturellen Merkmal, das nur noch von der Außenwelt beobachtet wird.

Obwohl seine Arbeit als Mißdeutung des psychologischen Anstoßes von Chinas sozialen Problemen kritisiert wurde (Young & Xiao 1993), bietet Kleinmans (1980) Hypothese, daß die große Mehrheit der Weltbevölkerung menschliches Leiden in nicht-dualistischen Metaphern erlebt, die eben nicht Geist und Seele trennen, wie es in westlichen medizinischen Kulturen oft vorkommt, fort, das beste Verständnis für den Einfluß von Kultur auf die Somatisierung.

Vorschläge für Leitlinien bei der psychopathologischen Beurteilung

1. Die Somatisierung ist ein allgegenwärtiges Phänomen, das sich durch jede Kultur hindurchzieht. Somatisierung wurde überall da gefunden, wo nach ihr gesucht wurde. Da die Somatisierung in allen Kulturen vorkommt und auch kein eindeutiger Beweis dafür vorliegt, daß einige Kulturen mehr Somatisierung vorweisen, sollte von stereotypen Vorstellungen abgerückt werden, daß Migranten aus bestimmten Kulturen häufiger somatisieren. Eine individuelle Betrachtung ist dagegen notwendig.
2. Eine gründliche Anamnese vor allem der psychosozialen Situation ist essentiell. Diese elementare Leitlinie ist bei Migranten umso wichtiger, da gerade bei Migranten eine Tendenz besteht, diesen Teil der Anamnese wegzulassen, da er zu kompliziert und daher nicht verständlich erscheint. Der behandelnde Arzt kann die Anwesenheit von Somatisierung möglicherweise erst dann feststellen, wenn er sich mit den Eigenheiten von Krisen einer bestimmten Kultur vertraut macht. Die Anamnese wird möglicherweise länger brauchen, jedoch umso wichtiger sein.
3. Evident erscheint eine Vertrautheit mit den psychosozialen Konstrukten, die der Patient versteht. Nicht nur ein kultureller Unterschied zwischen Arzt und Patient erschwert die Interpretation von Symptomen, dieses enge Verhältnis beeinflußt zugleich die Darstellung von Symptomen. Der Patient kann Symptome auf die Art und Weise präsentieren, wie er glaubt, daß die Kultur des Arztes es erwartet. Indem man Vertrautheit mit den psychosomatischen Konstrukten, die der Patient versteht, demonstriert, kann der Arzt das Vertrauen des Patienten gewinnen, um die psychologischen Komponenten der Symptome herauszuarbeiten. Hierfür muß mög-

licherweise auch eine genaue Anamnese des Krankheitsmodells des Patienten erfolgen.

4. Wichtig ist die Erhebung von Fremdanamnesen. Falls es die Frage gibt, ob somatische Symptome Zeichen einer versteckten Depression sind oder nicht, könnte z.B. von der Familie oder Freunden exploriert werden, welche Verhaltensweisen der Patient „normalerweise" zeigt. Bei dem somatisierenden Patienten, von dem seine Familie berichtet, daß er seine alltäglichen Aktivitäten genießt, kann keine Depression zugrunde gelegt werden. Ebenso kann es hilfreich sein, herauszufinden, inwieweit die Symptome die Rolle des Patienten in der Familie beeinträchtigen. Die Familie ist ein Mikrokosmos der Kultur und erlaubt es uns, nähere Betrachtungen über die Effekte der Symptome des Patienten anzustellen.
5. Vermieden werden sollten kulturelle Stereotypien, welche hervorspringendere Faktoren in der Präsentation von somatischen Symptomen verbergen können. Persönlichkeitsfaktoren und demographische Daten können eine bestimmte Somatisierung eines Patienten besser erklären als ethnische Zugehörigkeit. Eine zu große Konzentration auf die kulturellen Unterschiede bei den Patienten kann dazu führen, daß andere diagnostisch wichtige Zeichen nicht erkannt werden. Kulturelle Sensitivität bedeutet nicht eine Fixierung auf die Kultur.

Was diese verschiedenen Anmerkungen gemeinsam haben, ist ein erhöhtes Bewußtsein für kulturelle Unterschiede und ein Anstieg der Sensitivität für diese Unterschiede. Jablensky et al. (1994) betonten, daß Kultur nicht ein Synonym für unerklärbare Unterschiede sein sollte. Indem mehr mit den Patienten gesprochen und versucht wird, ihre Konzepte der Bedeutung der Symptome zu verstehen, wird der Arzt schließlich in die Lage versetzt, mehr auf die Bedürfnisse der Patienten eingehen zu können.

Literatur

Abbey SE, Garfinkel PE (1991) Neurasthenia and chronic fatigue syndrome: The role of culture in the making of a diagnosis. Am J Psychiatry 148: 1638–1646

American Psychiatric Association (1980) Diagnostic and statistical manual of mental disorders – third edition (DSM-III). Washington, D.C.: American Psychiatric Associaton

American Psychiatric Association (1987) Diagnostic and statistical manual of mental disorders – third edition, revised (DSM-III-R). Washington, D.C.: American Psychiatric Association

American Psychiatric Association (1994) Diagnostic and statistical manual of mental disorders – fourth edition (DSM-IV). Washington, D.C.: American Psychiatric Association

Barsky AJ, Klerman GL (1983) Overview: Hypochondriasis, bodily complaints, and somatic styles. Am J Psych 140: 273–283

Boyali A (2000) Psychische Störungen bei Migranten in der Allgemeinarztpraxis. Dissertation Universität Hamburg

Cheung P (1991) Adult psychiatric epidemiology in China in the 80s. Cult Med Psychiatry 15: 479–496

Collatz J (1995) Auf dem Wege in das Jahrhundert der Migration: Auswirkungen der Migrationsbewegungen auf den Bedarf an psychosozialer und sozialpsychiatrischer Versorgung. In E Koch, M Özek, WM Pfeiffer (Eds.), Psychologie und Pathologie der Migration: deutsch-türkische Perspektiven (pp. 31–45). Freiburg: Lambertus

Davis DL, Whitten RG (1988) Medical and popular traditions of nerves. Soc Sci Med 26: 1209–1211

Escobar JI (1987) Cross-cultural aspects of the somatization trait. Hosp Com Psych 38 (2): 174–180

Frießem D (1971) Gesundheitsprobleme ausländischer Arbeiter in Westdeutschland. Argument 13:945–953

Goldberg DP, Blackwell B (1970) Psychiatric illness in general practice. A detailed study using a new method of case identification. Brit Med J 2: 439–443

Good BJ (1977) The heart of what`s the matter: The semantics of illness in Iran. Cult Med Psych 1: 25–58

Guarnaccia PJ (1993) Ataques de nervios in Puerto Rico: Culture-bonnd syndrome or popular illness? Med Anthropol 15: 157–170

Haasen C, Lambert M, Yagdiran O, Krausz M (1997) Psychiatric disorders among migrants in Germany: prevalence in a psychiatric clinic and implications for services and research. European Psychiatry 12: 305–310

Haasen C, Yagdiran O, Lambert M, Krausz M (2000) Stationär-psychiatrische Versorgung von Migranten in Hamburg. Fundamenta Psychiatrica 14: 18–22

Häfner H (1980) Psychiatrische Morbidität von Gastarbeitern in Mannheim. Nervenarzt, 51, 672–683

Holzmann TH, Volk S, Georgi K, Pflug B (1994) Ausländische Patienten in stationärer Behandlung in einer psychiatrischen Universitätsklinik mit Versorgungsauftrag. Psychiat Praxis 21: 106–108

Jablensky A, Sartorius N, Cooper JE, Anker M, Korten A, Bertelsen A (1994) Culture and schizophrenia: Criticisms of WHO studies are answered (editorial). Brit J Psychiatry 165: 434–436

Katon W, Kleinman A, Rosen G (1982) Depression and somatization: A review, part I. Am J Med 72: 127–135

Kenyon FE (1976) Hypochondrical states. Brit J Psych 129: 1–14

Kirmayer LJ, Robbins JM, Paris J (1994) Somatoform disorders: Personality and the social matrix of somatic distress. J Abnorm Psychol 103: 125–136

Kirmayer LJ, Weiss M (1993) Somatoform disorders. In: Mezzich JE (ed.) Revised Cultural Proposals for DSM-IV (pp. 61–82). Washington: NIMH

Kleinman A (1980) Patients and Healers in the Context of Culture: An Exploration of the Borderland between Anthropology, Medicine and Psychiatry. Berkeley CA: Univ. of California Press

Kleinman A (1982) Neurasthenia and depression: A study of somatization and culture in China. Cult Med Psychiatry 6: 117–190

Knöpp W, Rohner M, Trebbin M (1993) Ausländische Patienten in der psychosomatischen Ambulanz. Psychther Psychosom med Psychol 43: 63–69

Koch E (1995) Hintergründe „gescheiterter" Migration. In: Koch E, Özek M, Pfeifer WM (Hrsg.) Psychologie und Pathologie der Migration: deutsch-türkische Perspektiven. Lambertus, Freiburg

Lee S (1994) Neurasthenia and Chinese psychiatry in the 1990s. J Psychosom Res 38: 487–491

Lod M, Wahewich-Dunk P (1990) Nerves and Nostalgia: Expresssion of loss among Greek immigrants in Montreal. Can. Fam. Physician 36: 253–258

Marcos L (1988) Understanding ethnicity in psychotherapy with hispanic paients. The American Journal of Psychoanalysis 48 (1): 35–42

Mechanic D (1978) Medical sociology (2. Aufl.). New York: Free Press

Mirdal GM (1985) The condition of "tightness": The somatic complaints of Turkish migrant women. Acta Psychiatr. Scan. 71: 287–296

Munakata T (1989) The sociocultural significance of the diagnostic label „neurasthenia" in Japan's mental health care system. Cult Med Psychiatry 13: 203–213

Murphy H, Wittkower E, Chance N (1967) Cross-cultural inquiry into the symptomatology of depression, a preliminary report. Int J Psychiatry 3: 6–15

Pfeiffer WM (1984) Transkulturelle Aspekte der Depression. Nervenheilkunde 3: 14–17

Pfeiffer WM (1995) Kulturpsychiatrische Aspekte der Migration. In: Koch E, Özek M, Pfeiffer WM (Hrsg) Psychologie und Pathologie der Migration: deutsch-türkische Perspektiven. Lambertus, Freiburg

Purcell TB (1991) The somatic patient. Em Med Clin N Am 9: 137–159

Robbins LN, Helzer JE, Weissman MM, Orvaschel H, Gruenberg E, Burke JD, Regier DA (1984) Lifetime prevalence of specific psychiatric disorders in three sites. Arch Gen Psych 41: 949–958

Saz P, Copeland JMR, de la Camara C, Lobo A, Dewey ME (1995) Cross-national comparison of prevalence of symptoms of neurotic disorders in older people in two community samples. Acta Psych Scand 91: 18–22

Schmidt AJM (1994) Bottlenecks in the diagnosis of hypochondriasis. Comprehensive Psychiatry 35: 306–315

Swartz M, Landerman R, Blazer D, George L (1989) Somatization symptoms in the community: A rural/urban comparison. Psychosomatics 30: 44–53

Teja J, Narang R, Aggarwal A (1971) Depression across cultures. British Journal of Psychiatry 119: 253–260

Viederman M (1995) Metaphor and meaning in conversion disorder: A brief active therapy. Am J Psychiatry 107: 561–568

Ware NC, Kleinman A (1992) Culture and somatic experience: The social course of illness in neurasthenia and chronic fatigue syndrome. Psychosom Med 54: 546–560

Wessely S (1990) Old wine in new bottles: neurasthenia and 'ME'. Psychol Med 20: 35–53

World Health Organization (1992) International statistical classification of diseases and related health problems – tenth revision (ICD-10). Geneva: WHO
Young D, Xiao S (1993) Several theoretical topics in neurosis research. Integrative Psychiatry 9: 5–9

6. Psychose

Christian Haasen, Oktay Yagdiran, Martin Lambert

FALLBEISPIELE

Fall 1:
Frau S. ist 25 Jahre alt, türkischer Herkunft, Mutter von zwei Kindern (2 und 3 Jahre alt) und war vor acht Jahren im Rahmen einer Familienzusammenführung nach Deutschland gekommen. Sie spricht gut Deutsch, fühlt sich jedoch dabei unsicher, hat Angst nicht verstanden zu werden. Als ihr Ehemann eines Tages wieder in alkoholisiertem Zustand die zwei Jahre alte Tochter misshandelte und diese ins Kinderkrankenhaus mußte, gab Frau S. in geschocktem Zustand im Kinderkrankenhaus an, sie sei die Täterin gewesen. Daraufhin wurde sie in eine psychiatrische Klinik eingewiesen. Dort konnte sie aufgrund des verstörten Zustandes nicht die Fragen des Psychiaters beantworten, äußerte jedoch, daß sie sich von dem „bösem Blick“ beobachtet fühlte und den Schutz des blauen Auges verloren habe. Der Psychiater verstand dies als paranoide Wahngedanken, die Sprachlosigkeit wurde als formale Denkstörung und die (angebliche) Misshandlung des Kindes als aggressives Verhalten im Rahmen einer psychotischen Episode verstanden. Frau S. wurde neuroleptisch behandelt, das Sorgerecht der Kinder übernahm das Jugendamt. Vor Angst, die Kinder nicht wieder zurück zu bekommen, nahm sie die verschriebenen Neuroleptika trotz der daraus resultierenden Behinderung weiter ein. Erst als sie merkte, daß durch dieses Verhalten sie auch nicht schneller das Sorgerecht der Kinder bekam, begann sie einen langen Prozeß des Absetzens der Medikamente, der Trennung von ihrem Mann und Offenlegung der Ereignisse.
Diskussion:
Dieses sehr drastische Beispiel zeigt aber auch vier allgemeingültige Aspekte, die nicht nur bei diesem Fall zu einer fehlerhaften Beurteilung führen können: 1. Das Verhalten des gewalttätigen Ehemannes wurde durch Frau S. gedeckt. Dieses *nicht* kulturspezifische Verhalten ist möglicherweise ausgeprägter bei Menschen, deren Werte und Normen stärker durch die Familie als durch die Gesellschaft bestimmt werden, wie dieses für Migranten in einer fremden Gesellschaft der Fall ist. 2. Wie auch in mehreren anderen Kulturen, so gibt es in der türkischen Kultur einen weit verbreiteten Glauben an den „bösen Blick“ durch andere, vor dem das „blaue Auge“ schützen kann (daher haben viele Menschen türkischer Herkunft entweder einen

Anhänger oder in anderer Form ein blaues Auge an sich oder in der Wohnung). Somit ist dies ein kulturspezifischer Glaube und kein Wahngedanke, auch wenn er in außergewöhnlichen Situationen eine übermäßige Bedeutung bekommen kann (ähnlich wie der Glaube an Gott). 3. Die „Sprachlosigkeit" bei einer Person anderer Herkunft, die eigentlich der deutschen Sprache mächtig ist, ist in diesem Fall Ausdruck einer überwältigenden Angst vor Konsequenzen (falsch) ausgesprochener Gedanken, somit keine formale Denkstörung. Die Angst, trotz ausreichender Sprachkenntnisse etwas falsches zu sagen, die verständlicher Weise in außergewöhnlichen Situationen zunimmt, kann in der psychiatrischen Notfallsituation zu einer weiteren Kommunikationsbarriere mit Migranten führen. 4. Die Einwilligung in eine Therapie bei Migranten erfolgt leider all zu häufig aufgrund Befürchtungen vor Konsequenzen (bis hin zur Angst vor Ausweisung) bei Ablehnung der Therapie. Hinzu kommt ein fehlendes Wissen über die Rechte als psychiatrischer Patient, welches nicht kulturspezifisch ist, aber bei Migranten noch ausgeprägter als schon bei Personen deutscher Herkunft sein kann.

Fall 2:
Herr M. ist 47 Jahre alt, seinen Angaben nach „jugoslawischer" Herkunft (aus einem Dorf nordöstlich von Belgrad, nicht durch ethnische Konflikte betroffen), lebt seit 25 Jahren in Deutschland und ist einfacher Arbeiter in einer Fabrik. Er war vor circa zwei Jahren bei der Arbeit auffällig geworden, indem er „Selbstgespräche" führte, seine Leistung nachließ und auch den Kontakt zu den „Landsleuten" in der Fabrik abbrach. Eine psychiatrische Untersuchung wurde von dem Betriebsarzt organisiert. Hier stellte sich heraus, daß er Gespräche mit seiner Mutter führte, die vor vier Jahren an Herzinsuffizienz in der Heimat gestorben war. In den Gesprächen mit seiner Mutter versuchte Herr M. vergeblich um Verzeihung zu bitten dafür, daß er sich um die Familie zu wenig gekümmert habe. Herr M. wirkte in der psychiatrischen Befragung im Affekt flach und wenig schwingungsfähig, im Denken gehemmt. Um jedoch eine Verwechslung mit Sprachschwierigkeiten zu vermeiden (Herr M. spricht ausreichend, aber gebrochenes Deutsch), holte der Psychiater einen Dolmetscher für Serbokroatisch hinzu. Trotzdem blieb der Eindruck formaler Denkstörungen, da Herr M. verlangsamt antwortete und nicht in vollständigen Sätzen sprach. Die Diagnose einer Schizophrenie wurde gestellt und Herr M. neuroleptisch anbehandelt. Im Verlauf nahmen die Selbstgespräche ab, aber Herr M. blieb sozial zurückgezogen und arbeitsunfähig.
Diskussion:
Dieses Beispiel zeigt die Schwierigkeit, die der deutsche Psychiater hatte mit der Beurteilung möglicher formaler Denkstörungen, aber auch mit der Be-

wertung des Affektes. In der deutschen Sprache konnte Herr M. seine Schuldgefühle gegenüber der verstorbenen Mutter nicht mit der entsprechenden Emotionalität darstellen, und mit dem Dolmetscher war Herr M. misstrauisch, da dieser Dolmetscher aus einer anderen Region stammte und der albanischen Minderheit angehörte, worauf der Psychiater nicht geachtet hatte. Gespräche mit Verstorbenen sind bei depressiven Störungen in anderen Kulturen häufiger und auch nicht immer als akustische Halluzinationen zu werten. In diesem Fall handelte es sich jedoch schon um psychotische Symptome bei einer schweren Depression, weswegen die neuroleptische Behandlung auch zum Teil erfolgreich war, jedoch um eine antidepressive Therapie ergänzt hätte werden können.

Fall 3:
Herr B. ist 23 Jahre alt, aus Ghana und seit fünf Jahren in Deutschland. Er lebt zusammen mit einem Freund auch aus Ghana. Der Freund bringt Herrn B. in die psychiatrische Notfallsprechstunde, da Herr B. in dem Jahr zuvor zunehmend auffällig geworden war: Zunächst habe eine intensive Beschäftigung mt Voodoo begonnen, anschließend habe Herr B. angefangen, akustisch zu halluzinieren. Der sonst als lebhaft und aufgeschlossene Herr B. habe sich im Verhalten auch sehr geändert, sei völlig zurückgezogen, würde nicht mehr arbeiten und würde alle Kontakte vermeiden. Die Umstände der Migration bleiben unklar, wobei Herr B. zwei Jahre zuvor sein Asylverfahren erfolgreich beendet hatte.
Diskussion:
Die Beschäftigung mit Voodoo ist in verschiedenen Kulturen normal und akzeptiert, kann somit als kulturspezifischer Glaube verstanden werden. Auch Stimmenhören wird im kulturellen Kontext nicht immer als pathologisch gewertet, gerade im Zusammenhang mit einem kulturspezifischen Glauben. Jedoch die Kombination von bizzaren Wahrnehmungen und Gedanken mit einer deutlichen Verschlechterung des psychosozialen Funktionierens wird universell als abnorm bewertet, so daß die Diagnose einer Schizophrenie berechtigt war. Die Information über negative Symptome kann häufig nur durch Angehörige oder Freunde geliefert werden. Auch das bizarre an den Gedanken und Wahrnehmungen kann mit Hilfe einer Fremdanamnese besser bewertet werden. Der Inhalt der Wahngedanken war in diesem Fall kulturell geprägt, darf jedoch nicht dazu verleiten, es als nichtpathologische kulturspezifische Gedanken abzutun. Differentialdiagnostisch wäre es richtig auch an eine posttraumatische Störung zu denken, jedoch unabhängig von der fehlenden Information über ein Trauma (z.B. vor oder bei der Migration) entsprach das psychopathologische Bild eher einer schizophrenen Störung. Herr B. konnte erfolgreich neuroleptisch behandelt

werden, es traten jedoch in der psychosozialen Nachbetreuung erhebliche kulturelle Schwierigkeiten auf.

Einführung

Ein Interesse an Unterschieden bei psychotischen Symptomen über verschiedene Kulturen hinweg kam erstmal auf nach Kraepelins Besuch in Java, wo er Schizophrenie in einem nicht-westlichen Land untersuchte (Kraepelin 1904). Seitdem haben zahlreiche Studien die Existenz der Schizophrenie in allen westlichen und nicht-westlichen Ländern, als auch auf entlegenen Inseln ohne regelmäßigem Kontakt mit der Außenwelt bestätigt (Lin & Kleinman 1988). Trotz der Konsistenz der Daten zur Schizophrenie, welches auf den biologischen Charakter dieser Störung hindeutet, gibt es wichtige kulturelle Unterschiede sowohl in der Prävalenz als auch in der Symptomatologie psychotischer Störungen, welches deren Beurteilung erschweren kann.

Prävalenz

Bei der Prävalenz psychotischer Störungen ist zunächst ein Blick auf die schizophrenen Störungen notwendig, die die wichtigste Gruppe der psychotischen Störungen bilden. Die großen transkulturellen Studien der WHO haben gezeigt, daß die Prävalenz der Schizophrenie auf den verschiedenen Kontinenten mit 0,6–1,0 % ohne signifikante Unterschiede liegt (Eaton et al. 1988), auch wenn es weiterhin sowohl regionale Differenzen (z.B. höher in Irland; Cochrane & Bal 1987) als auch Differenzen im Verlauf und der Symptomatologie gibt (Sartorius et al. 1977). So ist in europäischen Ländern die paranoid-halluzinatorische Form der Schizophrenie am häufigsten und die katatone Form extrem selten, während in afrikanischen Ländern die katatone Form häufiger, die paranoid-halluzinatorische Form seltener ist. Weiterhin zeigt insgesamt der Verlauf der Schizophrenie in sogenannten Entwicklungsländern einen weniger chronischen Anteil als in den Industrieländern. Transkulturelle Studien zu affektiv-psychotischen Störungen wurden dagegen bisher noch nicht unternommen.

Seit der Entwicklung der diagnostischen Kriterien des DSM-III-R (APA 1987) und des ICD-10 (Dilling et al. 1991) ist eine Annäherung in der diagnostischen Einordnung der psychotischen Störungen in den verschiedenen Regionen der Welt zu beobachten. Trotzdem bleiben weiterhin viele psychopathologische Phänomene, die anhand der Kriterien von DSM und ICD nicht einfach einzuordnen sind, so daß der Raum für Fehldiagnosen weiterhin groß bleibt. Dieses trifft besonders für psychopathologische Phänomene psychotischer Störungen bei Migranten zu.
In der Entwicklung des DSM-IV (APA 1994) hat es deutliche Fortschritte gegeben (Lin 1996, Corin 1996, Karno 1996, Flaum 1996). Bei den diagnostischen Kriterien gibt es jetzt einige Hinweise, wie bestimmte Phänomene, die in der westlichen Welt von den meisten erfahrenen Psychiatern für psychotisch gehalten werden (z.B. „sich von einer toten Person kontrolliert fühlen"), in anderen Kulturen als im Bereich des traditionellen Glaubens einzuordnen sind (Tseng & McDermott 1981).
Westermeyer (1987) sah die Hauptprobleme bei der Diagnostik in der kulturellen Unterscheidung zwischen Wahn und Glaube und zwischen Halluzination und Trance. Unkenntnis der kulturellen Gegebenheiten führe leicht zu Fehldiagnosen. Mehrere Studien zeigen Unterschiede in der Symptomatologie der Schizophrenie zwischen Kulturen (Murphy et al. 1963), vor allem daß Verfolgungswahn (Copeland 1968, Littlewood & Lipsedge 1981a, Ndetei & Singh 1982) und Halluzinationen (Ndetei & Singh 1983) in manchen Kulturen häufiger auch bei nicht-schizophrenen psychischen Störungen auftreten können.
Wintrob (1968) beschrieb zwei Fälle aus West Afrika, wo sich eine anfängliche depressive Symptomatologie sehr rasch hin zu Erregung und Paranoidität änderte. Die Wahnsysteme beinhalteten kulturell geprägte Elemente, die für einen anderen Umgang mit Schuld- und Minderwertigkeitsgefühlen sprachen. Diese Beispiele machen deutlich, wie sehr kulturelle Faktoren in der Einschätzung psychopathologischer Phänomene miteinbezogen werden müssen.

Psychotische Störungen bei Migranten

Prävalenz

In der Literatur gibt es mehrere Hinweise für eine höhere Rate psychotischer Störungen bei Migranten oder ethnischen Minderheiten. In den USA ist z.B. die Wahrscheinlichkeit einer Schizophreniediagnose bei „Schwarzen" signifikant höher als bei „Weißen" (Snowden & Cheung 1990). Dagegen erhalten „Schwarze" weniger oft Diagnosen einer affektiven Störung.

In Großbritannien gab es in den letzten 25 Jahren mehrere wissenschaftliche Untersuchungen zu diesem Thema. Die Schizophrenierate bei stationären Aufnahmen war sowohl 1971 als auch 1981 bei Migranten erhöht, so die Untersuchung von Cochrane & Bal (1989). Vor allem „afro-caribbean" Migranten zeigten sehr hohe Raten, dagegen bildeten deutsche und US-amerikanische Migranten eine Ausnahme. Die deutlich erhöhte Schizophrenierate bei „afro-caribbean" Migranten als auch bei westafrikanischen Migranten wird in mehreren anderen Studien bestätigt (Studienüberblick in Littlewood & Lipsedge 1981a).

Die Studie von Dean et al. (1981) über alle Erstaufnahmen im Jahre 1976 in Südengland ergab eine 5-fach erhöhte Schizophrenierate für „afro-caribbean" Migranten, eine 4-fache Erhöhung für Migranten aus Afrika (die ethnisch gesehen größtenteils jedoch Asiaten waren), sowie eine 3-fache Erhöhung für Migranten aus Indien. Bei Migranten aus Pakistan und aus anderen asiatischen Ländern war die Schizophrenierate nicht signifikant höher als bei der einheimischen Bevölkerung. Migranten aus Irland, Deutschland und Polen hatten ebenfalls eine signifikant erhöhte Schizophrenierate, während für Italiener dieses nicht zutraf.

McGovern & Cope (1987) verglichen in ihrer Studie die erste und zweite Generation sowie in England geborene Migranten mit „weißen" Engländern. In allen drei Migrantengruppen war die Schizophrenierate höher als bei „Weißen", wobei die Gruppe der zweiten Generation (als Kinder migriert) die weitaus höchste Rate hatte.

Der Zeitpunkt der Ersterkrankung (Ersthospitalisierung) an einer schizophrenen Störung (Schizophrenie, schizophreniforme oder schizoaffektive Störung) bei „afro-caribbean" Migranten in England lag bei 29 % im ersten Jahr nach Migration, bei 24 % im zweiten Jahr, bei 38 % im dritten bis fünften Jahr und bei 9 % nach fünf Jahren (Gordon 1965).

Auch in anderen europäischen Ländern wurden einige wichtige Studien durchgeführt. Eitinger (1960) fand ein signifikant häufigeres Vorkommen paranoider Reaktionen bei Flüchtlingen, die während und nach dem Zweiten Weltkrieg in Norwegen einwanderten. Eine Untersuchung der ersterkrankten Schizophrenen in den Niederlanden (Selten & Sijben 1994) ergab eine stark erhöhte Rate bei Migranten aus der Karibik, bei denen aus Marokko nur eine erhöhte Rate bei den Männern und keine erhöhte Rate bei Migranten aus der Türkei. Da die Migration aus der Karibik nach Holland in großem Ausmaß stattfindet, wurden Selektionsmechanismen als Erklärungsmodelle für die erhöhte Rate als unwesentlich betrachtet.

In einer belgischen Studie zeigte sich, daß Schizophrenien und schizoaffektive/atypische Psychosen häufiger bei Migranten diagnostiziert wurden, bipolare Störungen eher bei Belgiern (Charalabaki et al. 1995). Außerdem war häufiger ein Diagnosenwechsel bei Migranten zu verzeichnen. Zweite-Generation-Migranten hatten häufiger eine Schizophrenie und weniger häufig eine Major Depression im Vergleich zu Migranten der ersten Generation und auch zu Belgiern.

In Deutschland dagegen ist der Eindruck aus der Literatur weniger eindeutig. In einer repräsentativen epidemiologischen Studie konnte Häfner (1980) zeigen, daß bei „Gastarbeitern" in Mannheim die Häufigkeit der Schizophrenie und verwandten Erkrankungen niedriger war als bei der deutschen Bevölkerung. Als Grund wurde eine positive Selektion bei der Auswanderung (Gesundheit als erforderliches Einwanderungskriterium) vermutet.

In einer Studie über psychische Störungen bei „Gastarbeiterkindern" fand Holstein (1984), daß zwar die Rate aller psychischen Störungen nicht erhöht war, Psychosen jedoch signifikant häufiger als bei deutschen Kindern waren. Auch Taneli et al. (1995) fanden bei türkischen Kindern und Jugendlichen in Würzburg einen erhöhten Prozentsatz von Schizophrenien. Beide Studien erklärten dies mit der höheren Hemmschwelle bei Inanspruchnahme psychiatrischer Einrichtungen, wo dann vor allem die schwereren Störungen zur Vorstellung kommen und daher überrepräsentiert sind.

In einer Studie von Holzmann et al. (1994) in der Frankfurter Universitätsklinik fanden sich deutliche Unterschiede im psychiatrischen Diagnosespektrum bei Migranten im Vergleich mit deutschen Patienten. 31,5 % der ausländischen und lediglich 16,8 % der deutschen Patienten erhielten die Diagnose einer paranoiden Schizophrenie. Auch in anderen Bereichen gab es erhebliche Unterschiede. Zurückgeführt wurde dies auf ein eher somatisch orientiertes Krankheitsverständnis der Ausländer, aufgrund dessen diese in geringerer Anzahl psychiatrische Einrichtungen aufsuchen. Haasen et al. (1997) konnten die Ergebnisse der Frankfurter Universitätsklinik für die Hamburger Universitätsklinik bestätigen: 41,4 % der Migranten erhielten die Diagnose einer paranoiden Schizophrenie, fast doppelt so viel wie im Klinikdurchschnitt.

Neuere epidemiologische Untersuchungen zur Prävalenz psychotischer Störungen bei erwachsenen Migranten in Deutschland liegen nicht vor. Eine Einschätzung anhand älterer Untersuchungen kann jedoch nur bedingt erfolgen, da sich im letzten Jahrzehnt die Migration nach Deutschland geändert hat und die Migrantengruppe heute eine andere Zusammensetzung hat. Erfreulicherweise ist in den letzten Jahren das Interesse an der Problematik größer geworden und führte z.B. zur Gründung der Deutsch-Türkischen

Gesellschaft für Psychiatrie, Psychotherapie und psychosoziale Gesundheit (DTGPP; Koch et al. 1995, 1998, 2000).

Symptomatologie
Cochrane & Bal (1987) erarbeiteten drei Hauptgründe für Fehldiagnosen im Zusammenhang mit der Symptomatologie psychotischer Störungen bei Migranten:

1. Halluzinationen und Wahn werden als Schizophrenie-spezifisch betrachtet, was bei Europäern gerechtfertigt sein mag, nicht aber bei Migranten aus anderen Kulturen;
2. Gedankengänge werden als wahnhaft oder gestört gesehen, die im kulturellen Kontext nicht pathologisch sind (in England werden Inder und Pakistanis weniger häufig falsch diagnostiziert als „Afro-Caribbeans", vor allem, weil es dort mehr indische und pakistanische Psychiater gibt);
3. psychogene (reaktive) Psychosen, die als Reaktion auf Streß in anderen Kulturen auftreten, vergleichbar mit Neurosen und Depressionen in Europa, werden jedoch fälschlicherweise als Schizophrenien diagnostiziert und führen zu einer hohen Schizophrenierate und niedrigen Neurosen- und Depressionsraten. Ähnlich wird von Westermeyer (1989) das Auftreten von akuten psychotischen Symptomen durch Streß bei der kulturellen Anpassung beschrieben, die fälschlicherweise als Schizophrenien diagnostiziert werden.

Als Schizophrenie fehldiagnostizierte wurden in mehreren Studien den affektiven Störungen zugerechnet. Bei 32 türkischen Arbeitsmigranten, die in Deutschland die Diagnose Schizophrenie bekamen und im Verlauf der Erkrankung in die Türkei zurückkehrten, konnte Özek (1988) eine depressive Störung mit psychotischen Symptomen diagnostizieren und erfolgreich antidepressiv behandeln. Dennoch bleibt die Abgrenzung zwischen depressiven und schizophrenen Störungen sehr schwierig, vor allem da bei als schizophren diagnostizierten Patienten türkischer Herkunft überdurchschnittlich häufig zusätzlich depressive Symptome vorhanden sind (Haasen et al. 1998).

Bei zuvor falsch als Schizophrenie diagnostizierten bipolar affektiven Störungen in den USA konnten Mukherjee et al. (1983) Ethnizität als assoziierte Hauptvariable ausmachen. Die Autoren sahen daher ein höheres Risiko für Schwarze und Puertorikaner mit einer bipolar affektiven Störung fälschlicherweise die Diagnose Schizophrenie zu bekommen, vor allem wenn sie jung sind und während der affektiven Episode akustisch halluzinieren.

Dassori et al. (1995) untersuchten Schizophrene in den USA und fanden einen Unterschied in der Symptomatologie zwischen „Anglo-Americans" und „Mexican-Americans" – letztere zeigten stärkere soziale Zurückgezogenheit und cognitive Defizite als „Anglo-Americans". Ramirez et al. (1992) fanden dagegen bei Schizophrenen in den USA mit puertorikanischer Herkunft geringer ausgeprägte negative Symptome, vor allem in den Bereichen soziale Zurückgezogenheit, passives und spontanes Verhalten.

Erstrangsymptome waren in einer Untersuchung von Littlewood & Lipsedge (1981b) bei „Afro-Caribbeans" und Westafrikanern mit einer akuten Psychose ein wichtiges Merkmal zur Unterscheidung zweier Gruppen: diejenigen mit Erstrangsymptomen zeigten eher eine Schizophrenie, die anderen eher eine affektive Störung.

Charalabaki et al. (1995) fanden einen häufigeren Diagnosewechsel bei Migranten, der eher mit atypischen Symptomen korrelierte. Diese atypische Symptomatologie sahen sie als einen möglichen Grund für die häufiger gestellten Diagnosen „Atypische Psychose" und „Schizophrenie" bei Migranten.

Auch Wahninhalte spielen eine wichtige kulturell geprägte Rolle für die psychopathologische Einschätzung. So fand z.B. Blanke (1995), daß Deutsche mit Verfolgungsideen glauben, ihnen selbst würde etwas geschehen, während Türken im allgemeinen glauben, daß ihre Angehörige in Gefahr seien.

In einer Untersuchung an 60 westafrikanischen Studenten, die in einem Zeitraum von zehn Jahren in eine englische psychiatrische Klinik eingewiesen worden waren, konnte Copeland (1968) nachweisen, daß unabhängig von der Diagnose bei nahezu allen Probanden wahnhafte Verfolgungsideen vorhanden waren. Eine diagnostische Relevanz für Schizophrenie wurde ihnen nur zugemessen, wenn der Wahninhalt westlich dahingehend geprägt war, daß die beschuldigten Personen (=Verfolger) Nichtafrikaner waren oder wenn elektronische Apparate darin eine Rolle spielten. Außerdem waren Größenideen weit verbreitet, nicht nur bei den affektiven Störungen, sondern auch bei der Hälfte der Schizophrenien. Gefühle der Vergiftung und Beeinflussungserleben waren bei schizophrenen wie affektiven Störungen gleichermaßen vorhanden, während Beeinflussungserleben im Zusammenhang mit Kassettenrekordern und anderen „westlichen" Apparaten nur bei Schizophrenen vorhanden war.

Für eine korrekte diagnostische Einordnung sind daher nicht nur einheitliche Kriterien notwendig. Vor allem die Einschätzung psychopathologischer Phänomene bei psychotischen Migranten bedarf einer Kenntnis der kulturellen Prägung, ohne die sich Fehldiagnosen und daraus resultierende falsche Behandlungen kaum vermeiden lassen.

Sprachprobleme und Beurteilung psychotischer Störungen
Aufgrund der Vermutung, daß Sprachschwierigkeiten zu einer erhöhten Rate an als schizophren diagnostizierten affektiven Störungen führen, wurde mit Unterstützung der Deutschen Forschungsgemeinschaft (DFG) untersucht, inwieweit eine Beurteilung in der Erst- und Zweitsprache zu Unterschieden in der diagnostischen und psychopathologischen Einschätzung führt. Diese einzige kontrollierte Studie zur Bedeutung der Sprachschwierigkeiten bei der Beurteilung psychotischer Störungen konnte ein wesentlich differenzierteres Bild der Problematik darstellen (siehe auch Haasen et al. 1999, 2000, in Druck).

Es wurden 100 Patienten türkischer Herkunft mit einem psychotischen Syndrom bei Aufnahme in die Klinik jeweils von einem Psychiater türkischer Herkunft und einem Psychiater deutscher Herkunft untersucht. Anschließend wurden die Beurteilung miteinander und mit der des Stationsarztes verglichen. Eine weitere Kontrollgruppe von 50 Patienten deutscher Herkunft wurde ebenfalls untersucht. Es wurde ein standardisiertes Instrument zur Erfassung der Psychopathologie und Diagnosestellung (SCAN) benutzt. Weiterhin wurden soziodemographische Variablen (Alter, Geschlecht, Familienstand, berufliche Situation, Migrationszeitpunkt, Aufenthaltsstatus und eine Evaluation der Deutschkenntnisse) erhoben, ebenso Erkrankungsbeginn (definiert als Alter bei Auftreten der ersten Symptome) und Krankheitsverlauf.

Die Ergebnisse zeigten zwar eine signifikant höhere diagnostische Diskordanz in der Gruppe der türkischen Ptienten als bei den deutschen Patienten: Bei 19 % der Patienten türkischer und nur 4 % der deutscher Herkunft war ein Unterschied zwischen klinischer und mindestens einer Forschungsdiagnose zu verzeichnen, so daß diese Fälle als potentielle Fehldiagnosen gewertet wurden. Die potentiellen Fehldiagnosen waren bei denjenigen mit schlechten Deutschkenntnissen nur tendentiell höher (29 %) als bei denen mit guten Deutschkenntnissen (17 %), so daß Sprachprobleme nicht den erwarteten Einfluß auf die Diagnostik hatten. Eine Regressionsanalyse bezüglich der diagnostischen Konkordanz erzielte ein interessantes Ergebnis: Ein junges Alter zum Zeitpunkt der Migration war ein signifikanter Prädiktor für diagnostische Konkordanz. Bei den psychopathologischen Einzelitems zeigte sich die geringste Übereinstimmung bei Wahngedanken (v.a. paranoider Wahn) und schlechte Übereinstimmung bei Halluzinationen, aber eine gute Übereinstimmung bei affektiven Symptomen (z.B. Depressivität).

Somit konnte diese Studie zeigen, daß Sprachprobleme bei der Beurteiung psychotischer Störungen überbewertet werden: Sie haben einen Einfluß auf die Beurteilung, jedoch lange nicht den Einfluß, der eine erhöhte Schizophrenierate bei Migranten erklären könnte. Wichtig ist auch die Tatsache, daß das Alter zum Zeitpunkt der Migration entscheidend ist, inwieweit eine kulturelle Anpassung auch der Psychoplastik stattfinden kann.

Ätiologie psychotischer Störungen bei Migranten

Erhöhte Raten psychotischer Störungen unter bestimmten Migrantengruppen können mit der Tendenz zu Fehldiagnosen nicht ausreichend erklärt werden. Die meisten Autoren gehen daher von verschiedenen Faktoren aus, wobei unterschiedliche Gewichtungen vorgenommen werden. Cochrane & Bal (1987) diskutierten neben den möglichen Fehldiagnosen folgende Hypothesen:

1. die Altersgruppe der Migranten entspricht der Altersgruppe der Schizophrenen mit der höchsten Prävalenz (Artefakt);
2. im Herkunftsland existieren höhere Schizophrenieraten (für den Fall Irland);
3. Schizophrenie führt zu Migration (siehe auch Ødegaard 1932) – diese Hypothese wird jedoch von beiden Autoren verworfen;
4. Migrationserfahrung (Stress) führt zu Schizophrenie – dagegen spricht, daß die typischen Stress-Störungen (Depression, Neurosen) weniger häufig bei Migranten vorkommen.

Zeiler (1995) hegte keinen Zweifel an einer Vulnerabilität vor der Migration. Die Ätiologie könne nur als Zusammenwirken aus Selektions- und Stresshypothese erklärt werden: eine genetisch verankerte Vulnerabilität führe dazu, daß Patienten sich im Herkunftsland nicht harmonisch anpassen können und deshalb auswandern (Selektionshypothese), was jedoch die äußeren Belastungsfaktoren unterschätzen würde (Stresshypothese). „Dort, wo Migration mit sozialer Desintegration, Verlust vertrauter Wertorientierungen und Akkulturationsdruck einhergeht und zur Konfrontation mit einer urbanen, industriellen Wirtschaftskultur führt, kann die Integrität des sozialen Beziehungsnetzes kritisch eingeschränkt sein, so daß biographisch-situative Risikostrukturen resultieren, die in Pathogenese und Pathoplastik ... eingreifen."

Böker & Schwarz (1977) stellten die Hypothese auf, daß akute paranoide Reaktionen besonders häufig in Übergangskulturen (von einer bäuerlichen Gesellschaft der Großfamilien hin zur Industriegesellschaft der Kleinfamilien) auftreten und forderten daher eine intensivere Untersuchung der Beziehung zwischen schnellem Kulturwandel und paranoider Reaktion (v.a. bei erheblichen kulturellen Umstellungsprozessen).

Eher als Bestätigung der Stresshypothese ist die psychodynamische Erklärung von Eitinger (1960) zu werten: die Unsicherheitsgefühle des Migranten führen zu Zweifel bzgl. seiner Beziehung zur Umwelt, welche mit

Hilfe der Projektion zu der wahnhaften Idee führen, daß die Umwelt gegen ihn gerichtet ist (siehe auch Eitinger & Grünfeld 1966).
Gupta (1993) überprüfte die Hypothese einer viralen Infektion als Auslöser der Schizophrenie (Schizophrenie als Autoimmunerkrankung) an der erhöhten Schizophrenieprävalenz bei Migranten. Er kam zu dem Ergebnis, daß einiges dafür spricht, jedoch als Erklärung für die erhöhte Rate nicht ausreicht. Eagles (1991) dagegen erklärte die erhöhte Prävalenz psychotischer Störungen bei „afro-caribbean" Migranten in England nicht mit psychosozialen Faktoren, sondern Umweltfaktoren, vor allem Geburtskomplikationen und perinatalen Infektionen.
Auch für Harrison (1990) lag die Bedeutung von Studien an Migranten für die Schizophrenieforschung darin, mögliche Umweltfaktoren als Risikofaktoren in der Ätiologie der Schizophrenie herauszuarbeiten. In seinem Übersichtsartikel werden die Studien zur Schizophrenieprävalenz bei „afro-caribbean" Migranten ausgewertet, welche auf eine „Epidemie" in dieser Subpopulation hinweisen, die möglicherweise mit viralen Infektionen, abnormen immunologischen Reaktionen oder Geburtskomplikationen zu erklären sei.
Hinreichende Beweise für die eine oder andere Hypothese liefern die vielen Untersuchungen nicht, was eher für ein multidimensionales Erklärungsmodell spricht. Daß diese Erklärungsmodelle sich mit den verschiedenen ätiologischen Modellen in der Schizophrenietheorie decken, unterstreicht die potentielle Bedeutung von Migrantenstudien für die Schizophrenieforschung.

Zusammenfassung

Psychotische Störungen sind weniger kulturellen Faktoren unterlegen als dies der Fall bei anderen psychischen Störungen ist. Die Beurteilung psychotischer Störungen kann dennoch durch kulturelle Faktoren erschwert werden und auch zu Fehldiagnosen führen. Vor allem die Symptomatologie, die in anderen Kulturen unterschiedlich gewichtet ist und wo v.a. Wahngedanken kulturell geprägt sein können, erschweren die Beurteilung psychotischer Störungen z.B. bei Migranten. Sprachschwierigkeiten erschweren zwar z.T. auch die Beurteilung psychotischer Störungen, werden jedoch überbewertet. Die erhöhte Schizophrenierate bei Migranten bedarf einer genaueren Untersuchung, da sie nicht alleine durch fehldiagnostizierte affektive Störungen erklärt werden kann.

Vorschläge für Leitlinien bei der psychopathologischen Beurteilung

Um kulturelle Faktoren ausreichend bei der psychopathologischen Beurteilung psychotischer Störungen zu berücksichtigen, werden folgende Leitlinien vorgeschlagen:

1. Bei Menschen anderer Herkunft darf nicht davon ausgegangen werden, daß psychotische Störungen am ehesten schizophrene Störungen sind. In vielen Kulturen werden psychotische Störungen auch häufig bei Angststörungen, Depressionen, posttraumatischen Störungen und anderen beobachtet. Eine genaue psychopathologische Beurteilung unter Berücksichtigung des Verlaufes und der Fremdanamnese ist wichtig, um Fehldiagnosen zu vermeiden.
2. Trotz kultureller Einflüsse gibt es gemeinsame Charakteristika in der Darstellung der Schizophrenie. Hier können z.B. die Schneider'schen Erstrangsymptome sehr hilfreich sein. Die Diagnose einer Schizophrenie darf bei Menschen anderer Herkunft nicht nur aufgrund eines Symptoms gestellt werden, vor allem wenn nur Wahngedanken und/oder Halluzinationen vorhanden sind. Die Beurteilung z.B. negativer Symptome und des psychosozialen Funktionsniveaus können sehr hilfreich sein.
3. Die Beurteilung, ob ein Symptom überhaupt psychotisch ist, kann durch kulturelle Faktoren erschwert werden. Vor allem die Unterscheidung zwischen Wahn und Glaube und zwischen Halluzination und Trance bedarf einer genaueren Bewertung im kulturellen Kontext. Hier kann die Fremdanamnese hilfreich sein.
4. Wahngedanken unterliegen einer starken kulturellen Prägung, so daß deren Beurteilung sehr schwierig sein kann. Wahngedanken mit kulturell definierten Inhalten dürfen jedoch nicht als kulturspezifischer Glaube fehleingeschätzt werden – hier kann der Vergleich mit dem Glauben anderer Familienangehöriger wichtig sein. Gedanken können in dem Kulturkreis des Betroffenen kulturspezifischer Glaube sein und dennoch im individuellem Fall wahnhaft sein – der individuelle Fall muß ohne Pauschalisierung beurteilt werden, da die wenigsten Kulturen (noch) homogen sind und alle Mitglieder den gleichen Glauben haben.
5. Paranoide Gedanken müssen auf einen realen Hintergrund hin untersucht werden, bevor sie als Wahngedanken beurteilt werden. Vor allem Flüchtlinge haben manchmal unter erschwerten Bedingungen ihr Land verlassen müssen und erleben zusätzlich im deutschen Alltag allzu häufig einen Rassismus, der paranoide Gedanken legitimiert.
6. Bei der Anamnese und psychopathologischen Beurteilung ist eine muttersprachliche Erhebung in den meisten Fällen vorzuziehen, wenn auch nur

damit der Betroffene sich besser verstanden fühlt. Falls dies nicht möglich ist und der Betroffene schlecht oder kein Deutsch spricht, kann ein Dolmetscher hilfreich sein. Hierbei muß jedoch berücksichtigt werden, daß es zu Verzerrungen des psychopathologischen Bildes bei der Übersetzung kommen kann. Es hat sich gezeigt, daß der klinische Eindruck ohne Dolmetscher nicht signifikant zu Fehldiagnosen führt.

Literatur

American Psychiatric Association (1987) Diagnostic and Statistical Manual of Mental Disorders, Third Edition, Revised. Washington: American Psychiatric Press

American Psychiatric Association (1994) Diagnostic Criteria from DSM-IV. Washington: American Psychiatric Press

Blanke J (1995) Wahnthemen bei in Deutschland lebenden Türken. In E Koch, M Özek, WM Pfeiffer (Eds.), Psychologie und Pathologie der Migration: deutsch-türkische Perspektiven (pp. 232–237). Freiburg: Lambertus

Böker W, Schwarz R (1977) Über Entstehung und Verlauf akuter paranoider Reaktionen im Zusammenhang mit Kulturwandel und Migration. Nervenarzt, 48, 19–24

Charalabaki E, Bauwens F, Stefos G, Madianos MG, Mendlewitz J (1995) Immigration and psychopathology: a clinical study. European Psychiatry, 10, 237–244

Cochrane R, Bal S (1987) Migration and schizophrenia: an examination of five hypothesis. Soc Psychiatry 22: 181–191

Cochrane R, Bal S (1989) Mental hospital admission rates of immigrants to England: a comparison of 1971 and 1981. Social Psychiatry and Psychiatric Epidemiology, 24, 2–11

Copeland JRM (1968) Aspects of mental illness in West African students. Soc Psychiatry 3: 7–13

Corin E (1996) Cultural comments on organic and psychotic disorders: I. In: Mezzich JE, Kleinman A, Fabrega H Jr, Parron DL (eds.) Culture & Psychiatric Diagnosis: A DSM-IV Perspective. Washington: American Psychiatric Press

Dassori AM, Miller AL, Saldana D (1995) Schizophrenia among Hispanics: epidemiology, phenomenology, course and outcome. Schizophrenia Bull 21: 303–312

Dean G, Walsh D, Downing H, Shelley E (1981) First admissions of native-born and immigrants to psychiatric hospitals in south-east England 1976. British Journal of Psychiatry, 139, 506–512

Dilling H, Mombour W, Schmidt MH (Hrsg.) (1991) Internationale Klassifikation psychischer Störungen ICD-10. Bern Göttingen Toronto: Verlag Hans Huber

Eagles JM (1991) The relationship between schizophrenia and immigration. British Journal of Psychiatry, 159, 783–789

Eaton WW, Day R, Kramer M (1988) The use of epidemiology for risk factor research in schizophrenia: an overview and methodologic critique. In: Tsuang M,

Simpson J (eds) Nosology, epidemiology and genetics of schizophrenia (Vol. 3). Amsterdam: Elsevier Science Publishers

Eitinger L (1960) The symptomatology of mental disease among refugees in Norway. Journal of Mental Science, 106, 947–966

Eitinger L, Grünfeld B (1966) Psychoses among refugees in Norway. Acta psychiatrica scandinavica, 42, 315–328

Flaum M (1996) Nosological comments on culture and organic and psychotic disorders. In: Mezzich JE, Kleinman A, Fabrega H Jr, Parron DL (Hrsg.) Culture & Psychiatric Diagnosis: A DSM-IV Perspective. Washington: American Psychiatric Press

Gordon EB (1965) Mentally ill West Indian immigrants. British Journal of Psychiatry, 111, 877–887

Gupta S (1993) Can environmental factors explain the epidemiology of schizophrenia in immigrant groups? Soc Psychiatry and Psychiatr Epidemiol 28: 263–266

Haasen C, Lambert M, Yagdiran O, Krausz M (1997) Psychiatric disorders among migrants in Germany: prevalence in a psychiatric clinic and implications for services and research. Eur Psychiatry 12: 305–310

Haasen C, Lambert M, Mass R, Krausz M (1998) Impact of ethnicity on the prevalence of psychiatric disorders among migrants in Germany. Ethnicity & Health 3: 159–165

Haasen C, Lambert M, Yagdiran O, Krausz M (1999) Language effect on assessment of psychopathology. Current Opinion in Psychiatry, 12 (Suppl. 1): 239

Haasen C, Yagdiran O, Mass R, Krausz M (2000) Potential for misdiagnosis among Turkish migrants with psychotic disorders: a clinical controlled study in Germany. Acta Psychiatrica Scandinavica, 101: 125–129

Haasen C, Yagdiran O, Mass R (in Druck) Differenzen zwischen der psychopathologischen Evaluation in deutscher und türkischer Sprache bei türkischen Migranten. Nervenarzt

Häfner H (1980) Psychiatrische Morbidität von Gastarbeitern in Mannheim. Nervenarzt, 51, 672–683

Harrison G (1990) Searching for the causes of schizophrenia: the role of migrant studies. Schizophrenia Bulletin, 16 (4), 663–671

Holstein K (1984) Psychiatrische Erkrankungen und Symptomatik in einer poliklinischen Population von Gastarbeiterkindern. Acta paedopsychiatrica, 50, 217–228

Holzmann TH, Volk S, Georgi K, Pflug B (1994) Ausländische Patienten in stationärer Behandlung in einer psychiatrischen Universitätsklinik mit Versorgungsauftrag. Psychiat Praxis 21: 106–108

Karno M (1996) Cultural comments on organic and psychotic disorders: II. In: Mezzich JE, Kleinman A, Fabrega H Jr, Parron DL (eds.) Culture & Psychiatric Diagnosis: A DSM-IV Perspective. Washington: American Psychiatric Press

Koch E, Özek M, Pfeiffer WM (Hrsg.) (1995) Psychologie und Pathologie der Migration: deutsch-türkische Perspektiven. Freiburg: Lambertus

Koch E, Özek M, Pfeiffer WM, Schepker R (Hrsg.) (1998) Chancen und Risiken von Migration. Freiburg, Lambertus

Koch E, Schepker R, Taneli S (Hrsg.) (2000) Psychosoziale Versorgung in der Migrationsgesellschaft – Deutsch-türkische Perspektiven. Freiburg: Lambertus Verlag

Kraepelin E (1904) Psychiatrisches aus Java. Cbl Nervenheilk Psychiat 27: 468–469

Lin K-M (1996) Cultural influences on the diagnosis of psychotic and organic disorders. In: Mezzich JE, Kleinman A, Fabrega H Jr, Parron DL (Hrsg.) Culture & Psychiatric Diagnosis: A DSM-IV Perspective. Washington: American Psychiatric Press

Lin KM, Kleinman AM (1988) Psychopathology and clinical course of schizophrenia: A cross-cultural perspective. Schizophrenia Bulletin 14: 555–567

Littlewood R, Lipsedge M (1981a) Acute psychotic reactions in Caribbean-born patients. Psychol Med 11: 303–318

Littlewood R, Lipsedge M (1981b) Some social and phenomenological characteristics of psychotic immigrants. Psychological Medicine, 11, 289–302

McGovern D, Cope RV (1987) First psychiatric admission rates of first and second generation Afro Caribbeans. Social Psychiatry, 22, 139–149

Mukherjee S, Shukla S, Woodle J, Rosen AM, Olarte S (1983) Misdiagnosis of schizophrenia in bipolar patients: a multiethnic comparison. American Journal of Psychiatry, 140, 1571–1574

Murphy HBM, Wittkower ED, Fried J, Ellenberger H (1963) A cross-cultural survey of schizophrenic symptomatology. Int J Soc Psychiatry 9: 237–249

Ndetei DM, Singh A (1982) Study of delusions in Kenyan schizophrenic patients diagnosed using a set of research diagnostic criteria. Acta Psych Scand 66: 208–215

Ndetei DM, Singh A (1983) Hallucinations in Kenyan schizophrenic patients. Acta Psych Scand 67:144–147

Ødegaard Ø (1932) Emigration and insanity. Kopenhagen: Levin & Munksgaards Publishers

Özek M (1988) Ein kasuistischer Beitrag zum Problem psychiatrischer Auffälligkeiten der türkischen Arbeitnehmer in der BRD. In: Eris A & Gökelma Y (Hrsg.), Migranten und Gesundheit (pp. 71–79). Bremen

Ramirez PM, Johnson PB, Opler LA (1992) Ethnicity as a modifier of negative symptoms. Abstracts of the Annual Meeting of the American Psychiatric Association. American Psychiatric Press, Washington

Sartorius N, Jablensky A, Shapiro R (1977) Two-year follow-up of the patients included in the WHO International Pilot Study of Schizophrenia. Psychological Medicine, 7, 529–541

Selten JP, Sijben N (1994) First admission rates for schizophrenia in immigrants to the Netherlands. Social Psychiatry and Psychiatric Epidemiology, 29, 71–77

Snowden LR, Cheung FK (1990) Use of inpatient mental health services by members of ethnic minority groups. American Psychologist, 45 (3), 347–355

Taneli Y, Scheuerpflug P, Friese HJ, Trott G-E, Warnke A (1995) Stationäre türkische Patienten der Universitätsklinik für Kinder- und Jugendpsychiatrie, Würzburg: Retrospektive MAS-Auswertung einer 10-Jahresspanne (1981–1992). In E Koch, M Özek, WM Pfeiffer (Hrsg.), Psychologie und Pathologie der Migration: deutsch-türkische Perspektiven (pp. 222–231). Freiburg: Lambertus

Tseng WS, McDermott JF (1981) Culture mind and therapy. An introduction to cultural psychiatry. New York: Brunner/Mazel

Westermeyer J (1987) Cultural factors in clinical assessment. Journal of Consulting and Clinical Psychology, 55 (4): 471–478

Westermeyer J (1989) Psychiatric Care of Migrants: A Clinical Guide. Washington: American Psychiatric Press

Wintrob RM (1968) Sexual guilt and culturally sanctioned delusions in Liberia, West Africa. American Journal of Psychiatry, 125: 89–95

Zeiler J (1995) Migrationsschicksale Schizophrener. In E Koch, M Özek, WM Pfeiffer (Hrsg.), Psychologie und Pathologie der Migration: deutsch-türkische Perspektiven (pp. 178–185). Freiburg: Lambertus

7. Posttraumatische Störungen

Michael Brune

Fallbeispiele[1]

Fall 1:
Herr E. ist kurdischer Herkunft, der mit seiner Familie aus seinem Herkunftsland geflohen war. Wegen des Verdachtes, einer Widerstandsgruppe anzugehören, war er zuvor mehrmals verhaftet und gefoltert geworden. Von einer Sozialarbeiterin, die hellhörig war für seine Andeutungen von „schlimmen Sachen", die ihm widerfahren seien und die gleichzeitig die Tiefe seiner Düsterkeit spürte, wurde er mit sanfter Überredung dazu gebracht, sich in einem Behandlungszentrum für Folteropfer vorzustellen.
In der Behandlung erzählte er dann nach und nach immer mehr Einzelheiten seiner Leidensgeschichte. Er hatte schon viele erschreckende Details der Folter erzählt, als er eines Tages sagte, er wolle über etwas sprechen, worüber er mit niemandem gesprochen habe. Fast alle Schmerzen begann er zu erzählen, die man ihm bei der Folter zufügte, die seine Seele überstanden habe. Das eine Mal jedoch, als man ihn an den Armen aufgehängt hatte, er nackt war und gepeitscht wurde, dabei seine Familie und er als Kurde verhöhnt wurden, während die Folterer immer wieder laut lachten, da wäre etwas in ihm zerbrochen. Seitdem habe er jede Nacht Alpträume, in denen das Gelächter der Folterknechte ihm den Schlaf raubte.
Er blieb nach diesem Gespräch einige Male den therapeutischen Sitzungen fern. Nach der Fortsetzung der Therapie konnte sie nach zwei Jahren erfolgreich abgeschlossen werden.
Diskussion:
Dieser Fall zeigt zunächst wie wichtig es ist, die Einfühlungsgabe zu haben, bei Folteropfern zu hören „was zwischen den Zeilen" gesagt wird. Ein fehlendes Urvertrauen in andere Menschen, Schamgefühle und Vorstellungen, daß ihr Leben unwiderruflich zerstört sei, führen dazu, daß viele von ihnen Schwierigkeiten haben, klar zu sagen was ihnen „eigentlich fehle", obwohl sie aber meistens gleichzeitig einen großen Leidensdruck vermitteln.

[1] Um zu vermeiden, daß die geschilderten Personen sich in den Fallbeispielen wiedererkennen könnten, stammen sämtliche Beispiele aus der klinischen Arbeit des Autors in Schweden. Alle drei Fälle hätten sich aber auch in Deutschland ereignen können.

Die Erlebnisse von Herrn E. zeigen unter anderem auch, daß die psychischen Aspekte der Folter häufig auf Dauer die sind, mit denen es später am schwersten zu leben ist. Viele Foltermethoden zielen daher auch bewußt darauf ab, das Opfer zu demütigen – das Zufügen von körperlichen Schmerzen ist nur ein Mittel zum Zweck.
Begünstigend für die erfolgreiche Behandlung von Herrn E. war, daß er um seiner drei minderjährigen Kinder willen „kämpfen mußte um ins Leben zurückzukehren", wie er es selbst auszudrücken pflegte. Ebenfalls günstig war, daß sein Asylverfahren nach relativ kurzer Dauer mit einer Anerkennung abgeschlossen worden war und daß er sich dadurch recht bald seiner Zukunft im neuen Lande widmen konnte.

Fall 2:
Herr D. stammt aus dem heutigen Bosnien-Herzegovina. Er gehörte einem bosnisch-moslimischen Teil der Bevölkerung an, der eine Zeit mit der kroatisch-katholischen Seite gegen die serbische Armee kämpfte. Nach dem Ende dieser Kämpfe, bei welchen die serbischen Truppen geschlagen wurden, kam es in seiner Heimatgegend zu sich verhärtenden und schließlich auch kriegerischen Auseinandersetzungen zwischen Moslimen und Katholiken. In Folge dieser wurde Herr D. Gefangener in einem kroatischen Lager.
Herr D. hatte vier Jahre nach Kriegsbeginn im ehemaligen Jugoslawien seine Heimat verlassen. In der neuen Heimat lernte er nach einem Jahr seine Frau kennen, mit der er einen Sohn bekam. In den ersten beiden Jahren nach der Flucht hatte er sich wohl gefühlt, da er der „Hölle" des Krieges und der kroatischen Lager entronnen war. Dann belastete es ihn zunehmend, daß er keine Arbeit fand, sich nutzlos fühlte und von seiner Ehefrau „versorgt wurde". Er wurde launischer, bekam Wutausbrüche, schlug gelegentlich seine Frau und isolierte sich von seiner Umgebung. Der Umgang mit ihm war auch dadurch schwierig geworden, weil das einzige Thema, über welches er noch sprach, die Ereignisse in seiner ehemaligen Heimat waren.
Er wehrte sich gegen den Gedanken, sich in eine Behandlung zu begeben, denn er sei ja „nicht verrückt". Seine Ehefrau „zwang" ihn jedoch dazu, denn sie sagte ihm, daß sie es in der Ehe nicht aushalten würde, wenn er nicht zumindest Bemühungen machte, sich zu ändern. Er hing sehr an Frau und Sohn und ließ sich so überzeugen, einen „Versuch zu machen".
Diskussion:
Die posttraumatischen Störungen können sich zuerst als Verhaltensauffälligkeiten im Zusammenleben mit anderen zeigen. Manchmal ist es erst, wenn die Umgebung auf diese reagiert und einen sozialen Druck auf den traumatisierten Menschen ausübt, daß sich der Betroffene in Behandlung

begibt. Wenn dieser soziale Druck nicht da ist oder in eine falsche Richtung weist, kann es zu fatalen Entwicklungen kommen.
Die Widerstände und Vorurteile traumatisierter Menschen gegenüber der Psychiatrie, Psychologie und Psychotherapie können dazu führen, daß es schwer ist für den Betroffenen, den Weg in die notwendige Behandlung zu finden. Diese Widerstände und Vorurteile sind in manchen Kulturen und Gesellschaften – aus kulturellen, sozialen, wirtschaftlichen und/oder politischen Gründen – noch wesentlich größer.

Fall 3:
Frau Y. ist eine etwa 30jährige Frau lateinamerikanischer Herkunft. Sie war in allgemeinärztlicher Behandlung wegen lumbaler Rückenschmerzen ohne eindeutige organische Genese. Sie galt als sehr schwierige Patientin, weil sie häufig unbeherrscht und lautstark ihre Unzufriedenheit über die Erfolglosigkeit der Behandlung ausdrückte.
Als Frau Y. zur psychotherapeutischen Behandlung überwiesen wurde, ergab sich, daß sie einige Jahre mit einer Guerillagruppe in ihrem Heimatland gekämpft, dann aber in der legalen Partei ihrer Gruppierung die politische Arbeit fortgesetzt hatte. Auch diese Arbeit war gefährlich, denn sie war ständigen Morddrohungen von paramilitärischen Gruppen ausgesetzt. Eines Tages wurde sie auch entführt, mit verbundenen Augen in einer Baracke eingeschlossen. Da sie außerhalb der Baracke Menschen marschieren und Befehle erteilen hörte, nahm sie an, sie befände sich in einer Militäranlage. Während etwa drei Wochen wurde sie täglich auf brutalste Art mißhandelt und von mehreren Männern vergewaltigt. Danach warf man ihren leblosen Körper auf eine Müllhalde. Dort wurde sie gefunden, von Parteifreunden über Monate gesund gepflegt und dann mit ihrer damals fünfjährigen Tochter außer Landes gebracht.
Im Laufe der Behandlung wurde dann der Asylantrag endgültig abgelehnt, was die Behandlung noch schwerer gestaltete. Im Ablehnungsbescheid wurde ihre Schilderung ihres Hintergrundes in Zweifel gezogen und noch dadurch ergänzt, daß wenn ihre Schilderung wahr sei, wäre das kriminelle Handeln einzelner Soldaten noch kein Asylgrund.
Diskussion:
In diesem Falle wird eine häufige Beobachtung bestätigt, nämlich, daß sich viele traumatisierte Menschen zunächst mit körperlichen Beschwerden in Behandlung begeben. Die Art der Beschwerden läßt manchmal auf einen psychologischen Zusammenhang mit den erlittenen Traumen schließen – wie im geschilderten Fall –, manchmal aber auch nicht. Es sind sicherlich auch viele, die nie weiter kommen in ihrer Behandlung, denn sie bleiben dann bei der somatischen Medizin – sei es beim Allgemeinarzt, Internisten,

Orthopäden, Gynäkologen, Dermatologen oder anderen Ärzten – hängen. Eine Überweisung zum Psychologen, Psychotherapeuten oder Psychiater erfordert erfahrungsgemäß häufig ein gewisses Taktgefühl vom überweisenden Arzt.
Aus der Lebensgeschichte eines traumatisierten Menschen kann man häufig schließen, welches die zentralen traumatischen Ereignisse sind. Aber man sollte nie vergessen, daß – wie es sich in diesem Falle später zeigte – auch andere Ereignisse im Leben eines Menschen traumatisch gewesen sein können, daß die posttraumatischen Folgen dieser Ereignisse mit beachtet werden müssen und daß Verarbeitung früherer traumatischer Erlebnisse eine wichtige Rolle spielen, dafür wie spätere Trauma erfahren werden.
Die hiesige gesellschaftliche Realität des traumatisierten Flüchtlings kann eine große Bedeutung haben für die psychologische Realität und kann neue tiefe Trauma aufreißen. Die Asylverfahren bieten viele Beispiele dafür. Der Fall von Frau Y. zeigt, daß es dabei nicht nur darum geht, daß ihr die erhoffte Sicherheit vorenthalten wurde, sondern auch darum, daß das Asylverfahren mehrere für sie zutiefst empörende und kränkende Momente enthielt.

Einleitung

Ein psychisches Trauma ist ein extrem tragisches, schmerzhaftes, angsteinjagendes und erschütterndes Erlebnis, das jeder normal empfindender Menschen als unerträglich und anormal empfinden würde. Die Gefahr, in Ereignisse oder Lebensumstände zu geraten, die für das Leben eines Individuums, einer Gruppe oder gar einer Gesellschaft im physischen, psychischen oder sozialen Sinne extrem schmerzhaft sind oder fundamentale Verluste bedeuten, ist Bestandteil jeder menschlichen Existenz in jeder Gesellschaftsform dieser Welt. Jede menschliche Kultur sucht ihre geeigneten Strategien, um auf derartige Katastrophen vorbereitet zu sein und deren schädliche Folgen zu begrenzen.
Die Katastrophen, die zu schwerem seelischen Leid führen, berühren sämtliche Aspekte des menschlichen Lebens. Es ist daher verständlich, daß unterschiedlichste wissenschaftliche Bereiche – die Medizin, die Psychologie, die Soziologie, Anthropologie oder auch andere – ihr Interesse diesem Thema widmen.
Die Psychotraumatologie ist dementsprechend von vielen verschiedenen – teilweise unterschiedlichsten – wissenschaftlichen Theorien erklärt worden. Neurobiologie, Psychophysiologie, Lerntheorie, Psychoanalyse, kognitive Psychologie, existenziell-humanistische Philosophie und andere haben jeweils eigene Konzepte zum Verständnis dieser Problematik hervorgebracht

(Shalev 1993). Diese verschiedenen Konzepte sind jedoch nicht als miteinander unvereinbar zu verstehen, sondern ergänzen sich häufig (Silove 1999).

Die weitaus häufigste Ursache für posttraumatische Störungen bei Flüchtlingen und Migranten bei uns in Westeuropa dürften Erfahrungen von organisierter Gewalt[2] sein. In den letzten Jahrzehnten haben die Migrationsbewegungen in die westliche Welt – nicht selten als Folge politischer Gewalt, sei es durch repressive totalitäre Staaten oder durch zwischenstaatliche Kriege und Bürgerkriege – unzählige Opfer von Gewalt und Menschenrechtsverletzungen zu uns gebracht, was langsam[3] aber schließlich doch zu einem noch begrenzten Bewußtsein für die Problematik dieses Personenkreises geführt hat.

Die psychischen Folgen traumatischer Ereignisse aufgrund von Unglücksfällen oder Naturkatastrophen haben mit denen durch bewußtes Handeln anderer Menschen verursachten psychischen Traumatisierungen recht viele Ähnlichkeiten. Letztgenannte traumatische Erfahrungen („man made disaster") wie zum Beispiel Folter[4], haben jedoch schwerere und teilweise andere psychische Folgen, wie es Herman (1992) und Bustos (1992) in ihren Arbeiten ausführlicher beschreiben.

[2] Der Begriff der organisierten Gewalt wird von der WHO definiert als „The interhuman infliction of significant, avoidable pain and suffering by an organized group according to a declared or implied strategy and/or system of ideas and attitudes. It compromises any violent action which is unacceptable by general human standards, and relates to the victims feelings" („Das zwischenmenschliche Zufügen von bedeutenden und vermeidbaren Schmerzen und Leiden durch eine organisierte Gruppe gemäß einer deklarierten oder angedeuteten Strategie und/oder System von Ideen und Verhaltensweisen. Er schließt alle gewalttätige Handlungen, die inakzeptabel sind für allgemeine menschliche Standards, ein und bezieht sich auf das Empfinden des Opfers"). In diesem Sinne sind alle Formen von zielbewußt eingesetzter physischer und psychischer Gewalt gegen Menschen durch Staaten, Organisationen und Gruppierungen als organisierte Gewalt zu begreifen. Unter diesen Begriff fallen Folter, Kriegshandlungen und übrige Formen politisch, religiös, ethnisch oder anderweitig weltanschaulich begründeter Gewalt.

[3] Wenn man bedenkt, wie geschichtlich nahe Erfahrungen von Gewalt, Unterdrückung und folgender schwerer Traumatisierung in der aktuellen Geschichte des deutschsprachigen europäischen Raum liegen, könnte es verwundern, daß die Entwicklung eines gesellschaftlichen Bewußtseins für die Folgen von organisierter Gewalt so langsam vorangeht. Aber die gesellschaftlichen und individuellen Verdrängungsmechanismen für angstmachende Erkenntnisse sind offensichtlich stark.

[4] Folter ist laut der UNO jede systematisch durchgeführte physische und psychische Gewalt gegen Personen, die sich in Gefangenschaft befinden oder auf andere Art ihrer Freiheit beraubt sind. Zweck der Folter ist, die Persönlichkeit und die Identität des Opfers zu brechen und Informationen zu beschaffen; sie ist aber auch ein Mittel zur Ausübung massenpolitischer Unterdrückung (UNO, 1948).

Die Wahrscheinlichkeit, im Leben mindestens einmal eine posttraumatische Störung zu entwickeln, hängt von der Art des traumatischen Ereignisses ab, wobei die geringste Frequenz von posttraumatischen Störungen nach Unfällen auftritt und die höchste nach erlittener schwerer politischer Gewalt, wie nach Erfahrungen von Folter und Konzentrationslager, auftreten.
Nicht nur die traumatische Erfahrung an sich ist von Bedeutung für die Wahrscheinlichkeit, eine posttraumatische Störung zu entwickeln. Es gibt verschiedene prämorbide Risikofaktoren, die diese Wahrscheinlichkeit erhöhen: soziodemographische (wie z.B. Kindheit, Altsein, Einwanderung und männliches Geschlecht), biologische (wie z.B. psychiatrische Erkrankungen, geistige und körperliche Behinderungen), psychologische (wie z.B. Kindheitstraumen, frühere schlecht verarbeitete traumatische Ereignisse und Persönlichkeitsstörungen) und soziale (mangelnde soziale Unterstützung und Veränderungen der Gesellschaftsstrukturen). Zum Beispiel zeigt eine Studie von Basoglu et al. (1994) über gefolterte politische Ex-Gefangene in der Türkei, daß über die Schwere der Folter hinaus auch die Gefängnisbedingungen nach der Folter sowie die Lebensumstände nach Entlassung aus dem Gefängnis von entscheidender Bedeutung für die Entwicklung des psychischen Befindens und für das soziale Funktionsniveau der Traumatisierten sind.
Sicherlich sind alle Menschen, die einst Opfer politischer Gewalt gewesen sind, durch ihre extremen Erfahrungen für den Rest ihres Lebens gezeichnet. Diese Art von Erinnerungen verschwinden nie aus dem Seelenleben des Menschen und werden von ihm auf irgendeine Weise, recht oder schlecht, verarbeitet. Es gibt viele Menschen, die solche Erfahrungen, zumindest auf Dauer, recht gut psychisch integrieren. Die Wege, dieses zu erreichen, sind vielerlei und unterschiedlich und nicht alle Betroffenen brauchen dazu eine psychiatrische und/oder psychotherapeutische Behandlung.
Manche traumatisierte Menschen zeigen ihre posttraumatischen Reaktionen bald nach dem Trauma und andere reagieren nach Jahrzehnten, einzelne sogar nie. Es dürfte an der psychologischen Konstitution der Person, in welcher Phase seines Lebens er sich befindet und auch an seinem Weltbild samt seiner existentiellen Haltung zum Leben liegen, daß Menschen so unterschiedlich reagieren auf zumindest scheinbar sehr ähnliche Erlebnisse.
Viele traumatisierte Menschen erleiden nicht nur einmal, sondern mehrmals im Leben eine posttraumatische Symptomatik. Es ist daher wichtig, zwischen einer gegenwärtigen („current“) und einer irgendwann im Leben auftretenden („lifetime“) posttraumatischen Störung zu unterscheiden (Van der Kolk et al. 1996, Yehuda et al. 1995, Tomb 1994).

Bei einer Häufung von Traumen in der Lebensgeschichte steigt bei einem traumatisierten Menschen aufgrund eines kumulativen Effektes das Risiko, eine posttraumatische Symptomatik zu entwickeln (Yehuda et al. 1995, Mollica et al. 1998).

Es gibt verschiedene Studien über die Häufigkeit der erfahrenen Folter und anderer organisierter Gewalt, unter der die Flüchtlinge, die zu uns fliehen, zu leiden hatten. Man kann jedoch diese Studien, die die Situation von Flüchtlingen untersuchen, die zu einem bestimmten Zeitpunkt in einem bestimmten Land der westlichen Welt leben, nur unter Vorbehalt verallgemeinern. Meist sind sie in einem einzelnen Land und zu einem Zeitpunkt, an dem die in das Land kommenden Flüchtlinge nur aus einigen wenigen Ländern stammen, gemacht worden. Studien über Flüchtlinge eines anderen westlichen Landes können, bezüglich der Herkunftsländer und deren aktueller politischer Situation, zu einem nur wenig anderen Zeitpunkt zu einem gänzlich anderen Ergebnis gelangen. Hinzu kommt, daß es nicht leicht ist, „Reihenuntersuchungen" über Erfahrungen von Folter und anderen Formen organisierter Gewalt durchzuführen. Außerdem dürften in den Studien die Definitionen, wer ein Flüchtling ist und was politische Gewalt ist, nicht einheitlich sein. In Schweden ergab eine Studie Ende der achtziger Jahre (Nordström & Persson 1988), daß etwa 25 % einer multiethnischen Flüchtlingsgruppe Folter erlitten haben. Eine dänische Studie über Flüchtlinge aus dem Nahen Osten ergab einige Jahre später, daß 30 % dieser Personen gefoltert wurden (Montgomery & Foldspang 1994). Bei Flüchtlingen aus Kriegs- und Bürgerkriegsgebieten kann man davon ausgehen, daß die Mehrheit Gewalt, die wir in der friedlichen westlichen Welt als extreme Gewalt empfinden würden, direkt oder indirekt erlebt hat.

Nicht alle Flüchtlinge, Migranten und andere Menschen, die Gewalt in irgendeiner Form erlebt haben, sind traumatisiert in dem Sinne, daß sie Behandlung bräuchten. Es erscheint daher sinnvoll, sich auf keine exakte Prozentzahl, wieviele der Flüchtlinge traumatisiert sind, festzulegen, sondern davon auszugehen, daß zwischen 5 und 30 % der Flüchtlinge aufgrund von Traumatisierung durch organisierte Gewalt unter psychischen Beschwerden oder Krankheiten leiden.

Es sind jedoch nicht nur die Folgen der in den Herkunftsländern erlittenen Gewalt und die Exilproblematik, die den Flüchtlingen und Migranten das Leben erschweren. Die Lebensumstände von Flüchtlingen in den Ländern, in die sie fliehen, sind häufig schwierig. Das gilt nicht nur für arme „Dritte Welt"-Länder, in denen sich etwa 90 % der Flüchtlinge dieser Welt aufhalten, sondern nicht selten auch für die reichen Länder der Westwelt. Insbesondere gilt dies für Asylbewerber und andere Flüchtlinge mit kurzfristigem, zeitlich begrenztem Aufenhaltsrecht und für diejenigen, die gezwungen

sind, „untergetaucht" hier zu leben. Diese Schwierigkeiten in den verschiedenen Ländern der westlichen Welt stellen häufig einen erheblichen Streßfaktor dar (Schröder 1997, Silove 1993, Edlund und Søndergaard 1995).
Aber auch einige der traumatisierten Flüchtlinge mit einem gesicherten Bleiberecht finden nicht die psychosozial sicheren Rahmenbedingungen, die Voraussetzung dafür sind, in einer Behandlung vorliegende seelische Leiden zu überwinden. Viele der Migranten in unseren westlichen Gesellschaften haben allzu hautnah solche negativen Erfahrungen gemacht wie soziale Marginalisierung, hohe Arbeitslosigkeit, Fremdenfeindlichkeit und Rassismus, wodurch eine Behandlung oft zusätzlich erschwert wird.
Es sollte aber nicht vergessen werden, daß auch viele der Schwierigkeiten der Flüchtlinge und Migranten nicht auf die erfahrene Ablehnung im fremden Land beruhen, sondern als schmerzhafte Erfahrungen des Lebens im Exil an sich zu verstehen sind. Die Situation des Migranten im neuen, ihm mehr oder weniger fremd erscheinenden Land, wo das Leben zudem ohne den soziokulturellen Rückhalt der Heimat zu erfahren ist, beinhaltet große Schwierigkeiten. Insbesondere gilt dies natürlich für den Flüchtling, dessen Migration ja unfreiwillig und meist unter Zwang geschah. Jean Améry, der selbst ein Flüchtling war, schreibt, daß die ursprüngliche Bedeutung des Wortes Exil (das Wort stammt aus dem Lateinischen und bedeutet Verbannungsort) am treffendsten die Lebensumstände des Flüchtlings beschreibt (Améry 1988).
Die Erfahrungen und die menschlichen Werte, die ein Flüchtling durch traumatische Ereignisse und im Exil mit sich führt, sind wichtig für die Folgen der Traumen. Eine befestigte Weltanschauung, wie eine politische Ideologie oder Religion kann eine große Hilfe zur Handhabung und Verarbeitung traumatischer Erfahrungen sein. Um eine Erklärung dafür bieten zu können, wie es für einen Mensch möglich sein kann, die Erfahrungen des Konzentrationslagers seelisch zu überleben, zitiert Viktor E. Frankl (1997) Nietzsche: „Wer ein Warum zu leben hat, der erträgt fast jedes Wie". Die Berücksichtigung der Weltanschauung ist folglich in der klinischen Arbeit mit traumatisierten Flüchtlingen sehr wichtig (Brune 1999).

Symptomatologie

Horowitz (1976) beschreibt in „Stress Response Syndromes" den Ablauf der Folgen traumatisierender Ereignisse. Die Beeinflussung der Psyche durch ein traumatisches Ereignis zeigt sich im unmittelbaren Zusammenhang zum Erlebnis im allgemeinen als schwere Krisenreaktion, in welcher der Mensch von Gefühlen der Verzweiflung, Angst, Wut und Hilflosigkeit heimgesucht wird. Eine gewisse Zeit nach den meist abklingenden Krisenreaktionen – selbstverständlich vorausgesetzt es kommt zu keiner erneuten Traumatisierung – treten viele traumatisierte Menschen in eine neue Phase psychischen Leidens ein. Diese neuen Beschwerden – posttraumatische Symptome und Reaktionen – können nach wenigen Wochen auftreten oder, in manchen Fällen, auch erst Jahrzehnte später. Freud sprach bei diesen fortbestehenden seelischen Schäden und Narben des Traumas von traumatischen Neurosen und heutzutage spricht man meistens von posttraumatischen Störungen (Wilson 1994).

Die posttraumatische Störung kann sich auf vielerlei Art zeigen. Die häufigste Folge ist die Posttraumatische Belastungsstörung (PTBS) oder „posttraumatic stress disorder" (PTSD) aus dem ICD-10 und dem DSM-IV. Es ist wichtig zu beachten, daß als Folge einer Traumatisierung jedoch auch zum Beispiel affektive Störungen, Somatisierungsstörungen, Suchtverhalten und dissoziative Störungen auftreten können. Nicht selten zeigt der Traumatisierte in verschiedenen Phasen seines „posttraumatischen" Lebens unterschiedliche Störungen (van der Kolk et al. 1996).

In der in Deutschland gültigen zehnten Revision der Internationalen Klassifikation von Krankheiten ICD-10 (WHO 1994) wird die Diagnose Posttraumatische Belastungsstörung unter Reaktionen auf schwere Belastungen und Anpassungsstörungen aufgeführt. Die Definition dieser Diagnose ist mit der gleichen Diagnose im DSM IV fast identisch.

Die Posttraumatische Streßbelastungsstörung beinhaltet eine Aufzählung von Haupt- und Nebenkriterien und -symptomen, die Voraussetzung sind, um diese Diagnose stellen zu können. Sämtliche aufgelisteten Symptome kommen posttraumatisch bei von schweren Traumen betroffenen Personen vor. Viele traumatisierte Menschen, die Symptome als Spätfolge von Traumen zeigen, erfüllen die Kriterien für die Diagnose Posttraumatische Belastungsstörung. Die bei der Posttraumatischen Belastungsstörung beschriebenen Symptome müssen jedoch nicht alle nach einer Traumatisierung vorhanden sein und auch nicht alle betroffenen Personen, die eine posttraumatische Symptomatik aufweisen, erfüllen die Diagnosekriterien für Posttraumatische Belastungsstörung.

Die erste Voraussetzung zur Stellung der Diagnose Posttraumatische Belastungsstörung ist, daß der Symptomatik ein Ereignis – einmalig oder wiederholt – vorangegangen ist, das eine tatsächliche oder drohende massive Beeinträchtigung der körperlichen Unversehrtheit der eigenen oder einer anderen Person beinhaltet und bei dem Betroffenen ein intensives Gefühl von Furcht und Entsetzen auslöst. Über dieses Inklusionskriterium hinaus müssen Kriterien aus den drei Untergruppen („cluster") vorliegen: Erstens Symptome des ständigen Wiedererlebens („intrusion") des Traumas oder der

Traumen, zweitens Symptome des ständigen Ausweichens von Situationen, die an das Trauma erinnern könnten („avoidance“) und drittens Zeichen der Übererregbarkeit („arousal“). Weitere Voraussetzungen für die Stellung dieser Diagnose sind, daß die Störung mindestens einen Monat lang auftritt und daß sie ein klinisch bedeutsames Leiden darstellt oder mit erheblichen Einbußen des sozialen Funktionsniveaus einhergeht. Wenn die Symptomatik länger als drei Monate andauert, liegt definitionsgemäß eine chronische Posttraumatische Belastungsstörung vor. Von einer Posttraumatischen Belastungsstörung mit verzögertem Beginn spricht man, wenn die Symptomatik später als sechs Monate nach dem traumatischen Ereignis auftritt.

Symptome des Wiedererlebens der Traumen sind ständig sich aufdrängende Gedanken an die Traumen, wiederholte Alpträume von ihnen, Gefühle des Wiedererlebens ihrer und intensives seelisches und körperliches Unbehagen in Situationen, die an das Trauma konkret oder symbolisch erinnern. Das Ausweichen von Situationen, die an das Trauma erinnern können, zeigt sich, indem der Betroffene äußerst konsequent alle Gedanken, Aktivitäten, Plätze und Personen meidet, die ihn auch nur im entferntesten an das Trauma erinnern könnten. Weiter zeigt sich dies, indem der Betroffene sich sozial isoliert, seine Interessen und Hobbys verliert, seine Affekte sich einschränken (eine häufig gebrauchte Beschreibung ist, man fühle sich „wie ein lebender Leichnam“) und er das Gefühl hat, keine Zukunft mehr zu haben. Die Übererregbarkeit zeigt sich in Schlaf- und Konzentrationsstörungen, Irritabilität, Unruhe, Wutausbrüchen, Überempfindlichkeit gegenüber unerwarteten sensorischen Stimuli und einer starken Schreckhaftigkeit.

Im DSM-IV erschien als Erweiterung der psychotraumatologischen Begriffe erstmals die Akute Belastungsstörung („Acute Stress Disorder“). Dieser Begriff geht auf Arbeiten von einigen Wissenschaftlern zurück, die einen akuten, bis zu vier Wochen nach dem Trauma auftretenden, recht spezifischen Symptomenkomplex beschrieben hatten. Dabei handelt es sich um verschiedene miteinander vorkommende Symptome: dissoziative Symptome, Wiedererleben des Traumas unter anderem in Gedanken und Träumen, Ausweichen von Situationen, die an das Trauma erinnern könnten und starke Angstzustände (Kinzie & Goetz 1996).

Es sind auch häufig nicht reversible klinische Bilder eines PTBS, eines chronifizierten PTBS, beobachtet und beschrieben worden (Simon 1999, Friedman 1997). Im ICD-10 entspricht dies der Diagnose einer andauernden Persönlichkeitsstörung nach Extrembelastung und nach DSM-IV wäre sie als eine Anpassungsstörung einzuordnen.

Um den besonderen Charakteristika der Symptomatik von Menschen, die Opfer organisierter Gewalt wurden, besser gerecht werden zu können, gibt es Bestrebungen, diese in gesonderten Diagnosen innerhalb des DSM zu erfassen. J. Hermann (1992) entwickelte hierfür das Konzept des Complex PTSD, während der Begriff DES (Disorders of Extreme Stress) auf Vorschläge von Van der Kolk et al. (1993) zurückgeht.

Der Begriff des PTBS wird gelegentlich kritisiert, besonders durch Menschen, die einst Opfer von politischer Gewalt wie Folter, politischer Verfolgung und Krieg waren. Diese berechtigte Kritik bezieht sich im wesentlichen darauf, daß der Begriff PTBS nicht die politischen und existentiellen Aspekte des Traumas erfaßt und diese zu einem Krankheitsbild reduziert. Eine ausschließliche Berücksichtigung der Symptome kann zudem dem Verständnis für die Gesamtproblematik der Menschen, die Opfer von Gewalt – insbesondere politisch begründeter staatlicher Gewalt und Kriegen – wurden, hinderlich sein (Becker 1995). Der Begriff des PTBS läßt außerdem einige psychologische Aspekte unbeachtet oder macht sie zumindest nicht deutlich genug. Ein wichtiger solcher Aspekt ist das häufig gestörte Urvertrauen in die Menschen, die Menschheit und das Leben an sich des Betroffenen. Zusammenfassend könnte man sagen, daß der Begriff PTBS beim Wiedererkennen des Zustandes eines schwer traumatisierten hilfreich sein kann, in Zusammenhang mit Forschung oft sinnvoll ist, jedoch wenig zum Verständnis der Lebenslage des Betroffenen beiträgt.

Es bestehen zudem Komorbiditäten zwischen PTBS und psychiatrischen Krankheitsbildern. Bleich et al. (1997) beschreiben, daß bei 95 % der Menschen, bei denen ein PTBS diagnostiziert wurde, im Laufe des Lebens auch eine Komorbidität für Depression besteht. Weiter wird in dieser Arbeit auf mehrere andere Studien hingewiesen, die das Vorkommen einer posttraumatischen Depression bestätigen. Es gibt viele gleichzeitige, gemeinsame und überlappende Symptome von PTBS und Depressionen nach traumatischen Ereignissen. Besonders häufig ist das Vorkommen von depressiven Symptomen bei Folteropfern, da sie sehr häufig große Verluste wichtiger Inhalte ihres Lebens erlitten haben (Van Velsen 1996). Eine Komorbidität von 90 % von PTBS mit anderen psychiatrischen Erkrankungen, vor allem depressiven Störungen und Suchtmittelabhängigkeit, beschreiben Kessler et al. (1995). Die „Selbstmedikation“ mit Alkohol und anderen Drogen kann zu einer Komorbidität von Suchtproblemen und posttraumatischen Beschwerden führen (Fischer & Riedesser 1998). Bei den Untersuchungen, die ein sehr hohes Vorkommen von Suchtproblematik bei Traumatisierten zeigen, ist zu beachten, daß diese Untersuchungen häufig in den USA und nicht bei Flüchtlingen in Westeuropa gemacht worden. Auch bei diesen gibt es ein Suchtverhalten, aber nicht in dem erwähnten Ausmaß, wie in den zitierten US-amerikanischen Untersuchungen. Außerdem dürften kulturell bedingt die gebrauchten Suchtmittel andere sein, wie zum Beispiel Opium

bei einigen Flüchtlingen aus dem Nahen Osten. Wichtig ist auch, sich immer bewußt zu sein, daß traumatische Ereignisse manchmal schon vorher bestehende psychiatrische Erkrankungen verschlimmern können oder gelegentlich latent bestehende psychiatrische Erkrankungen zum Vorschein bringen.
Es ist weiter darauf zu achten, daß Spätfolgen der psychischen Traumatisierung sich manchmal nicht ganz leicht gegen psychiatrische Krankheitsbilder abgrenzen lassen, weil es Ähnlichkeiten und/oder Überschneidungen in der Symptomatik geben kann. Die Anpassungsstörungen mit ängstlichen und depressiven Stimmungslagen sowie Verhaltensauffälligkeiten können viele der Posttraumatischen Belastungsstörung ähnliche Symptome aufweisen. Sowohl bei der PTBS als auch der Depression liegen Symptome wie Verlust von Interesse an Aktivitäten, Konzentrationsstörungen und Schlafstörungen vor. Die Überlebenden-Schuld, die bei vielen Traumatisierten vorkommt, führt häufig zu depressiven Verstimmungen, die gelegentlich differentialdiagnostisch gegenüber der Depression schwer abzugrenzen sind. Die intrusiven Erinnerungsbilder von Traumatisierten können irrtümlich für Halluzinationen gehalten werden und bei gleichzeitig auftretenden Verhaltensstörungen kann dies zu einer irrtümlich diagnostizierten psychotischen Erkrankung führen. Es bestehen weiterhin Überschneidungen mancher PTBS-Symptome mit den Verhaltensauffälligkeiten der Antisozialen Persönlichkeitsstörung (Fischer & Riedesser 1998).

Diskussion

Es ist eher die Ausnahme, daß der traumatisierte Flüchtling, der durch organisierte Gewalt traumatisiert wurde, sein erstes Hilfesuchen mit Angaben über die traumatischen Erfahrungen begründet. Den ersten Kontakt mit ihm haben häufig medizinische Einrichtungen, soziale Beratungsstellen oder ähnliches. Macht der Flüchtling bei diesen Kontakten gute Erfahrungen, was häufig nicht mehr und nicht weniger heißt als das Gefühl zu haben, daß man ihm respektvoll begegnet, ist meist schon viel gewonnen. Die nicht selten starken Widerstände gegen eine weitere Überweisung zum Psychologen, Psychotherapeuten oder Psychiater können bei diesen ersten Begegnungen ein wenig gelockert oder endgültig befestigt werden. Dies liegt nicht nur an kulturellen und sozialen Ängsten vor den „Psychoprofessionen“, sondern beruht auch sehr auf dem gestörten Urvertrauen vieler Traumatisierter.
Das mangelnde und schwer gestörte Urvertrauen des schwer Traumatisierten in die Mitmenschen und das Leben an sich stellt eine Behinderung seiner Kommunikationsfähigkeit – sowohl seines Vermögens mit anderen zu

kommunizieren wie für die Möglichkeiten seiner Umgebung mit ihm zu kommunizieren – dar. Dies gilt in noch höherem Grade, wenn das Leiden eines Menschen durch mutwillige menschliche Handlungen verursacht ist. Das Urvertrauen, welches wir zu anderen Menschen haben, hat sehr wenig zu tun mit unserem Menschenbild und unserer Weltanschauung, sondern ist eine grundlegende psychologische Überlebensstrategie. Das Lernen dieses Urvertrauens ist ein Prozeß, den man früh in seiner Entwicklung durchmacht, und es ist sehr schwer, dieses wieder aufzubauen, wenn es einmal schwer gestört worden ist.

Der traumatisierte Mensch hat die Verletzbarkeit und Schwäche der Menschen zutiefst erfahren und er versteht, daß, was ihm einmal passiert ist, auch wieder passieren könnte – nämlich daß er wieder in den Grundlagen seines Lebens zutiefst verletzt und gekränkt werden könnte. Eine Art, sich gegen neue erschütternde Ereignisse zu schützen, ist, immer auf der Hut und mißtrauisch zu sein gegen alles Neue, das einem begegnet – um sich nicht noch mal bös überraschen zu lassen. Diese an und für sich wohlbegreifliche Vorsicht und abwartende Haltung kann dem Menschen, der versucht zu helfen, unbegründet und manchmal auch verletzend vorkommen. Diese „antikommunikativen" Verhaltensweisen des Patienten und die Reaktion des Behandlers hierauf bedeuten nicht selten den Anfang einer unglücklichen Entwicklung der Beziehung zwischen Patient und Behandler. Das Wissen, warum der Betroffene anfangs schwerzugänglich, abweisend und mißtrauisch wirken kann, kann helfen, die notwendige Geduld aufzubringen für die manchmal langwierige Phase des Aufbaus der für die erfolgreiche Behandlung notwendigen Vertrauensbasis.

Es gibt natürlich kulturelle Unterschiede im Umgang mit traumatischen Ereignissen. In einigen Kulturen kommuniziert man fast nur nonverbal über schmerzhafte Verluste, was bei uns in der westlichen Welt zu dem Mißverständnis führen kann, daß die Traumen etwas sind, was geleugnet wird oder Tabus bleiben. Diese Gepflogenheit, das Unheil nicht beim Namen zu nennen, kann Ausdruck einer Behutsamkeit gegenüber den Traumatisierten sein oder manchmal auch Ausdruck einer Befürchtung, daß man durch Aussprechen des Bösen es herbeiruft.

Eine Erwartungshaltung, auf die man häufiger bei manchen Migranten treffen kann, ist, daß eine ärztliche oder andere Untersuchung unmittelbar zu einem Erfolg führen soll. Da das Sprechen über traumatische Ereignisse nicht selten zunächst schmerzhaft ist für den Betroffenen, welches zu einer meist kurzfristigen – zumindest scheinbaren – Verschlechterung des seelischen Zustandes führen kann. Bei manchen Kulturen wird dies schneller, als man es als westlicher Untersucher gewohnt ist, als ein Ausdruck des Versagens einer Behandlung gesehen. Darauf sollte man vorbereitet sein und am besten sollte man versuchen, eingangs dem Patienten kurz Methode, Sinn und Zweck einer Untersuchung in unserem soziokulturellen Verständnis zu erklären.

Immer ist zu bedenken, daß es innerhalb eines Landes immer unterschiedliche Kulturen gibt und daß diese Kulturen auch an soziale Klassen und Unterschiede zwischen Stadt und Land gebunden sind. Dies ist im Allgemeinen um so ausgeprägter, je größer die Klassenunterschiede und je feudaler die Verhältnisse im jeweiligen Land sind. – „Den Iraner" gibt es noch weniger als „den Deutschen". Dem entsprechend sollte auch der Untersucher bemüht sein, so offen und so frei von Klischees wie möglich den zu Untersuchenden zu begegnen. Gerade bei traumatisierten Flüchtlingen gilt, daß sie häufig – es mag bei manchen Herkunftsländern anders sein – einen Querschnitt der Bevölkerung ihrer Heimatländer darstellen, das heißt daß es sein kann, daß sie aus den untersten bis höchsten Schichten ausgeprägter Klassengesellschaften kommen, von Analphabeten bis zu hoch ausgebildete Akademiker sind und unterschiedlichste Kulturen repräsentieren.

Es ist zu beachten, daß der Begriff der Identität für alle Menschen wichtig ist, nicht nur in den individualistischen westlichen Gesellschaften, in denen man seine Identität über die eigene Person definiert, sondern auch in Gesellschaften, in denen man die Identität über das eigene Kollektiv definiert. Identitätslos möchte kein Mensch sein. Jeder Mensch möchte gesehen werden als das, was er für seine Identität hält. Kein Mensch möchte als Teil einer identitätslosen grauen Masse – wie die „der Ausländer" – behandelt werden!

In der Begegnung mit fremden Kulturen gilt es vor allem die eigene Scheu vor dem Fremden abzubauen. Das ist wesentlich wichtiger als zu versuchen, ein meist oberflächlich bleibendes theoretisches Wissen über die vielen fremden Kulturen, auf die man in den multikulturellen und multiethnischen Gesellschaften Westeuropas stoßen kann, aufzubauen. Außerdem ist zu beachten, daß man mit fremden oder fremd erscheinenden Menschen mittels der Eigenschaften und Referenzrahmen, die wir gemeinsam haben, kommuniziert, und nicht über die Unterschiede. Weiter sollte man sich selbstkritisch bewußt sein, daß man der Kultur, in der man seine Sozialisation durchgemacht hat, verhaftet ist und daß man folglich aus ihr heraus agieren muß. Man kann eben nicht über seinen eigenen Schatten springen.

Man darf keinesfalls alle Schwierigkeiten, die manche der traumatisierten Flüchtlinge mit der Psychiatrie haben, als kulturell und sozial bedingte Vorurteile sehen, sondern muß auch einsehen, daß diese auch ihre tieferen Hintergründe haben. Dabei geht es natürlich um den Mißbrauch der Psychiatrie als Mittel der politischen Unterdrückung und auch um das Mitwirken von Ärzten bei Folter und ähnlichem. Auch ist zu bedenken, worauf Becker

(1995) hinweist, daß man durch die Benutzung eines Krankheitsbegriffs in gewissem Sinne die Terminologie der Täter in repressiven Staaten, die die Opfer der politischen Gewalt als kranke Elemente der Gesellschaft bezeichneten und mit der Krankheit die Notwendigkeit ihrer Austilgung begründeten, übernimmt. Weiter ist zu beachten, daß man bei der Verwendung psychiatrischer Diagnosen bei traumatisierten Menschen den Leidenden psychiatrisiert. Insbesondere der durch Gewalt anderer Traumatisierte kann dies als sehr kränkend empfinden, denn das eigentliche krankhafte liegt ja nicht in seinen Reaktionen auf die Trauma, sondern im Verhalten des Täters, sei es nun ein einzelner oder ein repressives politisches System. Zudem ist häufig eine große Angst derer, die schwere Traumen erlitten haben, daß sie auf dem Wege seien, verrückt zu werden, und die Psychiatrisierung ihres Zustandes kann diese Angst unnötigerweise verstärken.

Vorschläge für Leitlinien bei der psychopathologischen Beurteilung

Eine Grundvoraussetzung für eine sichere Diagnostik ist natürlich bei allen, aber bei diesen häufig „multitraumatisierten“ Menschen insbesondere aus bereits oben genannten Gründen eine vertrauenseinflößende Gesprächsatmosphäre und eine freundliche und häufig auch beharrliche Geduld beim Untersucher.

Unter der Voraussetzung, daß die Gesprächsatmosphäre derart ist, daß der Patient es wagt, über für ihn zentrale Themen zu sprechen, werden die psychischen Traumen früher oder später zu Gespräch kommen. Es ist fast nie sinnvoll, einen Gesprächsinhalt erzwingen, wenn es sich um zutiefst traumatische Erlebnisse handelt. Aber es ist gleichzeitig wichtig, daß der Patient nicht den Eindruck bekommt, daß die behandelnde Person Angst habe, über die schweren Traumen in der Vergangenheit des Patienten zu sprechen. Genauso wenig sollte der Patient den Eindruck haben, daß eine reine Neugierde das Hauptmotiv für den Untersuchenden sei, um nach traumatischen Erlebnissen zu fragen.

In der praktischen Arbeit mit traumatisierten Menschen gibt es immer wieder Situationen, in denen eine Diagnostik der Traumatisierung, sowohl ihrer Ursachen wie Folgen, unter Zeitdruck geschehen muß. Das häufigste Beispiel dafür dürfte die Begutachtung oder Attestierung von Traumatisierung im Rahmen von Asylverfahren, bei denen solche immer häufig „fünf vor zwölf“ erbeten wird, sein. In den Fällen, wo ein Zeitdruck erfordert, daß man das Einsammeln von Informationen forciert vorantreibt, sollte man dem Patienten erklären, warum man dies tut.

Um die Realität der Vorurteile und Ängste gegenüber der Psychiatrie, Psychologie und Psychotherapie zu entgegnen, empfiehlt es sich, im Beginn der Gespräche soweit wie möglich Wörter aus dem Bereich der Psychiatrie und solche mit der Silbe „Psych-" zu vermeiden. Man sollte Wörter wie Seele statt Psyche, Trauer statt Depression, Behandlung statt Psychotherapie und so weiter zu benutzen.

Eine Anamneseerhebung kann wie ein Verhör wirken auf Menschen, die schmerzhafte und eindringliche Erfahrungen von Verhören haben. Manche somatischen Untersuchungen können Assoziationen zu traumatischen Erfahrungen erwecken, wie zum Beispiel ein EKG an erlittene Elektrofolter. All diese Schwierigkeiten und Fallen bei den Untersuchungen lassen sich jedoch zumindest teilweise umgehen, wenn man sich anfangs relativ viel Zeit nimmt, um die verschiedenen Schritte der Untersuchung zu erklären.

Auch wenn die posttraumatische Störung nicht ein PTBS ist, muß bei allen Diagnosen einer posttraumatischen Störung das Inklusionskriterium des PTBS, nämlich, daß eine tatsächliche oder drohende massive Beeinträchtigung der körperlichen Unversehrtheit der eigenen oder einer anderen Person vorlag, das bei dem Betroffenen ein intensives Gefühl von Furcht und Entsetzen auslöste, erfüllt sein.

Selbstverständlich ist es wichtig, bei der Untersuchung zusätzliche, über die Traumaanamnese hinaus, Daten einzusammeln. Es sollten immer alle Daten einer gründlichen psychopathologischen Diagnostik erhoben werden. Eine Beobachtung, die immer wieder gemacht werden kann, ist, daß die Möglichkeit einer stattgefundenen Traumatisierung entweder völlig übersehen wird oder auch viel zu häufig als Ursache einer Symptomatik bei einem Menschen ausländischer Herkunft gesehen wird. Den einen muß man erklären, daß es denkbar ist, daß eine Verhaltensauffälligkeit beim Flüchtling als Ursache eine Traumatisierung haben kann, den anderen muß man sagen, daß es auch bei Flüchtlingen psychiatrische Erkrankungen gibt, die möglicherweise sogar unabhängig von erlittenen Traumen entstehen.

Bei der Beurteilung eines Patienten mit dem Verdacht einer Posttraumatischen Störung sollten folgende Fragen besondere Beachtung finden:

Liegen traumatische Ereignisse vor; welche sind sie und haben sie zu einer posttraumatischen Störung geführt?

Handelt es sich um ein traumatisches Ereignis oder um mehrere?

Ist es möglich, eine detaillierte Schilderung der traumatischen Ereignisse zu erhalten, ohne zu riskieren, die Grenzen der Autonomie und Integrität des Patienten zu verletzen?

Welche Emotionen und Gedanken assoziiert der Patient zu den Traumen?

Was geschah nach den Traumen?

Welche als posttraumatisch einzuschätzende Symptome liegen vor?

Macht er sich selbst oder anderen Schuldvorwürfe im Zusammenhang mit den Traumen?
Was weiß die Familie, Freunde und andere wichtige Menschen im sozialen Umfeld des Patienten über seine traumatischen Erlebnisse?
Spielt Religion, politische Ideologie oder andere Weltanschauung bei den Patienten eine Rolle bei seinen Gedanken zu den Traumen?
Wie ist die soziale und aufenhaltsrechtliche Situation des Patienten?
Wie empfindet der Patient sein Leben im Exil?
Welche Träume hat der Patient für seine Zukunft? Welche davon sind unrealistisch und welche lassen sich in realistische Pläne umformulieren?
Welche Behandlung oder andere Hilfe braucht der Patient?

Literatur

Améry J (1988) Jenseits von Schuld und Sühne. Deutscher Taschenbuch Verlag GmbH & Co. KG, München

Basoglu M, Murat P, Özmen E, Tasdemir Ö, Sahin D (1994) Factors related to Long-term Traumatic Stress Responses in Survivors of Torture in Turkey. JAMA 272: 357–363

Basoglu M, Mineka S, Paker M, Aker T, Livanou M, Gok S (1997) Psychological preparedness for trauma as a protective factor in survivors of torture. Psychological Medicine 27: 1421–1433

Becker D (1995). The Deficiency of the Concept of Posttraumatic Stress Disorder When Dealing with Victims of Human Rights Violations. In: Kleber R J, Figley C R, Gersons B P R (Hrsg), Beyond Trauma: Cultural and Societal Dynamics. Plenum Press, New York

Bleich A, Koslowsky M, Dolev A and Lerer B (1997) Posttraumatic stress disorder and depression. British Journal of Psychiatry 170: 479–482

Brune M (1999) Traumatization and ideology. Current Opinion in Psychiatry 12 (Suppl. 1): 168

Bustos E (1992) Psychodynamic Approaches in the Treatment of Torture Survivors. In: Basoglu M (Hrsg.) (1992) Torture and its consequences. Cambridge University Press, Cambridge

Edlund L, Søndergaard HP (1995) Traumatiserade flyktingar i sluten psykiatrisk vård. In: Hjern A (Hrsg.) Diagnostik och behandling av traumatiserade flyktingar. Studentlitteratur, Lund

Ehlert U, Wagner D, Heinrichs M, Heim C (1999) Psychobiologische Aspekte der Posttraumatischen Belastungsstörung. Der Nervenarzt 70: 773–779

Fischer G, Riedesser P (1998) Lehrbuch der Psychotraumatologie. Reinhardt, München, Basel

Frankl V (1977) ...trotzdem Ja zum Leben sagen – Ein Psychologe erlebt das Konzentrationslager. Deutscher Taschenbuch Verlag GmbH & Co. KG, München

Grinberg L, Grinberg R (1990) Psychoanalyse der Migration und des Exils. Verlag Internationale Psychoanalyse, München und Wien

Herman J (1992) Complex PTSD: A Syndrome in Survivors of prolonged and Repetead Trauma. Journal of Traumatic Stress 5: 377–392

Horowitz MJ (1976) Stress Response Syndromes. Aronson, New York

Kessler R C, Sonnega A, Bromet E, Hughes M, Nelson C B (1995) Posttraumatic stress disorder in a national comorbidity survey. Archives of General Psychiatry 52: 1048–1060

Kinzie JD, Goetz RR (1996) A Century of Controversy Surrounding Posttraumatic Stress-Spectrum Syndromes: The Impact on DSM-III and DSM-IV. Journal of Traumatic Stress 9: 159–179

Kordon D, Lagos D, Edelman L (1986) Efectos psicológicos de la represión política. Sudamericana/Planeta S.A., Buenos Aires

Lavik N J, Hauff E, Skrondal A, Solberg Ø (1996) Mental disorder among Refugees and the Impact of Persecution and Exile: Some Findings from an Out-Patient Population. British Journal of Psychiatry 169: 726–732

Montgomery E, Foldspang A (1994) Criterion-related validity of screening for exposure of torture. Torture 4, København

Nordström A, Persson A (1988) Fängelse och tortyr vanliga orsaker till psykiska och somatiska besvär hos flyktingar i Sverige. Läkartidningen 86: 3560–3566

Rasmussen OV (1990) Medical aspects of torture. Danish Medical Bulletin 37

Schröder P (1997) Ein klassisches Flüchtlingsproblem: das Psychotrauma. Spektrum der Psychiatrie, Psychotherapie und Nervenheilkunde 2: 42–46

Silove D (1999) The psychosocial effects of torture, mass human rights violations, and refugee trauma: toward an integrated conceptual framework. Journal of Nervous and Mental Disease 187: 200–207

Tomb DA (1994) The phenomology of post-traumatic stress disorder. Psychiatry Clinics of North America 17: 237–250

UNO (1948) Allgemeine Deklaration der Menschenrechte.

Van der Kolk B A, Pelcovitz D, Roth S, Mandel F, McFarlane A, Herman JL (1996) Dissociation, somatization, and affect dysregulation: the complexity of adaption of trauma. American Journal of Psychiatry 153: 83–93

Van Velsen C, Gorst-Unsworth C, Turner S (1996) Survivors of Torture and Organized Violence: Demography and Diagnosis. Journal of Traumatic Stress 9: 181–193

Wilson JP (1994) The Historical Evolution of PTSD Diagnostic Criteria: From Freud to DSM-IV. Journal of Traumatic Stress 7: 681–698

WHO (1994) Internationale statistische Klassifikation der Krankheiten und verwandter Gesundheitsprobleme (10. Revision) Band I – Systematisches Verzeichnis. Springer, Berlin Heidelberg New York Tokyo

Yehuda R, Kahana B, Schmeidler J, Southwick SM, Wilson S, Giller EL (1995) Impact of Cumulative Lifetime Trauma and Recent Stress on Current Posttraumatic Stress Disorder Symptoms in Holocaust Survivors. American Journal of Psychiatry 152 (12): 1815–1818

8. Persönlichkeitsstörungen

Peer Briken, Christian Kraus

Fallbeispiele

Fall 1:
Frau A., eine Ende dreißigjährige, aus der Türkei stammende Patientin stellte sich wegen bereits seit einigen Jahren bestehender, unter psychischer Belastung zunehmender Lumbalgien vor. Da man ihr bisher somatisch nicht hatte weiterhelfen können, war ihr vorgeschlagen worden, einen Psychiater aufzusuchen.
Sie sei in der Nähe der Schwarzmeerküste als ältestes von vier Kindern geboren. Zum Vater habe sie ein sehr enges Verhältnis gehabt. Dieser habe sie immer „mein Sohn" genannt und sie früh familiäre Aufgaben übernehmen lassen. Sie habe viele Freiheiten gehabt und habe mit dem Vater über alles sprechen können. Die Mutter habe dagegen oft das Haus nicht verlassen dürfen, da der Vater eifersüchtig gewesen sei. Zu ihr habe ein schlechtes Verhältnis bestanden, da sie viel verboten habe. Aus Wut über diese Verbote habe Frau A. oft ihren Kopf gegen die Wand geschlagen oder Gegenstände zerstört. Vom Vater sei sie dafür nie bestraft worden. In der Schulzeit sei es zunehmend zu Konflikten gekommen, da sie sich von Lehrern ungerecht behandelt gefühlt habe. Während der Pubertät habe sie sich durch die Reaktionen der Umwelt zunehmend in ihrer Freiheit eingeschränkt gefühlt, habe sich einmal in suizidaler Absicht vor ein Auto geworfen, sei aber nicht überfahren worden. Einige Zeit später sei sie mit Hilfe ihres Vaters nach Deutschland gekommen, in ihrer Hoffnung, hier freier leben zu können. Sie habe in Deutschland geheiratet und habe einen inzwischen 17-jährigen Sohn. Der Ehemann sei vor einiger Zeit verstorben, was in ihr eine große Leere hinterlassen habe.
Frau A. wirkte äußerlich gepflegt, zeigte sich im Kontakt etwas distanzgemindert und redete sehr schnell. Ihre Affekte wechselten zwischen depressiver und euphorischer Stimmung, zeitweise wirkte sie theatralisch oder auch läppisch. In weiteren Kontakten wurde deutlich, daß es unter Kritik oder Ablehnung immer wieder zur Zerstörung von Gegenständen gekommen war. Bisher habe sie die Wohnungseinrichtung dreimal erneuern müssen, nachdem sie das Mobiliar und Geschirr zerstört hatte. Im Verlauf der Behandlung hielt sich Frau A. oft nicht an Terminabsprachen, meldete sich längere Zeit nicht, um dann spontan auf einen Termin zu drängen. Zuneh-

mend machte sie ihre im Zusammenhang mit Gefühlen innerer Leere impulsiv auftretende Suizidalität deutlich. Die zunächst geäußerten Lumbalgien wurden von der Patientin nicht mehr thematisiert.

Diskussion:

Frau A. stellte sich mit einem stimmungsabhängigen somatischen Beschwerdebild (Lumbalgien) vor, für das sich keine körperlichen Ursachen hatten finden lassen. Diese körperliche Symptomatik rückte bald in den Hintergrund, während im Zusammenhang mit der Lebensgeschichte emotional instabile Persönlichkeitszüge deutlich wurden. Diese zeigten sich seit frühester Jugend insbesondere in der Beziehung zur Mutter, krisenhaft zugespitzt während der Pubertät, der Ehe und im Zusammenhang mit dem Tod des Ehemannes. Frau A. schilderte unbeständige und unberechenbare Stimmungen, Gefühle innerer Leere, wiederholte Handlungen mit Selbstbeschädigung, Suizidversuche oder -drohungen und unangemessene Wutausbrüche, bei der sie Gegenstände zerstörte. Hinter einem zunächst als Somatisierung imponierenden Beschwerdebild, welches Frau A. vor allem gegenüber deutschen Ärzten vortrug, erschloß sich durch genauere Erhebung der Lebensgeschichte durch einen Psychiater türkischer Herkunft erstmals das Bild einer Pathologie, die diagnostisch als emotional instabile Persönlichkeitsstörung, impulsiver Typus (ICD-10:F60.31) eingeordnet wurde. Bei diesem Beispiel wird deutlich, daß durch die Kenntnisse der speziellen Lebensumstände in einem ländlichen Gebiet und auch der Rolle der Frau in einer türkischen Familie erst eine genaue diagnostische Einordnung möglich war.

Fall 2:

Herr B., ein 35jähriger, aus dem ehemaligen Jugoslawien stammender Mann stellte sich auf der Suchtstation zum stationären Entzug bei Alkohol- und Kokainabhängigkeit vor. Er hatte in den letzten Jahren bereits drei stationäre qualifizierte Entzugsbehandlungen durchgeführt und war schnell wieder rückfällig geworden. Bei der Aufnahme wirkte er sehr angespannt und dysphorisch, eine ausgeprägte psychomotorische Unruhe kam durch andauerndes Hinsetzen und Wiederaufstehen zum Ausdruck. Er berichtete gelegentlich unter Drogeneinfluß einen Verfolgungswahn, Deja-vus und akustische Halluzinationen in Form von Stimmenhören erlebt zu haben.
Der Patient war Mitte der Sechziger Jahre in Jugoslawien geboren. An seinen Vater habe er keine Erinnerung. Die ersten Lebensjahre habe er bei den Großeltern gelebt, während die Mutter als Gastarbeiterin nach Deutschland gekommen sei. Vom vierten bis sechsten Lebensjahr sei er regelmäßig von einem Nachbarn sexuell mißbraucht worden. Später habe die inzwischen erneut verheiratete Mutter ihn nach Deutschland geholt. Vom Stiefvater sei er ständig verprügelt worden. Im 17. Lebensjahr sei Herr B. wegen des

Militärdienstes nach Jugoslawien zurückgekehrt. In dieser Zeit habe er den ersten Suizidversuch unternommen, um aus dem Militärdienst entlassen zu werden.
Im körperlichen Untersuchungsbefund fielen eine große, z-förmige Narbe quer über den Bauch, multiple Schnittverletzungen am linken Unterarm, ein fehlendes Fingerendglied eines kleinen Fingers sowie fehlende Schneidezähne im Unterkiefer auf. Für alle diese Veletzungen gab Herr B. selbstverletzendes Verhalten zur Spannungsabfuhr oder aufgrund von Schuldgefühlen an.
Die stationäre Behandlung des Patienten wurde innerhalb der ersten sieben Tage von ihm selbst mehrfach unterbrochen, er wurde rückfällig und kehrte schließlich nicht aus einem Übernachtungsurlaub zurück. Einige Tage später kam er auf die Station, um zu erklären, daß seine Freundin, eine ehemalige polnische Prostituierte, von der russischen Mafia bedroht werde und er sie beschützen müsse. Fremdanamnestisch wurden diese Angaben, die wir zunächst für wahnhaft gehalten hatten, bestätigt.
Diskussion:
Herr B. hatte sich zunächst zum Alkoholentzug vorgestellt. Nachdem im Laufe der ersten Behandlungstage neben der Suchtproblematik eine gesteigerte Impulsivität und Aggressivität sowie selbstverletzendes Verhalten deutlich wurden, waren neue diagnostische Überlegungen notwendig. Da der Patient unter Drogeneinfluß auch psychotische Symptome erlebt hatte und während des aktuellen Aufenthaltes darüber berichtete, daß seine Partnerin von der „Russenmafia" verfolgt werde, schien differentialdiagnostisch u.a. auch eine schizophrene Störung in Betracht zu kommen. Bei Befragung der Partnerin stellte sich allerdings heraus, daß diese tatsächlich Kontakte zur russischen Zuhälterszene gehabt hatte und nun befürchtete, daß es zu Auseinandersetzungen kommen würde. Bei Nichtbeachtung des migrationsspezifischen Kontextes von Patient und Partnerin wäre eine Fehleinschätzung der Problematik wahrscheinlich gewesen. Wegen der Kürze des Aufenthaltes blieb aber auch die Diagnose einer emotional instabilen Persönlichkeitsstörung vom Borderline Typ (ICD-10, F60.31) nur ein Verdacht.

Fall 3:
Frau C, eine 21-jährige, ledige, in Deutschland geborene Frau mit einer aus Indonesien stammenden Mutter und einem deutschen Vater stellte sich mit einem suizidalen Syndrom auf Station vor. Unmittelbar vor Aufnahme hatte sie ihre Mutter geschlagen und sie mit einem Messer bedroht. Bei Aufnahme gab die Patientin suizidale Gedanken an dergestalt, daß sie vor einen Zug springen oder sich die Pulsadern aufschneiden wolle. Aus der Vorgeschichte war zu erfahren, daß die Patientin im 17. Lebensjahr in der

Kinder- und Jugendpsychiatrischen Abteilung wegen einer Anorexia nervosa in Behandlung war. Bei Aufnahme war eine Eßstörung im Sinne einer Bulimie zu eruieren.

Zur Vorgeschichte war zu erfahren, daß die Mutter als Studentin nach Deutschland gekommen war, kurze Zeit später ungewollt schwanger wurde und den Vater der Patientin aus gesellschaftlichen Gründen heiratete. In ihrem dritten Lebensjahr trennten sich die Eltern. Der Vater gründete einige Jahre später eine neue Familie und brach den Kontakt zur Patientin ab. Im zwölften Lebensjahr der Patientin lernte die Mutter einen neuen Mann kennen, der zu ihnen nach Hause zog. Er sei damals arbeitslos gewesen, habe den ganzen Tag Alkohol getrunken, während ihre Mutter arbeiten gegangen sei. Nach der Schule habe dieser Mann die Patientin geschlagen, was ihr die Mutter nicht geglaubt habe. Es sei einmal zu einem sexuellen Mißbrauch seitens dieses Mannes gekommen. Nach diesem Ereignis habe die Mutter den Mann nicht mehr in die Wohnung gelassen und die Beziehung zu ihm beendet.

Während der Behandlung kam es häufig zu Impulsdurchbrüchen und Kontrollverlusten. Frau C. schlug sich die Fäuste an den Wänden wund und zog sich mehrere Frakturen der Handwurzelknochen zu. Sie randalierte und warf mit Gegenständen um sich oder bekam Freßattacken mit anschließendem Erbrechen. Im weiteren zog sie sich mit Rasierklingen oder Scherben mehrere Selbstverletzungen zu.

Es wurde die Diagnose einer Borderline-Persönlichkeitsstörung (ICD 10: F60.31) und einer Bulimie (ICD 10: F50.2) gestellt.

Diskussion:

Während der stationären Behandlung wurde deutlich, daß der Verlust der Impulskontrolle zum Wochenbeginn am akutesten war. Die Wochenenden verbrachte die Patientin bei ihrer Mutter. Die Mutter wurde von der Patientin als kühl und ablehnend erlebt. Die Beziehung zu der Mutter schwankte zwischen Idealisierung und Entwertung. Sie empfand die Mutter einerseits als klug und selbstständig, andererseits haßte sie sie dafür, daß sie ihr gegenüber keinerlei Nähe und Wärme entgegenbringen konnte. Die Mutter machte die Patientin verantwortlich, keinen akademischen Abschluß bekommen zu haben. An den Wochenenden eskalierte die Situation, die Patientin machte sich dadurch aufmerksam, daß sie sich selbst verletzte oder Wohnungsgegenstände demolierte, wobei die Mutter seelenruhig in der Küche ihren Haushalt verrichtete und die wütende Tochter ignorierte. In mehreren Familiengesprächen stellte sich heraus, daß die Mutter der Patientin die Erkrankung der Tochter als eine Art Strafe dafür ansah, daß sie damals gegen den Widerstand ihrer Eltern und Brüder Indonesien verlassen hat, um in Deutschland ein eigenständiges Leben zu beginnen. In dem

Krankheitskonzept der Mutter spiegelte sich auch eine Mischung aus christlichem und buddhistischem Glauben, aber auch Aberglauben wider. So sah sie die Erkrankung ihrer Tochter als Strafe Gottes an, hatte aber auch die Überzeugung, daß die Tochter von einem bösen Geist besessen sei, den man ihr austreiben müsse. Auch die Patientin machte diesen „bösen Geist" für ihre psychische Verfasssung verantwortlich.
Nach dem stationären Aufenthalt fanden über ein Jahr wöchentliche Familiengespräche statt. In diesen Gesprächen wurden transgenerationale Konflikte aufgedeckt und hauptsächlich die Beziehung und der Umgang zwischen Mutter und Tochter thematisiert.

Einleitung

Kulturelle Faktoren haben zweifellos eine wichtige Bedeutung in der Entwicklung normaler und pathologischer Persönlichkeitszüge. In diesem Kapitel werden kulturelle Aspekte bezüglich ihrer Beziehung zu Persönlichkeitsstörungen dargestellt und hinsichtlich klinischer Implikationen diskutiert.

Gesellschaft und Persönlichkeit

Nicht nur in den psychodynamischen Theorien spielen die Zeit von der Geburt bis zur ödipalen Phase und die Adoleszenz eine entscheidende Rolle für die Persönlichkeitsentwicklung. Die kulturellen bzw. subkulturellen Verhältnisse bilden dabei das Forum, auf dem das Individuum seine Identität entwickelt. Frühe Identifikationen werden durch die Beziehung zu Mutter und Vater bedingt und weiten sich später auf andere Familienmitglieder, Verwandtschaft, Schule und individuelle Bezugspunkte aus. Dabei auftretende Konflikte im Anpassungsprozeß des Individuums an die Gesellschaft formen die Persönlichkeit. Ziel der Individuation ist, für das Individuum ein Ausmaß an Integration zu erreichen, das befriedigende Beziehungen zu anderen möglich macht. Dies bedeutet auch, daß Schwierigkeiten in der Entwicklung des Individuums zu gestörten Beziehungen, einer eingeschränkten individuellen Flexiblität und Stabilität der Persönlichkeit führen.
Kulturelle Faktoren können dabei einerseits die Symptombildung beeinflussen, wirken andererseits aber auch als direkte pathogenetische Faktoren in der Entwicklung der Persönlichkeit. Sie stellen ein komplexes Geflecht ethnischer und religöser Faktoren dar, beinhalten Werte und Normen und reichen von der Kindererziehung bis hin zu Beerdigungsritualen (Fabrega

1987). Die großen Unterschiede in der Praxis der Kindererziehung, der intrafamiliären Rollenverteilungen und sozialen Anforderungen beeinflussen Selbstbild und Selbstkonzept. Bedeutsam erscheint in diesem Zusammenhang vor allem, daß jede Kultur eigene normative Vorstellungen über Gesundheit und Krankheit hat. Eher ich-zentrierte Sichtweisen beschreiben das individuelle Selbst als Entität mit bestimmten Charakteristika und einer individuellen Auseinandersetzung mit der Umgebung. Eher soziozentrische Ansätze akzeptieren die Anwesenheit fließender Grenzen zwischen Individuum und Gesellschaft und führen damit zu einer umfassenderen Sichtweise des Einflusses gesellschaftlicher Bedingungen (Alarcon & Foulks 1995). Der ethnische Charakter (Buffenstein 1997) spiegelt die Sichtweise der Welt, die Werte und Moral einer Gesellschaft wieder und läßt sich anhand verschiedener Konzepte beschreiben: Der Begriff der idealen Persönlichkeit geht auf die Anthropologin Ruth Benedict (1934) zurück, nach deren Meinung jede Gesellschaft eine mehr oder weniger klare Vorsellung darüber hat, was eine „gute Frau" oder einen „guten Mann" ausmacht. Durch Belohnung oder Strafe würden die ideologischen Merkmale einer Kultur auf die Mitglieder der Gesellschaft übertragen. Der Psychoanalytiker Abram Kardiner (1945) nahm an, daß die jeweils kulturell etablierte Technik der Kindererziehung die Basispersönlichkeit einer Gesellschaft formt und sich auch in Mythologie, Religion und sozialen Organisationen niederschlägt. Kultur und Persönlichkeit werden somit als dynamisch von einander abhängige Systeme betrachtet.
Nach Foulks (1995) differiert der für eine Gesellschaft typische Persönlichkeitstyp deutlich vom idealen Persönlichkeitstyp, wird aber von der Gesellschaft als normal und akzeptiert angesehen. Hingegen entspricht die atypische Persönlichkeit weder dem Idealbild noch dem durchschnittlichen Verhalten in einer Gesellschaft, wird aber totzdem nicht als abnormal angesehen. Solche atypischen Individuen können z.B. Mystiker, Priester oder Künstler sein. In Fällen, in denen ein solches Individuum aus einem kulturellen Kontext in einen anderen kommt, können die Definitionen von Persönlichkeitsstörungen ihre Grenzen zeigen. Foulks (1995) beschreibt das Beispiel eines buddhistischen Mönchs, der in seinem Heimatland für andere religös inspirierend wirkt, nach den Kriterien einer westlichen Klinik aber als schizoid diagnostiziert werden könnte.

Psychobiologie und Persönlichkeit

Cloninger (1987) diskutiert Persönlichkeitszüge aus der Perspektive der erlangten Anpassungsfähigkeit, die alle Menschen in verschiedenem Ausmaß besitzen. Die relative Quantität der angeborenen Variation jedes Persönlichkeitszuges in der Beziehung zu den Anforderungen der Umwelt mache die andauernde Qualität der Persönlichkeit aus. Dabei würden Persönlichkeitsstörungen extrem starke oder schwache Ausprägungen eines oder mehrerer miteinander interagierender Persönlichkeitszüge sein. Foulks (1995) stellt drei Persönlichkeitszüge dar, die für die Reaktion des Individuums auf die Umgebung bedeutsam sind: erstens Schadensvermeidung mit den beiden gegensätzlichen Positionen von vorsichtigem bzw. unvorsichtigem Verhalten (im ZNS möglicherweise durch Funktionen des serotonergen Systems repräsentiert), zweitens die Abhängigkeit von Belohnung mit dem Gegensatzpaar emotionaler Unabhängigkeit versus Abhängigkeit (im ZNS möglicherweise durch das noradrenerge System repräsentiert) und drittens Neugier mit Risikobereitschaft einerseits und Vorsicht andererseits (im ZNS möglicherweise durch das dopaminerge System repräsentiert). Siever et al. (1990) nehmen an, daß genetische Faktoren an der relativen Ausprägung dieser Systeme beteiligt sind.

Migration und Persönlichkeitsstörungen

Migranten stellen aus verschiedenen Gründen eine Population dar, bei der die Gefahr der Fehldiagnose einer Persönlichkeitsstörung besonders groß ist. A priori ist eine bestimmte Selektion durch die unterschiedlichen Gründe für die Migration anzunehmen (z.B. Kriegsflüchtlinge, politische Verfolgung, Armut). Der Minoritätenstatus schafft viele Besonderheiten, die in die Anpassung des Individuums an die neue Umgebung massiv eingreifen. Hierzu gehören z.B. Sprachbarrieren, geringe finanzielle Mittel oder fehlende Kenntnis bestimmter Gesetze. Hierdurch verursachte Verhaltensweisen können fehlgedeutet werden und zu der irrigen Annahme gestörter Persönlichkeitszüge führen. Darüber hinaus bestehen große Unterschiede für die verschiedenen Herkunftsländer hinsichtlich der Bedingungen für die kulturelle Anpassung. Für einen Migranten, der aus einem westeuropäischen Land wie z.B. Spanien (mit relativ ähnlichen kulturellen Verhältnissen) nach Deutschland eingewandert ist, ist dieser Prozeß anders zu beurteilen als beipielsweise für einen aus Asien stammenden Migranten. Gruppen, für die der Prozeß der kulturellen Anpassung schwieriger ist, werden eher mißverstanden oder kritisiert und mögliche protektive Verhaltensweisen wie sozialer Rückzug werden pathologisiert (Alarcon & Foulks 1995). Damit kann für die Beschreibung abnormer Verhaltensweisen oder Persönlichkeitszüge nicht nur das Gastland sondern muß vor allem die individuelle Referenzgruppe herangezogen werden.

Die Situation der zweiten oder dritten Generation von Migranten, die in Deutschland aufgewachsen oder geboren sind, ist hinsichtlich der Bedeutung für die Persönlichkeitsentwicklung bisher nicht empirisch untersucht. Unter einem dimensionalen Krankheitsverständnis, welches die Rolle von Entwicklung und Lebensereignissen einbezieht, wären hier hypothetisch in vielen Bereichen Besonderheiten zu formulieren.

Methodische Schwierigkeiten

Der kategoriale Ansatz beschreibt Persönlichkeitsstörungen symptom- und verhaltensorientiert auf einer deskriptiv-nosologischen Ebene und wird durch die beiden diagnostischen Manuale ICD-10 (Dilling et al. 1993) und DSM-IV (APA 1994) vertreten. Alarcon (1996) kritisiert mit Hilfe seiner Analyse, daß weniger als ein Drittel der von einer Expertenkommission gemachten Vorschläge für die Berücksichtigung transkultureller Aspekte bei Persönlichkeitsstörungen letztendlich in die aktuelle Version des DSM-IV aufgenommen wurden. Dies gilt besonders für die narzißstische, histrionische und vermeidende Persönlichkeitsstörung. Wichtige Aspekte kultureller Dimensionen wie Selbstbild, Anpassung und sozialer Kontext wurden vernachlässigt.

Persönlichkeitsstörungen in ICD-10 und DSM-IV

Die für einen Menschen charakteristischen (stabilen) psychischen Eigenheiten, mit denen er sich mit der Welt seiner Motive und Emotionen, den zwischenmenschlichen Beziehungen und den gesellschaftlich-kulturellen Anforderungen sinnstiftend auseinandersetzt, werden als seine Persönlichkeit bezeichnet (Hoffmann & Hochapfel 1999). Die Psychoanalyse spricht zunächst – unabhängig von der Pathologie – von Persönlichkeitsstruktur. Fließende Übergänge bestehen von der Persönlichkeit zu der aus der Außenperspektive als deviant angesehenen Persönlichkeitsstörung, während in der Eigenwahrnehmung des Betroffenen das abweichende Verhalten oft als ichsynton, also auch nicht als krankheitswertig angesehen wird. Seit Beginn des 19. Jahrhunderts wurden Versuche gemacht, Persönlichkeitsstörungen zu kennzeichnen („Abnorme Persönlichkeiten“, „Psychopathien“). Mit der Einführung des DSM-III (1980) erfolgt die Klassifikation nach festgelegten Kriterien. Im DSM-IV (APA 1994) bilden die Symptomstörungen die Achse I und die Persönlichkeitsstörungen die Achse II, während sich im ICD-

10 (WHO, Dilling et al. 1993) Symptome und Persönlichkeitsstörungen auf der gleichen Achse abbilden.
Zunächst werden die allgemeinen diagnostischen Leitlinien für die Persönlichkeitsstörungen des von der WHO konzipierten ICD-10 dargestellt, da es z. Zt. im klinischen Alltag in Deutschland am meisten Verbreitung gefunden hat.

Diagnostische Leitlinien

Die Zustandsbilder sind nicht direkt auf beträchtlichere Hirnschädigungen oder -krankheiten oder auf eine andere psychiatrische Störung zurückzuführen und erfüllen die folgenden Kriterien:

1. Deutliche Unausgeglichenheit in den Einstellungen und im Verhalten in mehreren Funktionsbereichen wie Affektivität, Antrieb, Impulskontrolle, Wahrnehmen und Denken sowie in den Beziehungen zu anderen.
2. Das auffällige Verhaltensmuster ist andauernd und gleichförmig und nicht auf Episoden psychischer Krankheit begrenzt.
3. Das auffällige Verhaltensmuster ist tiefgreifend und in vielen persönlichen und sozialen Situationen eindeutig unpassend.
4. Die Störungen beginnen immer in der Kindheit oder Jugend und manifestieren sich auf Dauer im Erwachsenenalter.
5. Die Störung führt zu deutlichem subjektiven Leiden, manchmal jedoch erst im späteren Verlauf.
6. Die Störung ist meistens mit deutlichen Einschränkungen der beruflichen und sozialen Leistungsfähigkeit verbunden.

Für die Diagnose der meisten Untergruppen müssen mindestens drei der jeweils genannten Eigenschaften oder Verhaltensweisen vorliegen. In unterschiedlichen Kulturen müssen unter Umständen besondere Kriterien in Hinsicht auf soziale Normen, Regeln und Verpflichtungen entwickelt werden.

Kulturspezifische Aspekte

Im letzten Abschnitt der diagnostischen Leitlinien findet sich also ein Hinweis auf eventuelle kulturspezifische Besonderheiten. In der Einleitung (S. 226) heißt es außerdem: „Kulturelle oder regionale Unterschiede beeinflussen die Entwicklung von Persönlichkeitseigenschaften, doch das spezifische Wissen in diesem Bereich ist noch spärlich. Die in einem bestimmten Teil der Welt häufigen Persönlichkeitsstörungen, die den hier beschriebenen

Typen nicht entsprechen, können als „sonstige Persönlichkeitsstörungen" klassifiziert werden [...]." In den ICD-10 Forschungskriterien wird unter G1 (S. 151) genannt: „Die charakteristischen und dauerhaften inneren Erfahrungs- und Verhaltensmuster der Betroffenen weichen insgesamt deutlich von kulturell erwarteten und akzeptierten Vorgaben („Normen") ab [...]." Es finden sich also nur einige, relativ allgemein gehaltene Aussagen zu kulturspezifischen Aspekten; für den deutschen Sprachraum wichtige Aspekte wie z.B. Migration, Kontext der Migration, soziales Bedingungsgefüge, politische Bedingungen, religöser Hintergrund etc. werden nicht erwähnt. Besonders die Angabe aus den Forschungskriterien erscheint unter Vernachlässigung eines Hinweises auf eine entsprechende Referenzgruppe für kulturelle Normen problematisch.

Tabelle: Die verschiedenen Persönlichkeitsstörungen
in ICD-10 und DSM-IV

ICD-10	**DSM-IV**
F60.0 paranoide	301.00 paranoide
F60.1 schizoide	301.20 schizoide
F60.2 dissoziale	301.70 antisoziale
F60.3 emotional instabile	301.83 borderline
.30 impulsiver Typ	
.31 Borderline Typ	
F60.4 histrionische	301.50 histrionische
F60.5 anankastische	301.40 zwanghafte
F60.6 ängstlich (vermeidende)	301.83 selbstunsichere
F60.7 abhängige	301.60 dependente
-	301.81 narzißstische
-	301.84 passiv-aggressive
-	301.22 schizotypische
F60.8 andere	-
F60.9 nicht näher bezeichnete	301.90 nicht näher bezeichnete

Auf die Darstellung der Kriterien der einzelnen Persönlichkeitsstörungen soll an dieser Stelle aus Platzgründen verzichtet werden; sie kann in den entsprechenden Manualen nachgelesen werden. Hinzuweisen bleibt darauf, daß die Kriterien für die Borderline Persönlichkeitsstörung im DSM-IV deutlich differenzierter dargestellt sind als in der ICD-10. Die narzißtische

Persönlichkeitsstörung fehlt im ICD-10 ganz bzw. läßt sich nur unter „F60.8 andere“ verschlüsseln. Die im DSM-IV aufgeführten schizotypische und passiv-aggressive Persönlichkeitsstörungen fehlen im ICD-10 ebenfalls.
Die typologische Systematik bedeutet für die Diagnosekriterien einer Persönlichkeitsstörung insbesondere, daß sie (modifiziert nach Hoffmann & Hochapfel 1999, S. 184)

- polythetisch angelegt sein sollten (nur ein Teil der Gesamtkiterien muß zutreffen),
- qualitativ gewichtet sein sollten,
- prototypische Merkmale benennen und
- durch begrenzte Merkmalslisten eine vertretbare Reliabilität aufweisen müssen.

Die Möglichkeit der Mehrfachdiagnose erlaubt darüber hinaus die Diagnose mehrerer Persönlichkeitsstörungen bei einer Person (Komorbiditätsprinzip).

Psychometrische Testverfahren

Das derzeit wohl am besten erprobte Instrument zu Erfassung von Persönlichkeitsstörungen, welches in verschiedenen Kulturen und Ländern eingesetzt wird, ist das von der Gruppe um Loranger (1994) herausgegebene IPDE (International Personality Disorder Examination). Es weist eine Interraterreliabilität und temporäre Stabilität auf, die Instrumenten zur Erfassung anderer psychiatrischer Krankheitsbilder entspricht, und gilt als relativ benutzerfreundlich. Vorsicht ist bei vielen anderen Instrumenten geboten wie z.B. dem Persönlichkeitstest MMPI (Minnesota Multiphase Personality Inventory) oder der PCL-R (Psychopathy Checklist, Hare 1990, 1991) zur Erfassung dissozialer Züge (Buffenstein 1997, Cooke 1996), wo sich deutliche Differenzen im transkulturellen Vergleich zeigen, die sich bisher nicht ausreichend erklären lassen.

Prävalenz und Epidemiologie von Persönlichkeitsstörungen

Idealerweise könnten transkulturelle Vergleiche ätiologische Konzepte unterstützen, die für die Entstehung von Persönlichkeitsstörungen soziale bzw. lebensgeschichtliche Faktoren vermuten. In der Praxis werden allerdings solche Untersuchuchungen durch Faktoren wie Alter, Bildung, sozioökonomischer Status und andere Faktoren konfundiert und erschwert. Die Hete-

rogenität innerhalb verschiedener kultureller Gruppen macht eine Differenzierung der Prävalenz für bestimmte Persönlichkeitsstörungen in bestimmten Bevölkerungsgruppen extrem schwierig.
Untersuchungen in den USA und Deutschland geben die Prävalenz aller Persönlichkeitsstörungen in einer nichtpsychiatrischen Population relativ stabil mit etwa 10 % an (Buffenstein 1997, Hoffmann & Hochapfel 1999). Dahl (1986) berichtet, daß von 231 untersuchten psychiatrisch aufgenommenen Patienten 45 % als persönlichkeitsgestört diagnostiziert wurden, davon litten 44 % unter einer, 36 % unter zwei Persönlichkeitsstörungen. Am häufigsten kamen Borderline und schizotypische Persönlichkeitsstörungen (nach DSM-III) vor. Oldham und Skodol (1991) untersuchten 129.000 Patienten in psychiatrischen Einrichtungen des Staates New York und fanden eine Prävalenz für Persönlichkeitsstörungen von 10,8 %. In ihrer Untersuchung zur „International Personality Disorder Examination", die in elf verschiedenen Ländern Nordamerikas, Europas, Afrikas und Asiens durchgeführt wurde, fanden Loranger et al. (1994) am häufigsten die Subtypen Borderline und ängstlich (vermeidende) Persönlichkeitsstörung, die nahezu in jedem Untersuchungszentrum gefunden wurden. Die narzißtische Persönlichkeitsstörung wurde nur bei 1,3 %, die passiv-aggressive aber immerhin bei 5 % der untersuchten Stichprobe gefunden; beide Diagnosen sind im ICD-10 wie oben beschrieben nicht vorhanden.
Transkulturelle Studien über den Suizid zeigen, daß die Suizidrate bei jungen Menschen dort am höchsten ist, wo am meisten soziale Desintegration zu finden ist (Buffenstein 1997). Da Suizidalität oft mit Borderline Persönlichkeitsstörungen in Verbindung gebracht wird, stellen Moriya et al. (1993) die Hypothese auf, daß diese Persönlichkeitsstörung in Ländern mit starkem gesellschaftlichen Wandel häufiger vorkommen. Innerhalb Europas finden sich bezüglich der Suizidraten deutliche Unterschiede zwischen den einzelnen Ländern. Während die südeuropäischen Länder relativ niedrige Suiziddraten aufweisen, sind diese in den nordeuropäischen und den Staaten der ehemaligen K.U.K. Monarchie deutlich höher (Bronisch 1995, S. 21). Sicher ist es zu vereinfachend, irgendeine Persönlichkeisstörung einer spezifischen Kultur zuzuordnen (Perry & Vaillant 1989), reduktionistisch erscheint es aber auch, Suizidalität in erster Linie mit Persönlichkeitsstörungen in Zusammenhang zu bringen. Hier wirken eine ganze Reihe anderer Risikofaktoren wie Geschlecht, Alter, Personenstand, Sozialstatus, Stadt-Land-Unterschiede und Religionszugehörigkeit ein. Eine deutliche Beziehung besteht allerdings zu Kulturwandel und Migration, wie z.B. die von Bronisch (1995, S. 32) beschriebene Zunahme der Suizidraten japanischer Immigranten auf Hawaii deutlich macht.

Epidemiologische Daten zu den einzelnen Persönlichkeitsstörungen werden – soweit vorhanden – im nächsten Abschnitt dargestellt. Genauere Zahlen für Migranten im deutschen Sprachraum liegen leider derzeit nicht vor.

Epidemiologie, Phänomenologie und Symtomatologie spezifischer Persönlichkeitsstörungen im kulturellen Kontext

Die im Folgenden gemachten Ausführungen über bestimmte ethnische Gruppen sollen nicht als Verallgemeinerung oder Diskriminierung verstanden werden, sondern als ein Versuch, die Aufmerksamkeit auf kulturelle Aspekte der einzelnen Persönlichkeitsstörungen zu fokussieren.

Paranoide Persönlichkeitsstörung
Ethnische Minderheiten, Immigranten oder politische Flüchtlinge können durch ihre vorrausgehenden Erfahrungen im Herkunftsland mit extremer Vorsicht oder Mißtrauen reagieren. Bei Konfrontationen mögen sie wenig kompromißbereit erscheinen, was in der Interaktion mit Personen des Gastlandes zu Ärger und Frustrationen führen kann. Insgesamt kann hier leicht der Eindruck von Empfindlichkeit, Mißtrauen und streitsüchtigem Verhalten auftreten, welche inhaltlich diagnostischen Kriterien für eine paranoide Persönlichkeitsstörung zu entsprechen scheinen, aber vor einem anderen Hintergrund zu erklären sind.
Manche Menschen aus dem Mittelmeerraum z.B. glauben an den „bösen Blick“, fühlen sich in ihrer Ehre leicht gekränkt oder mißverstehen bestimmte Aussagen als persönlichen Angriff. Dadurch kann das Vertrauen fehlen, Informationen preiszugeben, da befürchtet wird, diese könnten gegen die betreffende Person verwendet werden (Foulks 1977).

Schizoide Persönlichkeitsstörung
Bei der Migration aus einer ländlichen in eine städtische Umgebung können Menschen in einen Zustand emotionalen Rückzugs geraten, da der Kulturwandel zu einer Phase längerer sozialer Isolation führen kann. Oft kann der soziale Rückzug, in einer Gesellschaft, in der man nicht wie in der Heimat interagieren kann, sogar als protektive Strategie angesehen werden, um die Ausgrenzung zu ertragen. Einzelgängerisches Verhalten, Mangel an vertrauensvollen Beziehungen oder wenig Vergnügen bereitende Tätigkeiten wären in diesem Fall eher als schizoide „Manöver“ zum Selbstschutz zu verstehen.
Foulks (1995) schildert weiterhin das Beispiel eines erleuchteten buddhistischen Priesters, der mit fehlender sozialer Aktivität, einem Mangel an Emo-

tionalität, sexuellem Verlangen und Gleichgültigkeit gegenüber Lob oder Kritik ebenfalls als schizoid fehldiagnostiziert werden könnte.

Dissoziale Persönlichkeitsstörung

In mehr oder weniger starker Ausprägung existiert in den meisten Kulturen ein Begriff für die „psychopathische Persönlichkeit". Murphy (1976) stellt dies z.B. für die Inuit in Alaska und die Yorubas in Nigeria dar, zwei unterschiedliche, nichtindustrialisierte Gesellschaften. Diese unterscheiden psychopathische Persönlichkeiten von anderen seelischen Erkrankungen auch hinsichtlich ihrer Behandelbarkeit.

Kriminalität ist eng mit psychopathischem oder dissozialen Verhalten assoziiert. Der „International Crime Survey" (zit. nach Cooke 1996) verglich kriminelles Verhalten in 21 Ländern. Beispielsweise ist die Gefahr, in Schottland einem Sexualdelikt zum Opfer zu fallen, nur ein Drittel so groß wie in den USA.

Leighton et al. (1963) gaben für die Normalbevölkerung eine Prävalenz für die antisoziale Persönlichkeitsstörung von 11 % bei Männern und 5 % bei Frauen an. Weissmann et al. (1978) fanden in ihrer systematischen Follow-up-Studie hingegen nur eine Prävalenzrate von 0,2 %. Die antisoziale Persönlichkeitsstörung wurde u.a. auch in der großen „Epidemiological Catchment Area Study" (Nestadt et al. 1994) und in einer methodisch ähnlich durchgeführten Studie in Taiwan (Compton et al. 1991) untersucht, wobei sich in nichtklinischen Stichproben Zahlen zwischen 0,2 % (Taiwan) und 3 % (USA) fanden. Unterschiedliche Hypothesen wurden zu diesen Ergebnissen gebildet: möglicherweise handelt es sich um tatsächlich vorhandene Unterschiede, vielleicht neigen die Taiwanesen auch eher zu Antworten im Sinne sozialer Erwünschtheit oder der angewandte Test wurde unterschiedlich durchgeführt (Diagnostic Interview Schedule, DIS).

Politisch oppositionelles Verhalten von Migranten, welches gegen die Normen des Aufenthaltslandes verstößt, kann leicht als dissoziales Verhalten fehlbeurteilt werden. Auch städtische jugendliche Subgruppierungen („Gangs"), in denen Gewalt als erlernte Überlebensstrategie zu werten ist, wären hier zu nennen. Besonders wichtig erscheinen aber die oft sehr begrenzten Verdienstmöglichkeiten im Gastland (in Deutschland beispielsweise für Asylbewerber), die möglicherweise zu einer Nichtbeachtung sozialer Konventionen führen.

Borderline Persönlichkeitsstörungen

Die Borderline Persönlichkeitsstörung ist die am häufigsten diagnostizierte Persönlichkeitsstörung in Krankenhäusern der westlichen Staaten (Buffenstein 1997, Loranger 1994). Möglicherweise besteht bei dieser Störung am

ehesten die Tendenz, das Hilfesystem aufzusuchen, außerdem macht die bei Borderline Störungen oft auftretende Suizidalität eine stationäre Intervention häufig notwendig. Studien beziffern die Prävalenzrate in der Normalbevölkerung auf Werte zwischen 1–2 %.
Transkulturell vergleichende Untersuchungen sind bisher kaum vorhanden. Moriya et al. (1993) verglichen anhand der Borderline Kriterien von Gunderson japanische Patienten mit einer Gruppe aus den USA. Die japanische Gruppe zeigte seltener einen Substanzmißbrauch, litt aber häufiger unter Derealisations- und Depersonalisationsphänomenen. Ärger und Selbstverletzung zeigten sich in beiden Gruppen ähnlich häufig.
Depersonalisationserleben, Trance-ähnliche Zustände und psychoseähnliche Erlebnisse, die sich oft mit religösen Traditionen vermischen, sind bekannte Phänomene in vielen nicht-westlichen Gesellschaften. Parasuizidale Handlungen wie Schnittverletzungen am Handgelenk kommen ebenfalls in ritualisierter Form in vielen verschiedenen Kulturen vor (Paris 1991).
Besonders aber die im ICD-10 genannten Punkte Impulsivität, gewalttätiges Verhalten und mangelnde Fähigkeit vorrauszuplanen können bei einem Diagnostiker, der die möglicherweise äußerst angespannte Lebenssituation eines Migranten nicht näher kennt oder auf Grund von Verständigungsschwierigkeiten nicht erfährt, leicht zu einer Fehleinschätzung führen.

Histrionische Persönlichkeitsstörung
Histrionische Persönlichkeitsstörungen können mit Hyperemotionalität und der Tendenzen zu Dramatisierung in der späten Adoleszenz und dem frühen Erwachsenenalter in manchen ethnischen Gruppen verwechselt werden. Hier sind vor allem Personen aus dem Mittelmeerraum und Lateinamerika zu nennen. Diese Störung wird außerdem stark durch Faktoren wie Alter und das Geschlecht des Untersuchers beeinflußt.
Viele erfolgreiche Schauspieler und Models zeigen sich stark beschäftigt mit physischer Attraktivität und wirken hyperemotional, wenn sie im Mittelpunkt des Interesses stehen.

Anankastische Persönlichkeitsstörung
Anankastische Persönlichkeitsstörungen scheinen häufiger bei weißen als bei schwarzen ethnischen Gruppen zu sein. Darüber hinaus kommen sie häufiger bei verheirateten und in einem Arbeitsverhältnis stehenden Menschen vor.
Fehldiagnosen können z.B. bei religiösem Konservativismus und Anpassung an enge Regeln entstehen. Hier seien als Beispiele die religiösen Praktiken othodoxer Juden oder die Arbeitseinstellung japanischer Menschen genannt.

Ängstlich (vermeidende) Persönlichkeitsstörung
Viele Individuen unterdrückter Minoritäten sind in sozialen Situationen zurückhaltend, um nicht etwas falsches zu sagen. Sie fühlen sich im Kontakt mit anderen Menschen ängstlich, fürchten Kritik und können nur schwer in Kontakt treten, bis sie sich ganz sicher sind, nicht abgelehnt zu werden. Dieses Verhalten als psychische Erkrankung zu bezeichnen würde bedeuten, die Schwierigkeiten im kulturellen Anpassungsprozeß zu maskieren bzw. zu psychiatrisieren.

Abhängige Persönlichkeitsstörung
Werden keine standardisierten Instrumente benutzt, so wird die dependente Persönlichkeitsstörung häufiger bei Frauen diagnostiziert (Hischfeld et al. 1991). In vielen asiatischen Gesellschaften ist die Unterordnung der eigenen Bedürfnisse unter die anderer Personen oder die fehlende Äußerung von Ansprüchen gegenüber Personen, zu denen eine Abhängigkeit besteht, sozial erwünscht.

Narzißstische Persönlichkeitsstörung
Eine große Anzahl interpersoneller oder sozialisationsabhängiger Faktoren können als narzißtisch fehlgedeutet werden. Viele erfolgreiche Geschäftsmänner oder Politiker nützen zwischenmenschliche Beziehungen aus, zeigen ein übertriebenes Selbstwertgefühl oder sind beschäftigt mit Phantasien von Erfolg und Macht – alles auf diese Diagnose zutreffende Züge, die aber ohne die entsprechende Bewertung im soziokulturellen Kontext der jeweiligen Gesellschaft nicht verwertbar erscheinen.

Diskussion

Im Allgemeinen gilt die diagnostische Einschätzung von Persönlichkeitsstörungen als kompliziert und die Interrater-Stabilität als relativ gering. Obwohl sowohl in DSM-IV als auch in ICD-10 klare Aussagen zur Kulturabhängigkeit von Persönlichkeitsstörungen gemacht werden, fehlen bisher differenzierte Konzepte in den diagnostischen Manualen oder wurden nur zum Teil verwirklicht (Alarcon 1996). Damit fehlen dem in einer multikulturellen Gesellschaft tätigen Kliniker wichtige Hinweise für den diagnostischen Prozeß bei Patienten fremder Herkunft. Dies ist vor dem Hintergrund, daß kulturellen Aspekten zweifellos eine große Bedeutung (möglicherweise stärker als bei anderen psychiatrischen Störungen) in der Entwicklung von Persönlichkeit zukommt, unverständlich und unbefriedigend. Viele kulturabhängige Bereiche werden zusätzlich durch Faktoren wie Alter, Geschlecht, soziale und ökonomische Faktoren konfundiert und tragen zur Unsicherheit bei. Manche an Persönlichkeitsstörungen erinnernde Verhaltensweisen lassen sich eher als ethnische Gruppenphänomene verstehen als tatsächlich als auffällige Persönlichkeitszüge.

Persönlichkeitsstörungen bei Migranten sind in Deutschland empirisch nicht näher untersucht worden. Somit können Erfahrungen bisher nur aus Einzelfalldarstellungen bestehen, die die Berücksichtigung kultureller Fragen deutlich machen. Eine gezieltere klinisch-wissenschaftliche Auseinandersetzung mit diesem Bereich ist aber in Zukunft sicher notwendig, um die Einflüsse von Migration deutlich zu machen. Insbesondere gilt dies für Fragestellungen zum Einfluß von Kriegserlebnissen, Asylrecht, materiellen und sozialen Verhältnissen, zu Motiven für die Migration oder Kriminalität im Gastland. Dies gilt nicht nur für die erste Generation von Migranten sondern insbesondere auch für die Entwicklung der zweiten und dritten Generationen, die bereits in Deutschland geboren und damit nicht mehr Migranten sind, gesellschaftlich und politisch dennoch mit – oft negativen – Bedingungen zurechtkommen müssen. Hier geht es um das Verständnis von Anpassungsprozessen, welche über psychiatrische Fragestellungen hinausreichen. Die Kenntnis sowohl von als normal anzusehenden als auch von pathologischen Persönlichkeitszügen ist zum Verständnis jedes psychiatrischen Patienten notwendig und Bedingung für eine erfolgreiche Therapie.

Vorschläge für Leitlinien bei der psychopathologischen Beurteilung

1. Es sollten möglichst ausführliche Informationen über die spezielle Kultur oder Subkultur des betreffenden Patienten und das Ausmaß der kulturellen Anpassung bekannt sein. Dies ist besonders bei Migranten, ethnischen Minderheiten und bei geschlechtsspezifischen Fragestellungen zu berücksichtigen.
2. Die ausführliche Anamnese und die Interpretation von psychometrischen Tests sollte sowohl universelle (kulturunabhängige) als auch kulturspezifische Aspekte berücksichtigen, um alle Nuancen der Persönlichkeit zu erfassen.
3. Der Kliniker sollte den sozialen Kontext (Arbeit, Familie etc.), in dem sich der Patient bewegt, mitberücksichtigen und dabei besonders auf den Umgang mit bisherigen Lebensereignissen und Anpassungsprozessen achten.
4. Von Nutzen sind möglichst ausführliche Begleitinformationen aus der Familie, von Nachbarn oder anderen Personen, die in der Vergangenheit

mit dem Patienten zu tun hatten. Mitglieder einer solchen „Referenzgruppe“ können wertvolle Informationen liefern. Dabei stehen aber immer das Wohl des Patienten und das Vertrauensverhältnis im Vordergrund und die Schweigepflicht muß berücksichtigt werden.

5. Eine fremde Kultur sollte nicht als Synonym für schwer zu verstehende Persönlichkeitszüge gelten. Patienten mit Persönlichkeitsstörungen können ihre Schwierigkeiten hinter kulturellen Aspekten verstecken, kulturelle Aspekte können aber auch als Persönlichkeitsstörungen fehlinterpretiert werden.
6. Der eigene soziale, ethnische und kulturelle Kontext des Klinikers muß wie der des Patienten geschützt werden. Zu starkes oder zu wenig emotionales Engagement, Phantasien, die das Retten oder Fallenlassen des Patienten betreffen oder paranoid anmutende Befürchtungen gegenüber dem Patienten sollten dem Kliniker als Gegenübertragungsphänomene bekannt sein und entsprechende Hilfe (Supervision) sollte möglich sein.

Literatur

American Psychiatric Association (1994) Diagnostic and statistical manual of mental disorders, fourth edition (DSM-IV). Washington DC: American Psychiatric Association

Alarcon R, Foulkes E (1995) Personality disorders and culture: Contemporary clinical views. Cultural Diversity and Mental Health, 1, 3–17

Alarcon R (1996) Personality disorders and culture in DSM-IV: a critique. Journal of Personality Disorders, 10 (3), 260–270

Benedict RF (1934) Patterns of culture. New York: Houghton Mifflin

Bronisch T (1995) Der Suizid. München: Beck

Buffenstein A (1997) Personality disorders. In: Tseng WS, Streltzer J (Hrsg.) Culture and Psychopathology. New York: Brunner/Mazel

Cloninger CR (1987) A systematic method for clinical description and classification of personality varients. A proposal. Archives of General Psychiatry, 44, 573–588

Compton W, Helzer J, Hwu HG, Yeh EK, McEvoy M, Tipp M, Spitznagel E (1991) New methods in cross-cultural psychiatry: Psychiatric illness in Taiwan and the U.S. American Journal of Psychiatry, 148, 1697–1704

Cooke (1996) Psychopathic personality in different cultures: What do we know? What do we need to find out? Journal of personality disorders, 10 (1) 23–40

Dahl A (1986) Some aspects of DSM-III personality disorders illustrated by consecutive sample of hospitalised patients. Acta Psychiatrica Scandinavica, 73 (Suppl 328), 61–66

Dilling H, Mombour Q, Schmidt MH (1993) Internationale Klassifikation psychischer Störungen. ICD-10 Kapitel V (F). Bern, Göttingen, Toronto, Seattle: Huber

Fabrega H (1987) Psychiatric diagnosis. A cultural perspective. J Nerv Ment Dis 175, 383–394

Foulks EF, Freeman DM, Kaslow F, Madow L (1977) The italian evil eye: Mal occchio. Journal of Operational Psychiatry, 8, 28–34

Foulks EF (1995) Culture and Personality disorders. In: Mezzich JE, Kleinman A, Fabrega H, Parron DL (Hrsg.) Culture and psychiatric diagnosis: A DSM-IV perspective. Washington DC: American Psychiatric Press

Hare RD (1990,1991) The Hare Psychopathy Checklist-Revised. Multi Health Systems, Niagara Falls. Toronto

Hirschfeld R, Shea M, Weise R (1991) Dependent personality disorder: Perspectives for DSM-IV. Journal of Personality Disorder, 5, 135–149

Hoffmann SO, Hochapfel G (1999) Neurosenlehre, Psychotherapeutische und Psychosomatische Medizin. 6. Aufl. Stuttgart, New York: Schattauer

Kardiner A (1945) The concept of basic personality structure as an operational tool in the social science. In Linton R (Ed.) The science of man in the world crisis (pp.107–122). New York: Columbia University Press

Leighton D, Harding J, Macklin M, Hughes C, Leighton A (1963) Psychiatric findings of the Stirling County Study. American Journal of Psychiatry, 119, 1021–1026

Loranger AW, Sartorius N et al. (1994) The international personality disorder examination. Arch Gen Psychiatry 51, 215–224

Moriya N, Miyake Y, Minakawa K, Ikuta N, Nishizono-Maher A (1993) Diagnosis and clinical features of borderline personality disorders in the East and West: A preliminary report. Comprehensive Psychiaty, 34, 418–423

Murphy JM (1976) Psychiatric labeling in cross-cultural perspective: Similar kinds of disturbed behaviour appear to be labeled abnormal in diverse cultures. Science 191, 1019–1028

Nestadt G, Samuels J, Romanowski A, Folstein M, McHugh P (1994) DSM-III personality disorders in the community. American Journal of Psychiatry, 151, 1055–1062

Oldham J, Skodol A (1991) Personality disorders in the public sector. Hospital Community Psychiatry, 42, 481–487

Paris J (1991) Personality disorders, parasuicide and culture. Transcultural Psychiatric Research Review 28, 25–39

Perry C, Vaillant GE (1989) Personality disorders. In Kaplan HI, Sadock BJ (Eds.) Comprehensive textbook of psychiatry/V (p.1352). Baltimore: Williams& Williams

Siever L, Davis K (1991) A psychobiological perspective on the personality disorders. Ameriican Journal of Psychiatry 148, 1647–1658

Weissmann M, Myers J, Harding P (1978) Psychiatric disorders in the United States urban community. American Journal of Psychiatry, 135, 459–462

9. Sucht

Mehmet Ali Toprak, Silke Lorenzen

Fallbeispiele

Fall 1:
Herr K., ein 37-jähriger Mann bosnischer Herkunft, nahm Kontakt zur Beratungsstelle auf mit der Bitte um Unterstützung bei dem Versuch, von seiner Medikamenten- und Heroinabhängigkeit los zukommen. Er hatte schon häufiger versucht, von seiner elfjährigen Abhängigkeit los zu kommen. Mit 21 konsumierte er zum ersten Mal Heroin kombiniert mit Alkohol und Cannabis. Nach dem Tod seiner Freundin, mit der er sechs Jahre zusammengelebt hatte, fiel er in eine tiefe Depression und konsumierte verstärkt Kokain, Haschisch, Alkohol und Heroin.
Seine Kindheit verbrachte er bis zum 6. Lebensjahr in Bosnien, danach siedelte die gesamte Familie nach Hamburg über. Er sah sich mit sieben Jahren allein gelassen, sein Vater war Alkoholiker und mißhandelte seine Frau und Kinder. Jahrelang erlebten Herr K. und seine Geschwister die Gewaltandrohungen und -anwendungen durch den alkoholisierten Vater. An diese angstbesetzten Situationen erinnert er sich bis heute und träumt von diesen. Herr K. besuchte trotz der familiären Schwierigkeiten die Schule und machte eine Lehre. Mehrfach versuchte er im Heimatland zu entziehen und wurde nach der Rückkehr jeweils wieder rückfällig.
Diskussion:
Der Patient hatte schon mehrere Versuche unternommen, von seiner Abhängigkeit loszukommen, ganz typisch für Migranten ist im Heimatland den Versuch zu machen, von der Abhängigkeit loszukommen und sofort nach der Rückkehr wieder rückfällig zu werden. Seine Abhängigkeit ist sicherlich auf die extrem gespannte Situation im Elternhaus zurückzuführen, die wiederum zusammenhängt mit der Migration der Eltern aus dem Heimatland. Herr K. konsumierte am Anfang vor allem Alkohol und Haschisch, bevor er mit anderen Drogen begann. Durch die Bedingungen der Migration und den kulturellen Bruch blieb er nicht nur beim Alkohol, sondern konsumierte auch stärkere Drogen. In Bosnien wird traditionell viel Alkohol konsumiert, ohne daß daraus immer Abhängigkeiten resultieren, andere Drogen spielen kaum eine Rolle. Durch den kulturellen Bruch und die Migration kam es zu dem Konsum anderer Drogen und dann das Abhängigkeitssyndrom, ohne daß hierfür kulturelle Normen regulierend wirken konnten. Der Entzug in

der Heimat läßt den soziokulturellen Rahmen der Abhängigkeit ausser acht, kann daher eigentlich nicht zu einem Erfolg führen, wenn der Betroffene zurückkehrt.

Fall 2:
Herr D., ein 36-Jähriger aus Kasachstan, lebte mit seiner Familie in Kasachstan. Als er 13 Jahre alt, war starb sein Vater. Von da an lebte er mit seiner Schwester, Mutter und Großmutter zusammen. Er besuchte die Schule bis zur 10. Klasse, arbeitete dann als Schlosser und später als Gerber. Nachdem er seinen Militärdienst abgeleistet hatte, lernte er seine Frau kennen, noch im gleichen Jahr kam sein Sohn zur Welt. Nach drei Jahren erfolgte die Scheidung, drei Jahre später ging er mit seiner Mutter, Großmutter und Schwester nach Deutschland, wo er als Elektrohelfer und Lagerarbeiter arbeitete. Mit 16 Jahren erfolgte der Erstkonsum von Aklohol, später auch ein gelegentlicher Konsum von Opium, seit 15 Jahren regelmäßiger Opiumkonsum, seit sieben Jahren in Deutschland und konsumiert seitdem Heroin.
Diskussion:
Sein Grund, eine Beratungsstelle aufzusuchen, war der Wunsch und die Bitte um Hilfe und Unterstützung bei der Suche nach einer geeigneten stationären Therapieeinrichtung. Dabei wurde deutlich, daß eine Therapieeinrichtung mit muttersprachlichem Angebot und mit einer migrationsspezifischen Kompetenz gewünscht war.
Aus seinem Suchtverlauf ist zu entnehmen, daß er bis zur Migration nach Deutschland zwar Opium rauchte, jedoch in seinem kulturellen Kontext aufgrund der gesellschaftlichen Normen es nicht zu einer Abhängigkeit kam und er trotz seines Konsum in der Lage war, seinen Alltag – Arbeit, Freizeit und Familie – zu führen. Erst mit der Migration, was für ihn als Verlust der sozialen Bindungen und Kontrolle darstellte, fing er an, Heroin intravenös zu konsumieren. Der Wegfall der sozialen Bindungen und der Einbettung des Konsums in gesellschaftlicher Tradition führte in der Migration im Zusammenhang mit den schweren migrationsspezifischen Stressoren zu einer Heroinabhängigkeit.

Fall 3:
Herr S., ein 32-Jähriger türkischer Herkunft, kam aufgrund seines exessiven Kokain-, Alkohol- und Haschischkonsums in die Beratungsstelle. Bis zum 8. Lebensjahr lebte er mit seinen älteren vier Geschwistern bei der Mutter in der Türkei, während der Vater in Deutschland arbeitete. Mit acht Jahren kam er zusammen mit seiner Mutter nach Deutschland gegen seinen Willen, er wohnte mit seiner Mutter und seinem Vater in einer Einzimmer-Wohnung.

Der Vater war für ihn ein fremder, den er nur einmal im Jahr während des Urlaubs gesehen hatte. Er fühlte sich sehr einsam und hatte keine Freunde. Nach etwa sechs Monaten kehrte er mit seinem Onkel in die Türkei zu seinen Geschwistern zurück, wo er auch bleiben wollte. Daraufhin holte der Vater ihn nach drei Monaten unter Zwang aus der Türkei zurück. Mit neun Jahren besuchte er die 3. Klasse der Schule ohne eine Möglichkeit der sprachlichen Verständigung. da er kaum ein Wort verstand, fühlte er sich einsam, verlassen und minderwertig. Dieses versuchte er dadurch zu kompensieren, daß er ein auffälliges, dissoziales Verhalten in der Schule bis zur 8. Klasse zeigte – danach mußte er die Schule abbrechen. Die Eltern interessierten sich nicht für die Schule. Er sollte arbeiten und Geld verdienen. Mit 15 begann er Haschisch zu rauchen und Alkohol zu trinken, mit 18 Jahren lernte er eine deutsche Frau kennen, und wollte mit ihr eigentlich zusammenleben. Die Familie war damit nicht einverstanden und zwang ihn, eine ihm unbekannte Frau aus dem Heimatland zu heiraten. Zu dieser Zeit begann er zusätzlich zu Haschisch und Alkohol auch Kokain zu konsumieren. Mit 22 Jahren heiratete er, ohne die Frau, die von seinen Eltern ausgesucht worden war, zu kennen und zu lieben. Nach der Heirat lebten alle, auch die drei geborenen Kinder, zusammen unter einem Dach bei den Eltern, was auch zu Spannungen führte.

Diskussion:

Bei diesem Fall wird deutlich, wie das Spannungsfeld zwischen beiden Kulturen und zwischen den Generationen zu einer Risikokonstellation führte, in der das süchtige Verhalten ein fast verständliches Copingverhalten darstellt. Eine Reihe von Faktoren sind typische Merkmale für viele Migranten: eine ungewollte Migration, die Anpassungsschwierigkeiten an die deutsche Gesellschaft (z.B. soziale Kontakte, Schule), der „Loyalitätskonflikt", wenn ein enger sozialer Kontakt mit einer Deutschen aufkommt, das erzwungene Tradieren kultureller Normen aus der Heimat. Ohne eine professionelle psychotherapeutische Bearbeitung dieser Konflikte kann eine Suchtbehandlung nicht erfolgreich sein. Die Beurteilung des süchtigen Verhaltens nur als eine Suchtstörung wäre somit letztendlich fehldiagnostiziert, da die Anpassungsstörung die dahinterliegende Dynamik umfasst.

Fall 4:

Frau F., ein 15-jähriges türkisches Mädchen, kam aufgrund vom Heroin- und Haschischkonsum in die Beratungsstelle. Sie lebte bis zu ihrem 6. Lebensjahr bei ihrer Großmutter in der Türkei, bis die Eltern sie nach Deutschland holten. Sie besuchte in Deutschland die Schule mit erheblichen Schwierigkeiten. Der Vater war selbst heroinabhängig und wurde mit Methadon substituiert. Mit acht Jahren erlebte Frau F. die Trennung der Eltern, welches

einen erneuten Bruch darstellte. Sie lebte dann bei einer überforderten Mutter mit noch zwei jüngeren Geschwistern. Mit zwölf fing sie mit dem Haschischkonsum an und kurz darauf kam sie mit Heroin in Kontakt.
Diskussion:
Auch hier sind eine Reihe von migrationsspezifischen Aspekte im Vordergrund, die dem süchtigen Verhalten einen anderen Charakter geben. Die Tatsache, daß viele Migranten türkischer Herkunft, die von ihren Eltern nach Deutschland nachgeholt wurden, davor mehrere Jahre entweder bei Verwandten oder auch nur Bekannten leben mußten, stellt eine bedeutsame psychosoziale Risikokonstellation dar. Die Migration erfolgt dann in einem Alter, welches für die Sozialisation in der Kindheit ein deutlicher Bruch darstellt. Hinzu kommen dann die Anpassungsschwierigkeiten nach der Migration.

Einleitung

So alt wie die Menscheiheit selbst ist der Gebrauch von Rauschmitteln. Der Mensch in seiner unmittelbaren Verbundenheit mit der Natur ist auf der ständigen Suche nach Nahrung mehr oder weniger durch Zufall auf die Drogen pflanzlicher Herkunft gestoßen. Durch seine dazukommende Neugierde und von seinem unstillbaren Wissensdrang getrieben, wurden diese auf die vielfältigste Art und Weise ausprobiert und damit experimentiert.
In einem Zeitalter früherer naturbezogener Religionen, die durch den Glauben an Götter, Dämonen und Geister beherrscht waren, fühlten sich die Berauschten den Göttern und Geistern nähergebracht, glaubten mit ihnen sprechen, sie beschwören oder besänftigen zu können, und betrachteten sich am Ende gar als Vermittler zwischen der Geisterwelt und den übrigen Menschen. Daher kann man nachvollziehen, daß bei den verschiedensten Völkern Rauschdrogen eine erhebliche Bedeutung bei rituellen Gebräuchen und kulturellen Handlungen gespielt hat. Ins Auge fällt jedoch, daß sich fast alle Völker, entsprechend ihren Lebensbedingungen und in Abhängigkeit von den in ihrem Lebensraum zur Verfügung stehenden Rauschdrogen, ganz bestimmte Rauschdrogen angeeignet haben. Die Völker erkannten sehr bald aber auch die dämonischen Kräfte der Rauschdrogen, die den Körper und Geist auf Dauer veränderten, manchmal den Tod zur Folge hatten. Diese Erkenntnis, daß Drogen zum einen eine berauschende Wirkung hat, aber auf der anderen Seite auch schnell zu einem todbringenden Gift werden konnte, führte zu dem Begriff Rauschgift anstatt von Rauschdrogen.
In jahrtausendlangem Gebrauch versuchten die Menschen, die Wirkungen von Drogen zu beherrschen und die Rauschmittel in ihren Lebensablauf zu

integrieren. So haben sich im Laufe der Entwicklung die Mescalin-Indianer das Mescalin, die Koka-Indianer das Kokain, die Asiaten das Opium, die Europäer den Alkohol und die Orientalen das Haschisch zu eigen gemacht. Belege für die mögliche Integration zwischen „sinnvoller“ Anwendung und möglichen schädlichen Folgen geben zwei Beispiele aus der Literatur. Al–Razi (865–932) vertrat die Ansicht, daß in Situationen, in denen Menschen von Traurigkeit und psychischen Leiden erfüllt sind, Wein zur Entspannung der menschlichen Seele und des Körpers führt. Durch Leiden würden Krankheiten entstehen und wenn man es dadurch vermeiden kann, in dem man Wein trinkt, ist es notwendig Wein zu trinken. Avicenna, ein Bekannter Gelehrter, Arzt und Philosoph (980–1037) im arabischen Raum, war ebenfalls der Meinung, daß der Wein in bestimmten Situationen für bestimmte Krankheiten zur Heilung gut sei und das der Wein zur geistigen Weiterentwicklung führe. Wein solle man nur in Maßen trinken, nicht jeden Tag und wenn man trunken sein will, dieses nur einmal im Monat.

In der persischen Dichtung des 11. bzw.des 12. Jahrhunderts wird der Wein, wie die folgenden Versen von Omar Khayyam zeigen, gepriesen:

Besseres gibt's nicht zwischen Mond und Fisch, als sich –
Nach Derwischs Art, trunken, verirrt – am Wein zu weiden.

Ein Glas Wein ist hundert Herzen und Glauben wert,
Ein Schluck Wein ist das ganze Reich von China Wert.

Ausser rubinroten Wein gibt`s nichts auf der Welt,
Das wohl bitter, doch tausend süsse Leben ist wert.

Die ursprüngliche Integration der Droge in die Lebenswelt kann aber auch außer Kontrolle geraten. Den Raucher von Opium und Haschisch im Orient z.B. schützt das Ritual vor Abhängigkeit. Der Wegfall der Tradition und der Einbettung des Konsums in religiös-mystische Bezüge führt zur Sucht, die den Raucher zum bloßen Konsumenten verkommen läßt, wie der Umgang mit Suchtmitteln in der Migration deutlich zeigt.

Definition von Sucht

Der Gebrauch von psychotropen Substanzen ist so alt wie die Menschheit. Es gibt kaum eine Kultur auf dieser Erde, die den Gebrauch von psychotropen Substanzen nicht kennt. Drogen werden in den verschiedenen Kulturen bei religiösen oder gesellschaftlichen Anlässen wie z. B. Hochzeiten konsumiert oder aber zu Genußzwecken gebraucht. Der Konsum einer psychotropen Substanz für sich alleine kann nicht als Sucht bezeichnet werden, auch wenn der Konsum gesellschaftlich nicht akzeptiert ist. Für die Feststellung von Sucht ist die konsumierte Menge nicht entscheidend.

Obwohl der Gebrauch von psychotropen Substanzen wie Opium, Haschisch, Alkohol u.a. schon seit Jahrtausenden bekannt ist, war Sucht bis zum Beginn des 19. Jahrhunderts kein Gegenstand medizinischer Untersuchungen. Alkohol, Opium etc. fanden breite Anwendung als Arzneimittel.

Sucht wird heute medizinisch als eine psychische Störung verstanden. Die ICD-10 und das DSM-IV sind die international anerkannten Klassifikationsysteme, die die Begriffe im Zusammenhang mit Sucht bestimmen.

Diagnostik der Sucht

Die diagnostische Klassifikation von Krankheiten der Weltgesundtheitsorganisation (WHO) nach ICD-10 (International Classification of Disease – Version 10) ordnet die Suchtstörungen unter dem Kapitel F1 Psychische und Verhaltensstörungen durch psychotrope Substanzen ein. Die Einteilung nach ICD-10, welches 1992 die alte Einteilung nach ICD-9 ersetzte, brachte einen großen Vorteil in der Definition von Sucht. Es wird unterschieden zwischen schädlichem Gebrauch und Abhängigkeit, während auf (moralisierende) Begriffe wie Mißbrauch oder Abusus verzichtet wurde. Unter dem Oberbegriff „Psychische und Verhaltensstörungen durch psychotrope Substanzen“ sind sämtliche Störungen durch Substanzgebrauch beschrieben, deren Schweregrad von einer unkomplizierten Intoxikation über schädlichem Gebrauch bis zu eindeutig psychotischen Störungen und Demenz reicht.
In der ICD-10 sind zehn Stoffgruppen mit Abhängigkeitspotential aufgelistet: Alkohol, Opioide, Cannabinoide, Sedativa oder Hypnotika, Kokain, andere Stimulantien einschließlich Koffein, Halluzinogene, Tabak, flüchtige Lösungsmittel, multipler Substanzgebrauch und Konsum anderer psychotroper Substanzen. Das DSM-IV erkennt die gleichen Substanzgruppen, zählt aber zusätzlich noch das Phencyclidin auf.
Im Vergleich zu ICD-10 beschreibt das DSM-IV die einzelnen Substanzgruppen viel differenzierter. In jeder Substanzgruppe wird detailliert auf Substanzmißbrauch und Abhängigkeit, auf Intoxikation, auf Entzug und andere induzierte Störungen eingegangen. Zusätzlich werden Informationen

wie besondere kulturelle Merkmale, alters- und Geschlechtsmerkmale, die im Zusammenhang mit Konsum, Mißbrauch und Abhängigkeit für die entsprechenden Substanz wichtig sind, gegeben.

Schädlicher Gebrauch – Mißbrauch
Der schädliche Gebrauch einer Substanz wird in der ICD-10 definiert als ein Konsumverhalten, das zu einer Gesundheitsschädigung körperlicher oder psychischer Natur führt. In den diagnostischen Leitlinien erfordert diese Diagnose eine tatsächliche Schädigung der psychischen oder physischen Gesundheit des Konsumenten. Im Sinne der ICD-10 sind negative soziale Folgen wie Inhaftierung, Arbeitsplatzverlust oder Eheprobleme oder Kritik anderer Personen oder Gruppen kein Beweis für den schädlichen Gebrauch. Hier ist es ebenfalls einfacher, den Begriff mißbrauch/schädlicher Gebrauch zu akzeptieren, wenn der Konsum z.B. zu einer Leberschädigung führte, auch wenn bei Beendigung des Konsums keine Entzugsserscheinungen auftraten. Schwieriger, weil schwerer zu objektivieren, wird es, wenn die körperliche Schädigung sich auf die Leistung des Gehirns auswirkt, z.B. in Form einer Konzentrationsstörung; noch komplizierter – und deshalb meistens von Laien und Konsumenten abgestritten – wird die Herstellung eines Zusammenhanges mit einer psychischen Störung z.B. einer depressiven Episode. Da psychische Störungen meistens multifaktoriell sind, wird der Zusammenhang mit dem Substanzkonsum häufig nicht erkannt, da andere Faktoren (u.a. Streß, Konflikte, Isolierung) in den Vordergrund rücken. Gerade aufgrund der multifaktoriellen Genese von psychischen Problemen wird der negative (deshalb schädliche) Einfluß des Substanzkonsums vernachlässigt.
Im DSM-IV wird der Substanzmißbrauch definiert als ein unangepaßtes Muster von Substanzgebrauch, welcher in klinisch bedeutsamer Weise zu Beinträchtigungen oder Leiden führt. Dabei muß sich mindestens eines der folgenden Kriterien innerhalb des selben 12-Monats-Zeitraums manifestiert haben:

- Wiederholter Substanzgebrauch, der zu einem Versagen bei der Erfüllung wichtiger Verplichtungen bei der Arbeit, in der Schule, oder zu Hause fürt;
- wiederholter Substanzkonsum in Situationen, in denen es aufgrund des Konsums zu einer körperlichen Gefährdung kommen kann (z.B. Alkohol am Steuer).
- wiederholte Probleme mit dem Gesetz in Zusammenhang mit dem Substanzgebrauch;
- fortgesetzter Substanzgebrauch trotz ständiger oder wiederholter sozialer oder zwischenmenschlicher Probleme, die durch die Auswirkungen

der psychotropen Substanz verursacht oder verstärkt werden (z.B. Streit mit Ehegatten).

Im Gegensatz zu ICD-10 wird im DSM-IV besonders die psychosozialen Folgen des Substanzmißbrauchs hervorgehoben. In der ICD-10 spielen die sozialen oder rechtlichen Konsequenzen beim schädlichen Gebrauch keine Rolle. Es gibt keine Übereinstimmung bezüglich der begrifflichen Definition von Mißbrauch und schädlicher Gebrauch zwischen den beiden Klassifikationssysteme.

Abhängigkeit

Von Abhängigkeit kann ausgegangen werden, wenn eine Entzugssymptomatik bei Absetzen des (meist regelmäßigen) Konsums auftritt. In den meisten Fällen handelt es sich um eine körperliche Entzugssymptomatik mit vegetativen Symptomen (Schweißausbrüche, Zittern) bis hin zu Krampfanfällen oder ein Delir (mit Halluzinationen und/oder Wahn). Strittig, aber dennoch als Abhängigkeit gewertet, ist die psychische Abhängigkeit – ein übermäßiger Wunsch nach der Substanz, der Vorrang vor allen anderen Gedanken bekommt. Da diese Form der Abhängigkeit schwer zu objektivieren ist, wird sie von Laien und vor allem von Konsumenten teilweise heftig abgestritten. In der Definition der Abhängigkeit hat sich bei beiden Klassifikationssystemen, ICD-10 und DSM-IV, eine deutliche Annährung ergeben.

Transkulturelle Aspekte

Aus den Ergebnissen transkultureller Untersuchungen und aus geschichtlichen Dokumenten läßt sich entnehmen, daß psychotrope Drogen in praktisch allen Gesellschaften bei gesellschaftlichen Anlässen und zu Genußzwecken gebraucht werden, unabhängig von der Epoche, der Religion oder der politischen Struktur. Diese Universalität der Drogen und deren Auftreten seit altersher weisen daraufhin, daß der Gebrauch psychotroper Substanzen allgemein menschlichen Bedürfnissen entgegenkommt.

Der Konsum einer psychotropen Substanz bis hin zum süchtigen Verhalten untersteht den Werten und Normen einer Gesellschaft, die meistens einen stärkeren Einfluß als die Substanz selbst darauf hat, ob eine Abhängigkeit entsteht. Nur so ist es zu erklären, daß es unterschiedliche Alkoholismusraten in verschiedenen Ländern gibt, obwohl der gleiche Alkohol konsumiert wird. Solange die gesellschaftliche Kontrolle zum Beispiel im Rahmen einer Familie oder Dorfgemeinschaft intakt bleibt, besteht eine geringere Gefahr der Sucht, und der Konsum einer Substanz kann einen gesellschaftlichen Charakter haben ohne schädlichen Aspekt oder gar Abhängigkeit.

Entzieht sich das Individuum der gesellschaftlichen Kontrolle der Gemeinschaft oder entfallen die sozialen Normen der Dorfgemeinschaft, kann Abhängigkeit entstehen. Auch wenn eine intakte Familie in ein anderes Land migriert, kann der gleiche Konsum einer Substanz, die vorher gesellschaftlich konsumiert wurde, einen süchtigen Charakter entwickeln.
Kultur bezieht sich auf Normen, Gewohnheiten, Werte und Einstellungen einer Bevölkerungsgruppe. Benachbarte Kulturen können z.B. bezüglich einer süchtigen Substanz völlig unterschiedlicheWerte und Normen haben, um damit ihre Identität von der anderen Kultur gegenüber der anderen Kultur unterscheiden zu können (Carstairs 1954). Dieses spiegelt sich wieder in der unterschiedlichen Gesetzgebung, die es bezüglich der süchtigen Substanzen von einem Land zum anderen gibt. Häufig sind die Unterschiede in der Gesetzgebung nicht auf rationale oder empirische Ergebnisse zurückzuführen.
Bezüglich des Einstiegsalters zeigen sich deutliche kulturelle Unterschiede. So beginnt die Opiatabhängigkeit in Nordamerika und Europa meistens in der Pubertät bis Mitte der 20-er Jahre, dagegen in Asien von Mitte der 20-er bis Anfang der 40-er Jahre (Berger & Westermeyer 1977). In der Türkei ist das Einstiegsalter der Opiatabhängigkeit Mitte bis Ende der 20-er Jahre, ein Beginn in der Pubertät wird deutlich seltener gesehen als in den westeuropäischen Ländern (Evlice 1998).
Ebenfalls sind große Unterschiede bei den Konsummustern zu verzeichnen. Obwohl die Rate an alkoholbedingten Leberzirrhosen z.B. in Mexiko höher ist als in den USA, ist der pro Kopf Alkoholkonsum in Mexiko niedriger als in den USA. Der Anteil der Bevölkerung mit einem regelmäßigen Alkoholkonsum ist in Mexiko ebenfalls niedriger als in den USA, dafür trinken v.a. mexikanische Männer, wenn sie trinken, dann auch exzessiv (Medina-Mora et al. 1988). Auch geschlechtsspezifische Unterschiede werden an dem Vergleich Mexiko-USA deutlich: Die Abstinenz bei Mexikanerinnen liegt bei 71 %, bei den Männern bei circa 30 %, während es in den USA keine signifikanten geschlechtsspezifischen Abstinenzunterschiede gibt (Caetano 1988).
In einer substanz-produzierenden Kultur steht diese Substanz auch für den lokalen Konsum zur Verfügung mit einer eher höheren Abhängigkeitsrate. Eine für Europa wichtige Ausnahme ist die Türkei: Obwohl über Generationen schon Opium produziert wird, ist die Prävalenz der Opiatabhängigkeit wesentlich niedriger als in den westeuropäischen Ländern. Gerade die wiederum erhöhte Opiatabhängigkeit bei MigrantInnen türkischer Herkunft in Deutschland bildet somit einen wichtigen Traditionsbruch und muß daher näher erläutert werden.

Jede Kultur bildet ihre eigenen situativen Begrenzungen und sozialen Kontrollen bei dem Konsum süchtiger Substanzen. Nach Pfeiffer (1996) kann das Versagen dieser Begrenzungen und Kontrollen z.B. im Rahmen einer Migration zu einer individuellen Entgleisung mit der Gefahr destruktiven Verhaltens, Sucht und Depravation unter folgenden Bedingungen führen:

- Einführung neuer Substanzen, die nicht in die Kultur integriert sind und für deren Gebrauch keine hinreichenden Sicherungen gegeben sind
- Gebrauch einer Droge als Zeichen eines Protestes gegen die Gesellschaft
- Auflösung der verpflichtenden Kraft der sozialen Bindungen und Kontrollen.

Unabhängig von kulturellen Unterschieden sieht Pfeiffer dagegen einen gemeinsamen Nenner bei Suchtbehandlungen in allen Kulturen, nämlich den Versuch, das Verhalten zu verändern und neue Beziehungen aufzubauen. Dennoch sind kulturelle Begrenzungen und Kontrollen des Konsums einer Substanz nicht statisch und können in kürzester Zeit aufgrund einer gesellschaftlichen „Modernisierung" völlig entfallen (Desjarlais et al. 1995). Ein beeindruckendes Beispiel ist Pakistan: Noch vor 25 Jahren war Heroinabhängigkeit als behandlungsbedürftige Störung unbekannt. 1979 wurden die bis zu dem Zeitpunkt legalen „opium dens" (Opiumläden) im Zuge der internationalen Kampagne gegen Drogen verboten (Malik 1999). Heute hat Pakistan den höchsten pro Kopf Heroinkonsum in der Welt, mit einer Rate von circa 2,0 % der städtischen Bevölkerung und 1,4 % der ländlichen Bevölkerung (Aslam 1992). Da aber der Konsum eine rein männliche Aktivität zu sein scheint, wurde aus einer nationalen Umfrage zu Sucht geschlossen, daß circa 5 % der Männer heroinabhängig seien (Pakistan Medical Association 1987). Aufgrund des Ausmaßes der Suchtproblematik mußte die pakistanische Regierung und lokale Einrichtungen aus dem nichts adäquate Programme zur Prävention und Behandlung entwickeln.

Sucht bei Migranten

Die Forschung auf dem Gebiet der Suchtstörungen sowie deren Behandlung bei Migranten ist in Deutschland noch in den Anfängen. Es gibt bisher keine bundesweiten Untersuchungen zu Suchterkrankungen bei Migranten. Sucht unter Migranten wurde bisher in der Literatur wenig Aufmerksamkeit gewidmet. Einige Ergebnisse der transkulturellen Forschung können hilfreich sein, um Unterschiede im Suchtverlauf bei Migranten zu verstehen: Unterschiede im Einstiegsalter, in der Geschlechterverteilung und Werte und Normen bezüglich der Substanzen.

Einige wenige Studien, aber auch veröffentlichte Erfahrungsberichte über Suchtstörungen unter Migranten zeigen, daß die Anzahl der suchtmittelabhängigen Migranten stark angestiegen ist. Anfang der 80er Jahre wird durch eine Studie über die Versorgung drogenabhängiger "Ausländer" in Berlin erstmals auf die Quantität und Qualität dieses Problems hingewiesen (vgl. Akbiyik 1991). In dieser Studie wird festgestellt, daß von 1981 bis 1983 in West-Berlin etwa 1500 drogenabhängige Migranten den Versorgungseinrichtungen bekannt waren.

Bei einer Befragung einiger Drogenberatungsstellen in Deutschland stellen Höhn & Stork (1990) ähnlich fest, daß die Problematik des schädlichen Drogenkonsums bei Migranten sowie die Arbeit mit ihnen in diesen Einrichtungen unzureichend thematisiert wird.

Lazaridis (1988) kommt bei einer Auswertung der Daten von allen ausländischen Patienten, die von 1975 bis 1982 erstmalig in psychiatrischen Einrichtungen Niedersachsens wegen Suchterkrankungen stationär aufgenommen und behandelt wurden, zu dem Ergebnis, daß von insgesamt 1.461 stationär eingewiesenen ausländischen Patienten 228 (15,6 %) wegen Suchterkrankungen behandelt werden. In dieser Studie wird darauf hingewiesen, daß diese Daten nur die Spitze eines Eisberges darstellen. Die tatsächliche Erkrankungsrate liegt um ein Vielfaches höher.

Die in verschiedenen Städten der BRD durchgeführten Untersuchungen weisen auf einen stark zunehmenden Anteil von suchtmittelabhängigen Migranten hin. Zum Beispiel berichtet Philippi (1996), daß unter den 1994–1995 erstmals erfaßten Drogenabhängigen in Frankfurt ca. 37 % Migranten sind. Ebenfalls wird der Anteil in Essen auf 21% geschätzt (Goldmann 1996). In dem Bericht von Marinovic (1997) wird der Anteil der drogenabhängigen Migranten in der offenen Szene in Stuttgart auf 50 %, phasenweise auf 70 % geschätzt.

Nach einem noch nicht veröffentlichten Bericht vom „Projekt Laufwerk" in Hamburg liegt der Anteil der drogenabhängigen Migranten in der Szene bei 33–35 %. Dagegen liegt in Hamburg der Anteil derjenigen, die die ambulante oder stationäre Suchtkrankenhilfe in Anspruch nehmen, bei ca. 5–10 %. Die Situation abhängiger Migranten in Hamburg wird anhand einer Auswertung von drei Stichproben durch Haasen (1997) untersucht. Die drei Stichproben der Untersuchung kommen aus der Klinik für Psychatrie des Universitätskrankenhauses Eppendorf, aus den Stationen für den niedrigschwelligen Entzug des AK Ochsenzoll und aus einem Forschungsprojekt, finanziert vom Bundesmimesterium für Forschung und Technologie (BMFT) über psychiatrische Störungen bei Heroinabhängigen. Es sind drei Gruppen, die sich stark unterscheiden und Einblick in die Situation der süchtigen Migranten in einer größeren Stadt wie Hamburg zulassen.

Die 1. Stichprobe umfaßt alle Aufnahmen von Migranten in die Klinik in den Jahren 1993 und 1994 mit einer Suchtstörung nach ICD-10 im Rahmen einer Prävalenzstudie zu psychiatrischen Störungen bei Migranten (Haasen et al. 1996).
Die 2. ist eine repräsentative Stichprobe von Heroinabhängigen im niedrigschwelligen Entzug im AK Ochsenzoll von 1993 bis 1995 (Degkwitz & Krausz 1995) unter besonderer Berücksichtigung der Migranten.
Die 3.Sichprobe, die sich deutlich von den beiden anderen aufgrund der Erhebungsorte unterscheidet, untersucht im Rahmen eines Forschungsprojektes über psychatrische Störungen bei Heroinabhängigen die Ergebnisse bei Suchtkranken mit ausländischer Staatsangehörigkeit. Die Heroinabhängigen werden mit verschiedenen Instrumenten zur Beurteilung des Ausmaßes der Sucht und der weiteren Psychopathologie untersucht.
Das erste wichtige Ergebnis dieser Studie, das sich aus allen drei Stichproben ergibt, ist die Tatsache, daß der Anteil der Migranten in den Suchteinrichtungen mit ca. 8–10 % unterrepräsentiert ist. Das bedeutet, daß die Bedürfnisse der abhängigen Migranten durch die Drogeneinrichtungen nicht gedeckt werden. Stichprobe Eins und Zwei zeigen weiter, daß abhängige Migranten, die Drogeneinrichtungen in Anspruch nehmen, noch gut sozial und/oder familiär integriert sind. Dieses Ergebnis wird auf eine positive Selektion zurückgeführt. Weiterhin wird in dieser Studie festgestellt, daß Migranten eine stärkere Integration in die Familie aufweisen. Dieses wird als eine mögliche Erklärung für die Unterrepräsentanz der Migranten in den Suchthilfeeinrichtungen angesehen. Die bessere familiäre Integration korreliert nicht mit der deutlich schlechteren schulischen und beruflichen Situation.
Aus dem ambulanten Bereich wird hier nur auf eine empirische Studie zurückgegriffen, die zwar aufgrund der geringen Fallzahl nicht als repräsentativ betrachtet werden kann, jedoch interessante Hypothesen zum Zusammenhang der Sucht mit psychosozialen Stressoren aufwirft (Toprak 1999). Es wurden 49 heroinabhängige Migranten (davon nur sieben Frauen) in einer Drogenberatungsstelle in Hamburg/Wilhelmsburg zum Suchtverlauf als auch zu migrationsspezifischen Aspekten und Konfliktbereichen befragt. Das Alter bei Beginn des regelmäßigem Konsums lag bei 20 Jahren und die Familienstruktur war bei zwei Drittel noch intakt. Der Schweregrad der Sucht war bei denjenigen mit Schulabschluß, bei denen mit Berufsausbildung und bei denen mit eher guten Deutschkenntnissen signifikant niedriger als bei den anderen. Der Schweregrad der Sucht zeigte keinen Zusammenhang mit Diskriminierungserfahrungen, dagegen jedoch einen hochsignifikanten Zusammenhang mit Konfliktbereichen in der Familie und der sozialen Umgebung.

Diese Ergebnisse zeigen Ansatzpunkte, die bei Präventions- und Interventionsmaßnahmen mitberücksichtigt werden können: Prognostisch günstig erscheint das höhere Einstiegsalter und die intaktere Familienstruktur, welches jedoch auch zu einer stärkeren familientherapeutischen Orientierung führen muß, vor allem aufgrund des hohen Zusammenhangs mit Konflikten in der Familie. Ungünstig dagegen ist der starke Zusammenhang mit negativen sozialen Faktoren, da insgesamt Migranten in der deutschen Gesellschaft erschwerten sozialen Bedingungen ausgesetzt sind. Der Zusammenhang zwischen besseren Deutschkenntnissen und einem weniger schweren Suchtverlauf könnte als Hinweis auf die positive Wirkung einer besseren Integration verstanden werden.

Bei einer Auswertung der Angaben aller Drogentherapieeinrichtungen in Baden-Württemberg kommt Baudis (1997) zu dem Ergebnis, daß die Belegung mit Migranten im Schnitt etwa bei 15–18 % liegt. Dagegen aber liegt der Anteil in der offenen Gruppenarbeit bei 30 %, in der Straßenarbeit sogar bei 50 %.

In einer in Frankfurt und London durchgeführten Studie von Gaitanides (1998) wird in Frankfurt festgestellt, daß der Anteil an Migranten in der offenen Szene und bei den niedrigschwelligen Angeboten bei ca. 40 % liegt. Dagegen aber liegt diese Quote bei den Drogenberatungsstellen mit 10–15 % sehr viel niedriger. In den stationären Therapieeinrichtungen und betreuten Wohngemeinschaften ist der Anteil mit Ausnahme der zielgruppenorientiert arbeitenden Therapieeinrichtungen noch niedriger. Hier wird von einer Einrichtung berichtet, die ihren Migrantenanteil durch den Einsatz einer türkischen und einer kroatischen Beratungskraft von 8 % (1988) auf 31 % (1995) erhöht. Ähnlich hoch lag in London die Differenz zwischen Einrichtungen mit und ohne afrikanischen Mitarbeiter.

Von den Niederlanden berichtet Trautmann (1998), daß sich alle Migrantengruppen mit Ausnahme von Spaniern mit Anpassungs- und Integrationsproblemen konfrontiert sehen. Dies läßt sich unter anderem an der Tatsache ablesen, daß sie im Hinblick auf einen problematischen Drogenkonsum überdurchschnittlich gefährdet sind. Bei einer Auswertung der im landesweiten Alkohol- und Drogen-Informationssystem (LADIS) über die Klientenpopulation der niederländischen Drogenhilfeeinrichtungen gesammelten Daten wird festgestellt, daß bei einem Migrantenanteil von 6% an der Gesamtbevölkerung (15,6 Millionen) der Anteil von Migranten mit Suchtstörungen bei 28% liegt. Weiterhin wird festgestellt, daß etwa 66% der Migranten gegenüber 52% niederländischer Herkunft ein Behandlungsprogramm vorzeitig verlassen. Dieser Umstand veranlaßte die Politik, für die Praxis neue Wege und Strategien in Beratung und Therapie der Suchtstörungen bei Migranten zu suchen.

Eine besondere Untergruppe der Migranten stellen die Flüchtlinge dar. Insgesamt wird bei Flüchtlingen aufgrund der zum Teil extremen psychosoziale Belastungen ein höheres Risiko für süchtiges Verhalten beschrieben (Desjarlais et al. 1995, Reynell 1989, Westermeyer 1991). Dennoch wurden auch in dieser Untergruppe bestimmte protektive Faktoren eruiert, die möglicherweise auch für andere Migrantengruppen zutreffen: So wurde das Leben in einer ethnisch-ähnlichen Gemeinschaft in der fremden Gesellschaft als protektiv beschrieben (Murphy 1977), als auch ein starker religiöser Glauben (McCallin & Fozard 1990), eine ideologische Weltanschauung (Reynell 1989) und eine ausgedehnte Familie (McCallin & Fozard 1990). Dennoch können auch diese zunächst protektiven Faktoren zu Integrationsschwierigkeiten führen, die wiederum neue Risiken darstellen.

Diskussion

Die Beurteilung süchtigen Verhaltens bei Migranten, vor allem wenn es sich um ein Abhängigkeitssyndrom handelt, unterliegt somit nicht so sehr dem Risiko von Fehlinterpretationen, wie dieses bei anderen psychischen Störungen der Fall ist. Gerade für Abhängigkeit gibt es festgelegte v.a. somatische Kriterien, die nicht kulturspezifisch sind. Dagegen ist bei der Diagnosestellung eines schädlichen Gebrauchs (ICD-10) oder Abusus (DSM-IV) bei Migranten Vorsicht geboten. Hier muß zunächst der kulturelle Kontext analysiert werden, um die Diagnose stellen zu dürfen. Das Heroinrauchen bei Migranten aus dem Iran oder das Kokakauen bei Migranten aus Bolivien, um zwei Beispiele zu nennen, sollte nicht psychopathologisiert werden, genauso wie der Alkoholkonsum eines Menschen in Deutschland, der dort nicht als pathologisch angesehen wird, auch nicht in einem arabischen Land pathologisiert werden sollte.
Ebenfalls gibt es das Problem in die andere Richtung: Bei Migranten, die z.B. Alkohol konsumieren in einem Ausmaß, welches für den deutschen Beurteiler nicht problematisch erscheint, wird möglicherweise ein problematischer oder schädlicher Konsum übersehen, der das Risiko einer zukünftigen Abhängigkeit in sich birgt. Der Konsum muß auf dem Hintergrund des biographischen und kulturellen Kontext beurteilt werden. Hierbei geht es ja nicht um eine Pathologisierung des Verhalten, sondern das frühzeitige Erkennen eines problematischen Verhaltens mit potentiell destruktiven Konsequenzen.
Das entscheidende Problem bei der Beurteilung des süchtigen Verhaltens bei Migranten ist aber nicht die korrekte Beurteilung, ob es sich um einen pathologischen Prozeß handelt oder nicht. Viel wichtiger ist es, bei Migranten mit

süchtigem Verhalten die Hintergrundsproblematik zu erkennen. Hier ist ein Vergleich zu der Komorbidität zu ziehen: Wird bei einem Patienten mit einer Suchtstörung eine komorbide Störung, z.B. eine depressive, psychotische oder Angststörung übersehen, so wird auch die beste Suchtbehandlung nicht langfristig Erfolg haben können. Analog zu diesem Komorbiditätsmodell muß bei Migranten speziell auf eine migrationsspezifische Anpassungsproblematik geachtet werden. Diese mag nicht immer die Kriterien einer Diagnose einer Anpassungsstörung (ICD-10: F43) erfüllen, dann jedoch auf der psychosozialen Achse eine beträchtliche Behinderung bedeuten. Allzu oft handelt es sich bei dem süchtigen Verhalten um ein Copingverhalten zur Bewältigung der psychosozialen Probleme (Haasen & Toprak 1999). Daher gilt es, diese psychosoziale Risikokonstellation genau zu beurteilen und neben einer adäquaten (und kultur-sensitiven) Suchtbehandlung auch eine Strategie für die Lösung der psychosozialen Problematik zu erarbeiten.

Vorschläge für Leitlinien bei der Beurteilung von süchtigen Verhalten

Um eine kompetente Beurteilung des süchtigen Verhaltens bei Migranten zu erzielen, sollten die folgenden Leitlinien berücksichtigt werden:

1. Der konfrontative Charakter gegenüber Menschen mit Suchtstörungen gerade bei Eintritt in das Suchthilfesystem, der in Deutschland bei vielen Institutionen praktiziert wird („hochschwellig“), bedeutet für Migranten, für die die Schwelle auch bei allen anderen Institutionen schon sehr hoch erscheint, eine unüberwindbare Hürde, welche sie eher aus dem Suchthilfesystem ausschließt.
2. Wenn es dann doch zu einer Beurteilung des süchtigen Verhaltens kommt, muß die Bedeutung des Konsums der betroffenen Substanz in dem Herkunftsland berüchksichtigt und analysiert werden. Bei Migranten aus der Türkei, die aus ländlichen Gebieten kommen, ist zum Beispiel der Heroinkonsum so gut wie unbekannt ebenso wie die Heroinabhängigkeit. Dagegen ist der Opiumkonsum in Form des aufschlitzen und aussaugen der Frucht der Opiumpflanze dort eine uralte Tradition. Bei Migranten aus dem Iran wiederum muß berücksichtigt werden, daß das Rauchen von Heroin im Iran weit verbreitet, aufgrund der gesellschaftlichen Normen jedoch die Heroinabhängigkeit recht selten ist. Weiterhin ist der gesellschaftlich akzeptierte Alkoholkonsum, so wie wir ihn in Europa kennen, der arabischen Gesellschaft fremd.
3. Als nächster Schritt muß beurteilt werden, inwieweit die gesellschaftlichen Normen, die im Herkunftsland den Konsum regulieren, auch nach

der Migration noch intakt sind. Häufig bedeutet die Migration auch das Ende dieser Normen, welches ein Risiko für die Suchtentwicklung bedeutet. Durch Wegfall der gesellschaftlichen Normen können z.B. Migranten arabischer Herkunft oftmals den Alkoholkonsum nicht regulieren.

4. Ein weiterer Schritt wäre die genaue Beurteilung der spezifischen migrationsbedingten Lebensgeschichte, um ein entsprechendes Bild über die psychosoziale Risikokonstellation und einer möglichen Anpassungsstörung (ICD-10: F43) im Sinne einer Komorbidität zu erhalten. Spezifische psychosoziale Beastungen, auf die geachtet werden sollte, sind folgende:
   - Unverarbeitete familiäre Trennungsereignisse während des Migrationsprozesses;
   - Entfremdung zwischen den Familienmitgliedern durch langjährige Trennung und veränderte Bindungen;
   - Norm- und Rollenkonflikte innerhalb der Familie (zwischen Ehepartnern und Generationen);
   - Unvereinbarkeit der Lebensentwürfe der verschiedenen Familienmitglieder;
   - Diskontinuität und permanente Ambivalenzkonflikte (schwankende Zukunftspläne, Schwanken zwischen traditionellen und modernen Werten); strukturell bedingter Orientierungskonflikt durch unsichere Beschäftigungslage und Wohnsituation sowie durch eine unsichere rechtliche Aufenthaltsperspektive;
   - Statusdiskrepanz durch längerfristige Erwartungsenttäuschungen; Ausbleiben des eigenen sozialen Aufstiegs, Ausbleiben des sozialen Aufstiegs der Kinder und Ausbleiben der Rückkehr;
   - Langzeitfolgen langjähriger extremer Arbeitsbelastungen;
   - Schlechte Wohnverhältnisse; Wohnungen sind häufig eng, feucht, unwohnlich, in schlechten Wohngegenden gelegen, im Verhältnis zu teuer oder Unterbringung in Sammelunterkünften;
   - Isolation durch Arbeitslosigkeit und Verdrängung aus den Innenstadtvierteln in infrastrukturarme Stadtrandgebiete;
   - Stigmatisierung, Ausgrenzung und Fremdenfeindlichkeit.
5. In Anbetracht der Tatsache, daß Migranten mit Suchtstörungen – anders als entsprechende Deutsche – starke Bindung zu ihren Familien haben und häufig in intakten familiären Verhältnissen leben, ist zunächst eine genaue Familiendiagnostik und dann eine Einbeziehung der Familienmitglieder in den Beurteilungsprozeß (und anschließend in den Behandlungsprozess) außerordentlich wichtig. Hier ist die Anwendung von familientherapeutischen Ansätzen unter Berücksichtigung der besonderen migrationsspezifischen Erfahrungen der Familienmitglieder wesentlich.

6. Da der Beurteilungsprozeß nicht ein einseitiger Prozeß ist, ist es von besonderer Bedeutung, spezielle Informationen über Suchterkrankungen, Abhängigkeitsverhalten und Behandlungsmöglichkeiten in verschiedenen Sprachen zu verfassen und bereitzustellen, um gezielt Migranten zu erreichen. Vielen Migranten ist der Prozeß und die Dynamik einer Suchtstörung zunächst unbekannt. Entsprechendes Informationsmaterial kann zu einer Aufklärung führen und damit einen Ansatz für einen ersten Kontakt mit dem Suchthilfesystem bieten.

Literatur

Akbiyik O (1991) Drogenarbeit mit Ausländern. In: W. Heckmann (Hrsg.), Drogentherapie in der Praxis. Ein Arbeitsbuch für die 90er Jahre (S. 156–171). Weinheim / Basel: Beltz

American Psychiatric Association (1998) Diagnistisches und Statistisches Manual Psychischer Störungen DSM-IV. Deutsche Bearbeitung und Einführung von H. Sass, H.-U.Wittchen, M.Zaudig. 2. Auflage Hogrefe, Göttingen

Aslam A (1992) Drug addiction in Pakistan. Specialist 6:104–108

Baudis R (1997) Gastarbeiterkinder. In: Landesstelle gegen die Suchtgefahren in Baden-Württemberg (Hrsg.) Sucht und Migration (S. 54–64). Stuttgart.

Berger LJ, Westermeyer J (1977) World traveler addicts in Asia: comparison with stay-at-home addicts. Amer J Drug Alcohol Abuse, 4: 495–503

Caetano R (1988) Alcohol use among Hispanic groups in the United States. Am J Drug Alcohol Abusee 14: 293–308

Carstairs GM (1954) Daru and bhang: cultural factors in the choice of intoxicant. Quart J Studies Alcohol, 15:220–237

Davison GC, Neale JM (dt. Ausgabe Hautzinger M) 1998 : Klinische Psychologie. Weinheim: Psychologie Verlagsunion.

Degkwitz P, Krausz M (1995) Epidemiologie und Dokumentation im Drogenentzug. In: K. Behrendt, P. Degkwitz, E. Trüg (Hrsg.), Schnittstelle Drogenentzug. Freiburg: Lambertus.

Desjarlais R, Eisenberg L, Good B, Kleinman A (1995) World Mental Health: Problems and Priorities in Low-Income Countries. Oxford University Press: New York

Evlice YE (1998) Heroinabhängigkeit in der Türkei. Vortrag III. Deutsch-Türkischer Psychiatriekongreß, Berlin

Gaitanides S (1998) Zugangsbarrieren von Migranten zu den Drogendiensten. In: Deutsche Hauptstelle gegen die Suchtgefahren (Hrsg.) Sucht in unserer multikulturellen Gesellschaft. Freiburg i. B.: Lambertus.

Goldmann W (1996) Erschreckend hoch. In: psychosozialer Arbeitskreis Migration im Projekt Gesunde Stadt Essen (Hrsg.) Drogenkonsum – Fakten, Hintergründe, Prävention, Ausblicke – 3. Veranstaltung der Reihe Migration und Justiz (S. 7). Essen.

Haasen C, Toprak M (1999). Sucht. In Handbuch der Sozialen Arbeit mit Kinderflüchtlingen. Hrsg. WOGE e.V./Institut für soziale Arbeit e.V. Münster: Votum.

Haasen C (1997) Migration und Sucht: Empirische Ergebnisse und Zukunftsperspektive. In: L.Schäfer, E. S. Schmalfuß. (Hrsg.), Euro TC 1996 Strasburg: Europe unlimited! Drugs unlimited? Deutsche Ausgabe, Föderation der Drogenhilfen in Europa e.V.

Haasen C, Lambert M, Yagdiran O (1996) Diagnostic aspects of psychiatric disorders among migrants. Curare, 19 (2): 347–352

Höhn R, Stork C (1990) Drogenproblematik junger Ausländer. Informationsdienst zur Ausländerarbeit, 3, 46–48.

Khayyam O (1997). Robaiyat (Vierzeiler). Übertragen aus dem persischen von Pirayech, P. Teheran. Yassavoli Publications.

Lazaridis K (1988) Epidemiologische Aspekte der Suchterkrankungen bei Ausländern. Hospitalisationsinzidenz in Niedersachsen. Suchtgefahren, 34, (S. 396–400).

Malik N (1999) Drug dependence in two culturally diverse societies (Pakistan & Canada) Vortrag XI. Weltkongreß für Psychiatrie, Hamburg

Marinovic P (1997) Streetwork in der offenen Drogenszene mit nichtdeutschen KonsummentInnen. In: Landesstelle gegen die Suchtgefahren in Baden-Württemberg (Hrsg.) Sucht und Migration (S. 17–20). Stuttgart.

Medina-Mora ME, Rascon ML, Otero BR, Gutierrez E (1988) Patrones de consumo de alcohol en Mexico. In: Gilbert J (Hrsg.) Alcohol Consumption among Mexicans and Mexican Americans: A Binational Perspective. Los Angeles: Regents of the University of California

McCallin M, Fozard S (1990) The Impact of Traumatic Events on the Psychological Well-Being of Mozambican Refugee Women and Children. Genf: International Catholic Child Bureau

Murphy HBM (1977) Migration, culture, and mental health. Psychol Med 7: 677–684

Pakistan Medical Association (1987) Report of Committee on Drug Addiction in Pakistan. Karachi: Pakistan Medical Association

Pfeiffer WM (1996) Suchtbehandlung aus transkultureller Perspektive. In: Krausz M & Haasen C (Hrsg.) Langzeitperspektive Süchtigen Verhaltens. Lambertus, Freiburg

Philippi R (1996) Drogenkriminalität und Gefährdungspotential. In: Kommunale Ausländerinnen- und Ausländervertretung (KAV) der Stadt Frankfurt a. M.(Hrsg.), Drogen und Migration: Dokumentation der Anhörung am 4. März 1996 zur Situation Drogenabhängiger und –gefährdeter Junger Menschen Ausländischer Herkunft in Frankfurt a. M. (S. 67). Bonn.

Rahn E, Mahnkopf A (1999) Lehrbuch Psychiatrie. Bonn Psychiatrie Verlag.

Reynell J (1989) Political Pawns: Refugees on the Thai-Kampuchean Border. Oxford: Refugee Studies Programme

Toprak MA (1999) Psychosoziale Faktoren der Sucht bei Migranten. Psychologische Diplomarbeit. Universität Bremen

Trautmann F (1998) Drogenarbeit mit Migranten in den Niederlanden. In: Deutsche Hauptstelle gegen die Suchtgefahren (Hrsg.) Sucht in unserer multikulturellen Gesellschaft (S. 234–247). Freiburg i. B.: Lambertus.

Völger G, v. Welck K (1982) Rausch und Realität. Bd.1–3. Hamburg: Rowohlt Taschenbuchverlag.

Westermeyer J (1980) Kulturelle Bedingungen und Funktionen des Drogengebrauchs. In: Pfeiffer WM, Schoene W (Hrsg.) Psychopathologie im Kulturvergleich. Stuttgart: Enke Verlag.

Westermeyer J (1991) Psychiatric services for refugee children. In: Ahearn FL, Athey JL (Hrsg.) Refugee children: Theory, Research, and Services (pp. 127–162). Baltimore MD: The Johns Hopkins University Press

WHO (1993) Internationale Klassifikation Psychischer Störungen. ICD-10 Kapitel V (F). Hrsg. der deutschen Ausgabe: H. Dilling, W. Mombour, M. H. Schmidt. 2. Aufl. Huber, Bern, Göttingen, Toronto

10. Gerontopsychiatrische Aspekte

Tomas Müller-Thomsen

Fallbeispiele

Fall 1

Die 63-jährige Frau M. stellte sich wegen zunehmender Depressivität und Gedächtnisproblemen ambulant vor. Sie stammte aus dem Iran und kam 1947 wegen einer schweren Erkrankung des ältesten Sohnes mit ihrem Mann in die Bundesrepublik Deutschland. Sie habe insgesamt drei Kinder. Der Mann würde trotz seiner Berentung noch sehr viel arbeiten und sei wenig zu Hause. Die jüngste Tochter sei vor drei Jahren zum Studieren in eine andere Stadt gezogen. Nach einer längeren Exploration räumte sie ein, sich allein zu fühlen. Im psychischen Befund zeigte sich eine affektiv deutlich herabgestimmte Patientin. Im Rapport war sie bei flüssiger, nahezu akzentfreier Sprache etwas verlangsamt. Die begleitende Tochter berichtete, daß ihrer Mutter die deutsche Sprache jedoch in den letzten Monaten zunehmend schwerer falle. Bei der Überprüfung der Gedächtnisfunktion fanden sich in der Merkfähigkeit und im verzögerten Wiedererkennen von verbalem und non-verbalem Material keine über die Altersnorm hinausgehenden Leistungseinbußen. Es zeigte sich jedoch eine diskrete, aber deutlich visuokonstruktive Apraxie.

Diskussion:

Die familiäre Situation, die zunehmende soziale Isolation und die depressive Stimmung lassen zunächst an eine depressive Störung denken. Die Verlangsamung, die neu entstandene Schwierigkeit mit der deutschen Sprache sowie die visuokonstruktive Apraxie legen jedoch den Verdacht einer beginnenden dementiellen Störung nahe. Eine eingehende Untersuchung dieses Verdachtes konnte nicht mehr erfolgen, da der Ehemann der Patientin telefonisch den mit der Patientin und ihrer Tochter abgemachten Termin absagte. Die diagnostische Einschätzung blieb somit unsicher. Diese Unsicherheit entstand einerseits dadurch, daß die Patientin einen durchaus nachvollziehbaren Hintergrund für die depressive Symptomatik hatte. Zum anderen wurde bei dieser zweisprachigen und intelligenten Patientin deutlich, daß neuropsychologische Testverfahren oft zu Beginn einer dementiellen Erkrankung in ihrer Aussagekraft häufig eingeschränkt sind und anamnestische Angaben besonders wichtig sind, häufig jedoch aufgrund unterschiedlicher soziokultureller Hintergründe schwer einzuordnen sind.

Unabhängig vom Verdacht einer beginnenden dementiellen Erkrankung ist bei dieser Patientin eine mittelschwere depressive Episode (F32.1) zu diagnostizieren. Das Ausmaß der kognitiven Störungen ist nicht ausreichend zur Stellung einer Demenzdiagnose. Auch wenn noch einheitliche Bewertungsmaßstäbe zur Einordnung leichter kognitiver Störungen oder MCI (mild cognitive impairment) vorliegen (Convit 2000, Reischies 2000) sollte hier zusätzlich eine leichte kognitive Störung (F06.7) diagnostiziert werden.

Fall 2
Der 66-jährige, seit einem Jahr berentete Bauingenieur polnischer Herkunft, stellte sich wegen Traurigkeitsgefühlen, Antriebsstörung und vermehrtem Schlafbedürfnis vor. Die Symptomatik bestand seit einem Jahr. Vor 13 und zwei Jahren war es bereits zu ähnlichen Episoden gekommen. In Deutschland lebt er seit 24 Jahren. Seine erste Frau und seine beiden Kinder leben in Polen. Die aktuelle Symptomatik trat kurz nach der Berentung auf. Er berichtet, daß er den Wunsch habe, wieder nach Polen zurückzukehren, um in seiner Heimatstadt zu leben und in der Nähe seiner Kinder und Enkelkinder zu sein. Seine jetzige Ehefrau stamme zwar auch aus Polen, würde seinen Wunsch jedoch nicht teilen, sie wolle in Deutschland bleiben.
Affektiv war er depressiv herabgestimmt, dabei im formalen Gedankengang weitschweifig und zeitweise vage. Hinsichtlich neuropsychiatrischer Auffälligkeiten war er unauffällig. Im Antrieb war er reduziert. Unter Citalopram besserte sich die Symptomatik recht rasch. Er entschied sich, gemeinsam mit seiner Frau in Deutschland zu bleiben, jedoch häufiger als bisher nach Polen in seiner alte Heimatstadt zu fahren.
Diskussion:
Bei diesem Patienten wird ein häufig beobachtetes Phänomen bei älteren Migranten deutlich: die Ambivalenz, einerseits in die alte Heimat zurückkehren zu wollen, anderseits dann aber doch in der neuen „Heimat" zu bleiben. Nicht allen Menschen gelingt die Problemlösung so gut wie diesem Patienten. Dies hat zum eine geographische Gründe. Nach Auflösung der nach dem zweiten Weltkrieg entstandenen Blockstruktur ist Polen ein schnell zu erreichendes Nachbarland geworden. Zum anderen bestehen nosologische Zusammenhänge: die depressive Symptomatik ist ohne weiteres als Reaktion auf den Konflikt zu verstehen (F43.21). Aufgrund der beiden vorausgegangenen Episoden ist jedoch eine rezidivierende depressive Störung, gegenwärtig mittelschwere Episode (F33.1) zu diagnostizieren. Nach Besserung der depressiven Symptomatik gelang es dem Patienten, eine befriedigende Problemlösung zu finden, somit war die depressive Symptomatik letztendlich weniger die Folge, sondern eher die Ursache des inneren Konfliktes.

Fall 3
Der 64-jährige arbeitslose Schlosser türkischer Abstammung kam in Begleitung eines guten Bekannten zur Abklärung eines eventuell vorliegenden dementiellen Syndroms. Er spricht und versteht sehr schlecht deutsch, so daß die Übersetzung durch den Bekannten notwendig war. Der Patient selbst kann kaum über seine Gedächtnisstörungen berichten, er gibt vor allen Dingen an, sehr traurig zu sein. Der Bekannte des Patienten berichtet, daß er seit einem schweren Autounfall vor sechs Jahren sehr verändert sei. Er habe seitdem Angst in öffentlichen Verkehrsmitteln, sei traurig und nervös und leide unter Konzentrationsstörungen, so daß er auch nicht mehr in der Lage gewesen sei, seiner Tätigkeit als Schlosser nachzugehen. Angaben des Bekannten zufolge würde der Patient Gesprächsinhalte und Termine vergessen und bringe beim Einkaufen nur einen Teil der geplanten Waren mit.
In der Untersuchung fand sich ein voll orientierter Patient der im formalen Gedankengang und psychomotorisch sehr verlangsamt war. Im Affekt war der Patient depressiv verstimmt mit Gefühlen von Traurigkeit, Sinnlosigkeit und Hoffnungslosigkeit. Im Kontaktverhalten zeigte er sich lustlos gereizt und kaum auslenkbar. Eine Beurteilung des kognitiven Leistungsniveaus mittels neuropsychologischer Tests war aufgrund der mangelnden Sprachkenntnis nicht sicher möglich.
Diskussion:
Bei diesem Patienten wird die Problematik deutlich, die bei der Beurteilung des kognitiven Leistunsniveaus bei beginnenden dementiellen Erkrankungen im allgemeinen und hier beim Zusammentreffen unterschiedlicher Kultur- und Sprachkreise im Besonderen auftreten. Der Patient ist einerseits voll orientiert und depressiv gestimmt. Dies würde zunächst einmal eine depressive Störung vermuten lassen. Andererseits zeigen sich bei der Verrichtung der alltäglichen Aktivitäten deutliche Einschränkungen, die eine beginnende Demenz vermuten lassen könnten. Mögliche und zu vermutende neuropsychiatrische Defizite können nicht erhoben werden. Aufgrund der syndromal im Vordergrund stehenden depressiven Symptomatik sollte eine schwere depressive Episode ohne psychotische Symptome (F32.2) diagnostiziert werden und ein Antidepressivum verschrieben werden. Nach zwei bis drei Monaten sollte nach Besserung der Stimmungslage das kognitive Leistunsniveau erneut untersucht werden.

Definition des Alters

Altern ist ein fortschreitender Prozeß und kann auf chronologischen, biologischen, psychologischen und soziologischen Ebenen beschrieben werden.

In Abhängigkeit von der sozioökonomischen Gegebenheit des Endes der Berufstätigkeit hat sich in der westlichen Welt die Grenze von 65 Jahren für die Menschen, die als alt bezeichnet werden, durchgesetzt. Entsprechende Versorgungseinrichtungen wie Heime, geriatrische Kliniken und Tagespflegeeinrichtungen fühlen sich für ihre Patienten ab diesem Alter zuständig. In einigen Ländern wie z.B. China und Japan allerdings werden Menschen in Abhängigkeit von Geschlecht und regulärem Berentungsalter bereits mit 50, 55 oder 60 als alt bezeichnet (Freed 1992).
Innerhalb der geriatrischen und gerontologischen Forschung wurde wegen der besonderen Probleme und Fragestellungen noch die Gruppe der „alten Alten" eingeführt und beschrieben. Hiermit sind Menschen gemeint, die 85 Jahre und älter sind.

Demographische Entwicklung

Die demographische Verteilung des Alters hat sich in den letzten hundert Jahren in den westlichen Industrienationen und insbesondere in Deutschland drastisch verändert. Waren um die letzte Jahrhundertwende nur ca. 1 % der deutschen Bevölkerung über 65 Jahre, so sind es jetzt nach der Jahrtausendwende 15 % mit einer steigenden Tendenz.

Kultur und Alter

Während in vielen Kulturen, aus denen Migranten kommen, der alte Mensch häufig mit positiven Eigenschaften wie erfahren und weise belegt wird, kommen in der westlichen Welt das Alter betreffend häufig Attribute wie Abbau und Defizienz hinzu. Diese unterschiedlichen Hintergründe können einerseits zu Rollenkonfusionen führen und zum anderen auch das Hilfesuchverhalten im sozialen und medizinischen Bereich nachhaltig beeinflussen.
In einem Forschungsprojekt von (Dieztel-Papakyriakou & Olbermann 1996) wurden ältere Migranten hinsichtlich Größe und Zusammensetzung ihrer sozialen Netzwerke befragt. Zum einen war die Größe des sozialen Netzwerkes abhängig vom Alter, Familienstatus und Geschlecht: ältere, ledige und weibliche Studienteilnehmer hatten kleinere Netzwerke als junge, verheiratete und männliche. Zum anderen hatten ältere Migranten sehr häufig ausgedehnte soziale Anknüpfungspunkte, jedoch hinsichtlich alltagspraktischer und emotioneller Unterstützung zeigte sich, daß sich der Kontakt auf nur wenige, und dann in der Regel auf die enge, unmittelbare Familie be-

schränkte. Weiterhin wurde eine starke Orientierung der älteren Migranten auf ihre eigene ethnische Gruppe gefunden. Die Unterstützung durch das familiäre System war jedoch insgesamt nicht so ausgeprägt wie ursprünglich angenommen. Dies stellt eine Herausforderung an das soziale und psychiatrische Versorgungssystem dar.
Parallel zu Beobachtungen in den USA nahmen in letzten Jahren häufig psychiatrische Auffälligkeiten in unterschiedlichen ethnischen Gruppen zu (Dieztel-Papakyriakou 1990), allerdings fehlen bis heute Forschungsansätze, diese Beobachtung aus der Praxis wissenschaftlich zu untersuchen. In der letzten großen in Deutschland durchgeführten Untersuchung an älteren Menschen, der Berliner Altersstudie, wurde der spezielle Aspekt der Population von Migranten nicht näher untersucht (Mayer & Baltes 1996)
Ein zusätzliches Problem, das in Europa beobachtet wurde, ist der einerseits bestehende Wunsch vieler Migranten, in ihre Geburtsländer zurückzukehren, der jedoch andererseits in der Regel kaum umgesetzt wird. Diese oft über Jahre bestehende Ambivalenz führt nicht selten zu psychosomatischen oder gar psychiatrischen, beispielsweise einer depressiven, Störung.

Alter und psychische Erkrankung

Generell wird unterschieden zwischen psychischen Störungen, mit denen die Patienten alt geworden sind und denen, die erstmalig im Alter auftreten. Hinsichtlich der Psychopathologie unterscheiden sich die Störungen bei älteren Menschen nicht grundlegend von denen jüngerer. Deswegen wurden die in älteren Klassifikationssystemen (z.B. ICD-9) zu findenden speziellen Altersdiagnosen wie „Involutionsdepression“ oder „Altersdemenz“, in den neueren Klassifikationssystemen wie ICD-10 und DSM-IV verlassen.

Epidemiologie psychischer Störungen im Alter

Bei der allgemeinen Betrachtung der Lebenssituation älterer Menschen entsteht häufig der Eindruck, daß Altersgebrechen und der damit verbundene Mobilitätsverlust sowie geringe soziale Kontakte ihre Lebensqualität erheblich einschränken. Eine mögliche Ursache für diese Einschränkung ist das Auftreten von psychiatrischen Erkrankungen, die als solche weder von den Betroffenen noch von ihrem Umfeld und ihren Ärzten wahrgenommen werden, da sie sich oft in körperlichen Symptomen äußern oder als normale Veränderungen im Alter abgetan werden. Bollerup (1975) spricht in diesem Zusammenhang von der „hidden morbidity“, der versteckten Morbidität bei

psychiatrischen Erkrankungen. In seiner Untersuchung von 70-jährigen Einwohnern in neun Kopenhagener Vororten waren 16,5 % der Befragten, bei denen eine psychiatrische Störung festgestellt worden war, in den letzten fünf Jahren weder behandelt worden, noch hatten sie aufgrund ihrer Symptome selbst einen Arzt aufgesucht.
Desweiteren liegen bisher keine Erkenntnisse darüber vor, ob Kontaktarmut bei alten Menschen Folge oder Ursache einer psychiatrischen Erkrankung wie beispielsweise einer Depression ist. Ferner gibt es nur wenige Untersuchungen über die Beeinflussung chronisch-somatischer Krankheiten durch psychiatrische Begleit- oder Sekundärerkrankungen.
Die Angaben über die Prävalenz psychischer Störungen bei alten Menschen in der Allgemeinbevölkerung bewegen sich in Abhängigkeit von der Art der Untersuchung zwischen 20 % und 30 %:
In einer Feldstudie in Oberbayern diagnostizierten Weyerer und Dilling bei 23,1 % der über 65-Jährigen eine psychiatrische Erkrankung, bei den über 75-jährigen sogar in 29,9 % der Fälle (Weyerer & Dilling, 1984).
Nilsson und Persson untersuchten die Prävalenz psychiatrischer Erkrankungen im Alter von 70, 75 und 79 Jahren und erhielten Ergebnisse von 21,9 %, 24,2 % und 31,0 %, wobei sie bei 14,5 % bzw. 10,6 % und 8,8 % der Untersuchten eine affektive Störung milden bis schweren Ausmaßes feststellten (Nilsson & Persson, 1984).
In ihrer Feldstudie in Mannheim 1983 fanden Cooper und Sosna eine Gesamtprävalenz psychiatrischer Krankheiten bei Menschen über 65 von 24,4 %. Bei den nicht institutionalisierten Befragten lag die Prävalenz mit 23,3 % etwas unter dem Gesamtergebnis, wohingegen sie bei Heimbewohnern mit 41,8 % deutlich darüber lag (Cooper & Sosna, 1983).
Bei weiteren Untersuchungen lagen die Angaben zur Prävalenz zwischen 15,5 % (Bollerup 1975) und 54,1 % (Skoog 1993). Diese Zahlen beziehen sich aber jeweils auf unterschiedliche Stichproben: Während Bollerup nur 70-Jährige untersuchte, beziehen sich die Ergebnisse von Skoog auf 85-Jährige.
Kramer und Mitarbeiter hingegen befragten alle über 64jährigen Bewohner Ost-Baltimores, die in privaten Haushalten lebten, schlossen also alle institutionalisierten Patienten aus und erhielten eine Prävalenz für psychiatrische Erkrankungen von 17,3 % (Kramer et al. 1985).
Die Berliner Altersstudie von Helmchen und Mitarbeitern zeigte eine Prävalenz psychiatrischer Erkrankungen von 24 % bei den über 70-jährigen Westberlinern, ohne explizit auf stationäre Patienten einzugehen. Weiterhin hatten 17 % der Befragten psychopathologische Symptome mit Krankheitswert und 16 % psychopathologische Symptome ohne Krankheitswert (Helmchen et al. 1996).

In einer amerikanischen Studie (McCracken et al. 1997) über unterschiedliche ethnische Gruppen fand sich mit 13–19 % ein vergleichsweise hoher Anteil depressiver Störungen. Auch wurden im Vergleich zu anderen Untersuchungen mit bis zu 9 % viele Personen im Alter zwischen 65 und 74 Jahren als dement diagnostiziert, wobei dies als wahrscheinlich durch viele falsche positive Ergebnisse aufgrund sprachlicher und kultureller Bedingungen interpretiert wird.
Zur Prävalenz psychiatrischer Störungen bei älteren Patienten im Krankenhaus liegen im Vergleich zur Prävalenz in der Allgemeinbevölkerung deutlich weniger Ergebnisse vor. Cavanaugh untersuchte 100 über 64-jährige Patienten einer internistischen Abteilung hinsichtlich einer Depression (Cavanaugh et al. 1983). Dabei stellte sich heraus, daß 31 % der Patienten unter dieser Erkrankung litten. Bergmann und Eastham berichteten, daß 42 % der älteren Patienten, die auf einer inneren Station aufgenommen wurden, unter psychiatrischen Erkrankungen litten (Bergmann & Eastham 1974). Schuckit und Mitarbeiter fanden während einer Untersuchung von 105 chirurgischen und internistischen Patienten eines Veteranenkrankenhauses bei 36 % eine psychiatrische Erkrankung, die bei 11 % bis dahin unbekannt gewesen war (Schuckit et al. 1975).
Cooper stellte fest, daß 30 % der 65- bis 80-jährigen Patienten auf internistischen Stationen an psychiatrischen Krankheiten erkrankt waren (Cooper 1987). Aus einer Untersuchung von 150 stationären Patienten (65 Jahre und älter) einer medizinischen und chirurgischen Abteilung im Mississippi Medical Center liegen Zahlen von 27,3 % für die Prävalenz von psychiatrischen Erkrankungen allgemein und von 15,3 % speziell für eine depressive Störung vor (Rapp et al. 1988). Cole untersuchte über 64-jährige Patienten, die in eine interdisziplinäre geriatrische Abteilung eingewiesen wurden und fand bei 86 % eine psychiatrische Erkrankung, wobei 37 % der Patienten unter Demenz litten, 34 % sich im Delir befanden und 15 % an einer depressiven Störung erkrankt waren (Cole et al. 1991). Wancata und Mitarbeiter hatten in ihrer Untersuchung von internistischen, chirurgischen und gynäkologischen Patienten bei den über 65jährigen eine Prävalenz psychiatrischer Erkrankungen von 35,5 % (Wancata et al. 1996).
Die in Lübeck an je 200 internistischen und chirurgischen Krankenhauspatienten durchgeführte Studie erbrachte eine Prävalenz für psychiatrische Erkrankungen von 46,5 % (Arolt et al. 1995). Dabei waren 12,3 % der Patienten an Demenz erkrankt, 16,3 % litten an Depressionen und 11 % betrieben Alkohol- bzw. Medikamentenmißbrauch.
In einer eigenen Untersuchung an 104 Patienten einer geriatrischen Klinik fanden sich bei 26 eine dementielle, bei 22 % eine depressive und bei 13 % eine Störung durch Suchtmittel (Müller-Thomsen et al. 1999).

Der Zusammenhang zwischen psychiatrischen Erkrankungen mit soziodemographischen Hintergründen sowie mit chronisch somatischen Krankheiten bei älteren Patienten wurde bisher kaum untersucht. Schuckit und Mitarbeiter fanden in ihrer Studie, daß die psychiatrisch erkrankten Patienten älter waren und häufiger allein oder getrennt lebten bzw. häufiger geschieden oder verwitwet waren als die psychisch gesunden Patienten. Außerdem hatten sie meist eine schlechtere Ausbildung genossen (Schuckit et al. 1975). Zusätzlich stellten sie fest, daß mehr als die Hälfte der psychisch erkrankten Patienten an vaskulären Krankheiten litt, während dies nur für ein Viertel der psychisch gesunden Patienten zutraf.
Rapp erhielt einen signifikanten Zusammenhang zwischen dem Auftreten einer Depression und dem Vorhandensein von chronischen somatischen Erkrankungen als Ergebnis. Es litten deutlich mehr depressive Patienten an endokrinologischen, metabolischen, immunologischen oder ernährungsbedingten Krankheiten als Patienten mit anderen psychischen Erkrankungen bzw. diejenigen der Kontrollgruppe (Rapp et al. 1988). Wancata und Mitarbeiter konnten in ihrer Untersuchung einen Zusammenhang zwischen dem Auftreten psychiatrischer Erkrankungen sowohl mit der sozialen Klasse als auch mit dem Familienstand belegen. Bei Angehörigen unterer sozialer Schichten und bei verwitweten bzw. geschiedenen Patienten fand sich eine deutlich höhere Prävalenz als bei anderen Gruppen (Wancata et al. 1996).
Bei älteren Menschen in der Allgemeinbevölkerung konnte in verschiedenen Studien ein Zusammenhang zwischen chronischen körperlichen Krankheiten und psychiatrischen Erkrankungen festgestellt werden (Kay & Bergmann 1966, Salzmann & Shader 1979, Cooper et al. 1981), während es für den Zusammenhang von soziodemographischen Aspekten mit psychiatrischen Krankheiten kaum Untersuchungen gibt. Kramer et al. (1985) fand bei den älteren Einwohnern Eastern Baltimores unter anderem, daß die Prävalenz psychiatrischer Erkrankungen und kognitiver Störungen unter den Verheirateten sehr viel geringer ist als bei den Verwitweten. Weissmann (1985) konnte dies in seiner Studie in New Haven bestätigen und belegte außerdem einen Zusammenhang zwischen Ausbildungsgrad und kognitiven Störungen im Alter.
Spezielle epidemiologische Untersuchungen zu psychischen Störungen im Alter bei Migranten in Deutschland fehlen bisher. Da aber vor allem die Zahl der älteren Migranten in Deutschland z.Zt. überproportional zuimmt (Bericht des Ausländerbeauftragten 1995), wären Untersuchungen zu speziellen Aspekten der psychischen Gesundheit notwendig.

Ethnizität und psychische Störungen im Alter

Zu dem Zusammenhang über Ethnizität und psychischen Störungen im Alter sind vor allem aus den USA einige interessante Untersuchungen vorgestellt worden. Vor allem die Hypothese der doppelten Benachteiligung wurde in diesem Zusammenhang häufig diskutiert (Dowd & Bengston 1978). Aber auch die Hypothese der erschwerten Akkulturation für ältere Migranten, deren Kinder sich leichter kulturell an die neue Gesellschaft anpassen, wurde als bedeutsam im Zusammenhang zwischen Ethnizität und Psychopathologie gesehen (Markides et al. 1990). Ethnizität wurde aber auch als protektiver Faktor diskutiert, da ethnische Identität als Puffer für die oft verlorene individuelle Identität (z.B. durch Arbeitsleben) funktionieren kann (Browne et al. 1994).
Zu spezifischen psychischen Störungen konnte gezeigt werden, daß z.B. die Suizidrate bei älteren Menschen ethnischer Minerheiten in den USA geringer ist (Baker 1992), mit der Ausnahme von Menschen japanischer oder chinesischer Herkunft. Zu den Demenzen ist die Datenlage auch in den USA unzureichend, um kulturspezifische Unterschiede ableiten zu können (Advsory Panel on AD 1992).

Klassifikation psychischer Störungen im Alter

Das Alter ist zwar ein Risikofaktor, jedoch nicht die Ursache für psychische Störungen und insbesondere dementielle Erkrankungen. Von daher sind sie genau wie die Störungen in anderen Altersgruppen zu klassifizieren. Die Störungsgruppen wurden in den obenstehenden Kapiteln eingehend beschrieben, so daß hier im Folgenden auf die diagnostischen Kriterien organisch bedingter Störungen eingegangen werden wird. Dennoch soll an dieser Stelle betont werden, daß psychische Störungen des Alters nur zum Teil auf organische Veränderungen zurückgeführt werden können und psychosoziale Hintergründe und Rollenkonflikte – allgemein und insbesondere bei Migranten – einen hohen Stellenwert einnehmen.

Diagnostische Kriterien der Demenz

Die Häufigkeit dementieller Syndrome nimmt mit dem Lebensalter zu: bei den 65-Jährigen sind es auch im transkulterellen Vergleich 2–3 % und etwa 20 % der über 80-Jährigen. Dementielle Syndrome verlaufen gewöhnlich chronisch progredient. Hierbei kommt es zur Beeinträchtigung vieler höherer kortikaler Funktionen, einschließlich Gedächtnis, Denken, Orientierung, Auffassung, Rechnen, Lernfähigkeit, Sprache und Urteilsvermogen. Das Bewußtsein dabei ist quantitativ nicht gestört. Die kognitiven Beeinträchtigungen sind meist begleitet von Verschlechterung der emotionalen Kontrolle, des Sozialverhaltens oder der Motivation. Diese Symptome gehen den kognitiven Defiziten auch gelegentlich voran.

Bei der Einschätzung, ob eine Demenz vorliegt, sind besonders falschpositive Zuordnungen zu vermeiden; mangelnde Motivation oder emotionale Faktoren, insbesondere Depressionen können in neuropsychologischen Testungen ähnliche Ergebnisse hervorbringen wie bei Demenzen. Da vor allem depressive Symptome sehr stark von kulturellen Faktoren beeinflußt werden (siehe entsprechendes Kapitel), muß bei Migranten besonders darauf geachtet werden.

Bei der Demenz kommt es zu einer Abnahme der intellektuellen Leistungsfähigkeit und im fortgeschrittenen Krankheitsverlauf auch zu Beeinträchtigungen in den persönlichen Aktivitäten des täglichen Lebens, wie Waschen, Ankleiden, Essen, persönliche Hygiene, bei Körperausscheidungen und der Benutzung der Toilette. Wie sich die Beeinträchtigung äußert, hängt stark von den sozialen und kulturellen Gegebenheiten ab, in denen die betroffene Person lebt. Veränderungen der sozialen Leistungsfähigkeit, wie die zunehmende Unfähigkeit, eine Arbeitsstelle zu finden oder zu behalten, sind nicht als Kriterium für eine Demenz zu werten, wegen der großen trans- oder sogar intrakulturellen Unterschiede hinsichtlich des Stellenwertes und der Möglichkeiten zur Arbeitsaufnahme. Diese Symptome haben Eingang in die gültigen Klassifikationssysteme gefunden (u.a. ICD-10, Dilling 1991). Wenn depressive Symptome vorkommen, aber die Kriterien für eine depressive Episode (F32.0, F32.1, F32.2, F32.3) nicht erfüllt werden, können sie, ebenso wie Halluzinationen und Wahngedanken, mit der fünften Stelle kodiert werden.

Die wesentliche Voraussetzung ist der Nachweis einer Abnahme des Gedächtnisses und des Denkvermögens mit beträchtlicher Beeinträchtigung der Aktivitäten des täglichen Lebens. Die Störung des Gedächtnisses betrifft typischerweise Aufnahme, Speichern und Wiedergabe neuer Information. Früher gelerntes und vertrautes Material kann besonders in den späteren Stadien ebenfalls verloren gehen. Demenz ist jedoch mehr als eine Gedächtnisstörung: Es besteht auch eine Beeinträchtigung des Denkvermögens, der Fähigkeit zu vernünftigem Urteilen und eine Verminderung des Ideenflusses. Die Informationsverarbeitung ist beeinträchtigt. Für den Betreffenden wird es immer schwieriger, sich mehr als einem Stimulus gleichzeitig aufmerksam zuzuwenden, z.B. an einem Gespräch mit mehreren Personen teilzunehmen; der Wechsel der Aufmerksamkeit von einem Thema

zum anderen ist erschwert. Für die Demenz als einzige Diagnose wird der Nachweis von Bewußtseinsklarheit gefordert. Die Doppeldiagnose eines Delirs bei Demenz ist jedoch häufig (F05.1). Für die zuverlässige klinische Diagnose einer Demenz müssen die erwähnten Symptome und Störungen mindestens sechs Monate bestanden haben.
Als wichtigste Differentialdiagnosen zu einer Demenz sind zu nennen:

1. Eine depressive Störung (F3) kann Merkmale einer frühen Demenz zeigen, besonders Gedächtnisstörung, Verlangsamung des Denkens und Mangel an Spontanität
2. Delir
3. leichte oder mittelschwere Intelligenzminderung
4. Zustandsbilder kognitiver Schwäche aufgrund schwer gestörter sozialer Bedingungen mit mangelhaften Bildungsmöglichkeiten
5. iatrogene psychische Störungen als Folge einer Medikation

Differentialdiagnotik der unterschiedlichen Demenzformen

Die Alzheimer Demenz (AD) ist mit 60–70 % die häufigste Ursache einer Demenz. Auch wenn sich die individuellen Krankheitsverläufe hinsichtlich Dauer und Symptomatologie stark unterscheiden können, ist die AD durch einen schleichenden Beginn und einen langsam progredienten Verlauf gekennzeichnet. Aus Angst, andere könnten etwas bemerken, kommt es nicht selten zu einem sozialen Rückzug und depressiven Zuständen, die die differentialdiagnostische Abklärung einer depressiven Erkrankung erschweren. Neuropathologisch ist die Erkrankung durch eine fortschreitende Hirnatrophie mit Betonung des temporo-parietaler Kortex gekennzeichnet, die sich in fortgeschritteneren Stadien in bildgebenden Verfahren darstellen läßt. Das histologisches Korrelat bilden die intrazellulär gelegenen Neurofibrillen, bestehend aus einem abnormen Tau-Protein, und die extrazellulär gelegenen Amyloidplaques, deren Hauptbestandteil aggregierte Aß-Peptide sind.

Diagnostik der Alzheimer Demenz

Mit den zur Zeit zur Verfügung stehenden Acetycholinesterase-Hemmern kann insbesondere zu Beginn der Alzheimer Demenz bei rund 70 % der Patienten ein Fortschreiten der Symptome für Monate bis Jahre eingedämmt werden. Deshalb ist es notwendig, möglichst frühzeitig die Diagnose zu stellen. Eindeutige biologische Marker existieren noch nicht, so daß die Diagnose unter Berücksichtigung apparativer, neuropsychologischer und la-

borchemischer Verfahren klinisch gestellt wird. Hierfür hat sich ein mehrstufiges diagnostisches Vorgehen bewährt:
Zunächst wird mit dem Patienten und möglichst einem nahen Angehörigen eine ausführliche Anamnese erhoben und eine orientierende neuropsychologische Testung (z.B. Mini-Mental-Status-Test = MMSE und Uhrentest) durchgeführt. Der MMSE ist für nahezu jede Sprache übersetzt und validiert. Oft ergeben sich hierdurch schon Hinweise auf die Art der dementiellen Störung, wie z.B. relativ gut erhaltene Merkfähigkeit und Orientierung, jedoch Störung der Affektivität bei fronto-temporaler Atrophie (ca. 10 % aller Demenzpatienten) oder fluktuierender Verlauf und schon im Frühstadium auftretende Halluzinationen bei der Levy-Körper-Demenz (ebenfalls ca. 10 % aller Demenzpatienten). Bestätigt sich der Verdacht einer dementiellen Erkrankung, schließt sich eine umfangreiche differentialdiagnostische Abklärung an. In der vertiefenden neuropsychologischen Testung werden insbesondere bei Patienten mit einer noch leichten Symptomatik umschriebene, noch diskrete Defizite deutlicher erkannt als bei der orientierenden Untersuchung mit dem MMSE.
In der Beurteilung älterer Migranten mit einer fraglichen Demenz muß auf Unterschiede in den Ergebnissen von kognitiven Tests geachtet werden. Während in einer Studie mit Menschen mexikanischer Herkunft in den USA der MMSE kaum sprachbedingte Unterschiede zeigte, zeigte dagegen die Intelligenz Skala WAIS (Wechsler Adult Intelligence Scale) in der Fremdsprache eher falsch-positive Störungen, in der Muttersprache eher falsch-negative Ergebnisse (Lopez & Taussig 1991). Somit müssen Testverfahren bei Menschen anderer Herkunft mit Vorsicht angewandt werden.
In der neurologischen Untersuchung können Herd- oder Seitenzeichen z.B. ein Hinweis auf eine vaskuläre Genese der Demenz (10–15 % aller Demenzpatienten) geben, Gangunsicherheit in Kombination mit Inkontinenz (wird oft nicht berichtet) auf einen Normaldruckhydrocephalus (selten, jedoch kausal behandelbar). Internistische Erkrankungen müssen durch Laborkontrolle und EKG als mögliche Quelle einer kognitiven Störung ausgeschlossen werden. Durch EEG und cranielle Computertomograpie oder Kernspintomographie können Raumforderungen und umschriebene vaskuläre Läsionen ausgeschlossen werden. Bei einigen und insbesondere bei jüngeren Patienten kann eine Lumbalpunktion zum Ausschluß eines zentralen entzündlichen Geschehens notwendig sein. Auch eine Prionenerkrankung kann mittlerweile im Liquor relativ sicher nachgewiesen werden. Bei besonderen Fragestellungen oder in einem sehr frühen Stadium der Alzheimer Demenz kann eine Positronen-Emissions-Tomographie notwendig werden, um eine typische Minderung der cerebralen Glukoseutilisation im Bereich des temporo-parietalen Kortex festzustellen.

Bei rund der Hälfte der Patienten, die vor dem 65. Lebensjahr erkranken und eine positive Familienanamnese haben, läßt sich eine genetische Veränderung auf den drei bisher bekannten direkt krankheitsverursachenden Genen (APP, Präsenilin 1 und 2) finden (Finckh et al. 2000). Deswegen wird insbesondere für diese Patientengruppe eine diagnostisch begründete genetische Untersuchung zunehmend an Bedeutung gewinnen.
Eine Demenz bei Alzheimer'scher Erkrankung kann zusammen mit einer vaskulären Demenz (F00.2) auftreten, wenn z.B. zerebrovaskuläre Episoden (Multiinfarkt-Phänomene) zu einer nach klinischem Bild und Vorgeschichte vermuteten Alzheimer'schen Erkrankung hinzukommen. Solche Episoden können zu plötzlichen Verschlechterung der Symptomatik führen. Entsprechend Sektionsbefunden liegt die Häufigkeit der Kombination dieser beider Typen bei 10–15 % aller Demenzfälle.
Die zweihäufigste Demenzform ist die vaskulare Demenz mit rund 10–15 % aller Demenzen. Je nach kulturellem Hintergund und Eßgewohnheiten insbesondere von blutdrucksteigernden Nahrungsmitteln wie Salz, treten häufiger vaskuläre Demenzen auf. Nach japanischen Untersuchungen kam es zu einer Abnahme vaskulärer Demenzen, nachdem durch Gesundheitsprogramme der letzten Jahre der Konsum von Salz deutlich zurückgegangen war (Kiyohara et al. 1994). Die vaskulären Demenzen unterscheiden sich von der Demenz bei Alzheimer'schen Erkrankung durch den Beginn, die klinischen Merkmale und den Verlauf. Typischerweise bestehen in der Vorgeschichte transitorisch-ischämische Attacken mit kurzen Bewußtseinsstörungen, flüchtigen Paresen oder Visusverlust. Die Demenz kann auch einer Reihe von akuten zerebrovaskulären Ereignissen folgen oder, weniger häufig, einem einzelnen Schlaganfall. Eine gewisse Beeinträchtigung von Gedächtnis und Denken tritt dann zutage. Die Demenz kann nach einer einzelnen ischämischen Episode abrupt auftreten oder sich allmählich entwickeln. Sie ist gewöhnlich das Resultat einer Infarzierung des Gehirns als Folge einer vaskulären Erkrankung, einschließlich der zerebrovaskulären Hypertonie. Die Infarkte sind meist klein, aber kumulieren in ihrer Wirkung. Der Beginn liegt gewöhnlich im späteren Lebensalter. Die kognitive Beeinträchtigung ist gewöhnlich ungleichmäßig, so daß Gedächtnisverlust, intellektuelle Beeinträchtigung und neurologische Herdzeichen auftreten können. Einsicht und Urteilsfähigkeit können relativ gut erhalten sein. Ein plötzlicher Beginn, eine schrittweise Verschlechterung und auch neurologische Herdzeichen und Symptome erhöhen die Wahrscheinlichkeit der Diagnose. Bestätigt werden kann sie in manchen Fällen nur durch Computer-Tomographie oder letztendlich durch die neuropathologische Untersuchung. Es wird unterschieden zwischen vaskulärer Demenz mit akutem Beginn (F01.0), der Multiinfarkt-Demenz (F01.1), der subkortikalen (F01.2) und

der gemischten (kortikalen und subkortikalen) vaskulären Demenz (F10.3) Demenz.

Depression

Neben den Demenzerkrankungen sind depressive Syndrome die häufigsten psychischen Erkrankungen im Alter. Während die Häufigkeit schwerer Störungen im Sinne einer Major Depression im Alter eher abnimmt (Forsell & Winblad 1999, Tannock & Katona C. 1995), kommt es zu einem gehäuften Auftreten weniger ausgeprägter Störungen. Hinsichtlich der Häufigkeit dieser depressiven Störungen liegen allerdings sehr unterschiedliche Daten zur Prävalenz vor. Ein Hauptproblem liegt zum einen in den sehr unterschiedlichen Stichproben, die in den Studien untersucht wurden und zum anderen darin begründet, daß je nach Klassifikationssystem und/oder verwendetem Testverfahren die diagnostische Schwelle sehr unterschiedlich ausfällt. Die wichtigsten kulturellen Faktoren bei depressiven Störungen im Alter unterscheiden sich nur unwesentlich von anderen depressiven Störungen, werden daher im entsprechenden Kapitel zu depressiven Störungen diskutiert.

Vorschläge für Leitlinien bei der Beurteilung der Psychopathologie

Die Differenzierung depressiver und dementieller Syndrome ist eine komplexe Herausforderung im Rahmen der gerontopsychichiatrischen Diagnostik. Treten kulturelle und sprachliche Aspekte hinzu, wird diese Aufgabe noch erschwert. Die im Migrationsland verwendeten Screeninginstrumente zur Erfassung depressiver Syndrome und kognitiver Störungen sind in ihrer Aussagekraft zum Teil erheblich eingeschränkt. Deshalb sollten bei der Beurteilung psychischer Störungen im Alter bei Migranten folgende Leitlinien berücksichtigt werden:

1. Es sollte stärker noch als bei einheimischen Patienten die Anamnese und möglichst auch die Fremdanmnese der Erkrankung und des sozialen Umfeldes berücksichtigt werden. Da ältere Migranten häufiger noch als Einheimische mit ihrer Familie zusammen leben, sollten mögliche Rollenkonflikte, Abhängigkeiten und kulturelle Familiennormen bedacht werden.
2. Zudem sollten insbesondere bei der Untersuchung vom Gedächtnisstörungen non-verbale Verfahren wie der Benton-Test, der Uhren-Test

oder der Syndromkurztest angewendet werden. Diese Verfahren sind weniger von sprachlichen Kenntnissen abhängig, daher adäquater bei älteren Migranten.

3. Ein weiterer oft entscheidender Hinweis bieten Angaben über die Veränderung des sprachlichen Ausdrucksverhaltens sowohl in der Muttersprache, als auch in der erlernten Sprache.
4. Eine kulturelle Anamnese sollte nicht nur die wichtigsten Fakten (Alter bei Migration, Grund für Migration, Migration alleine oder mit Familie) bedenken, sondern auch Schwierigkeiten bei der Anpassung an die deutsche Gesellschaft, Remigrationsabsichten und deren Veränderung im Verlauf, sowie allgemeine Vorstellungen über Lebensbedingungen im Alter.
5. Bei der Erhebung und der Bewertung der depressiven Symptomatik sind besondere kulturspezifische familiäre Aspekte in der Erhebung zu berücksichtigen.

Literatur

Advsory Panel on Alzheimer's Disease (1992) Fourth report of the advisory panel on Alzzheimer's disease. National Institute of Health Publication No. 93–3520. Washington DC: US Government Printing Office

Arolt V, Driessen M, Bangert-Verleger A, Neubauer H, Schürmann A, Seibert W (1995) Psychische Störungen bei internistischen und chirurgischen Krankenhauspatienten – Prävalenz und Behandlungsbedarf. Nervenarzt 66: 670–677

Baker FM (1992) Suicide among ethnic minority elderly: A statistical and social perspective. J Ger Psychiatry 23: 241–264

Bericht der Beauftragten der Bundesregierung für die Belange der Ausländer über die Lage der Ausländer in der Bundesrepublik Deutschland, Dezember 1995

Bergmann K, Eastham E (1974) Psychogeriatric ascertainment and assessment for treatment in acute medical ward setting. Age Ageing 3: 174–188

Bollerup TR (1975) Prevalence of Mental Illness among 70-Year-Olds domiciled in nine Copenhagen Suburbs, Acta psychiat scand 51: 327–339

Browne c, Fong R, Mokuau N (1994) The mental health of Asian and Pacific Island elders: Implications for research and mental health administration. The Journal of Mental Health Administration 21: 54–59

Cavanaugh S, Wettstein RM (1983) The Relationship Between Severity of Depression, Cognitive Dysfunction, and Age in Medical Inpatients. Am J Psychiatry 140: 495–6

Cole MG, Fenton FR, Engelsmann F, Mansouri I (1991) Effectiveness of Geriatric Psychiatry Consultation in an Acute Care Hospital: A Randomized Clinical Trial. JAGS 39:1183–1188

Convit A, de Asis J, de Leon MJ, Tarshish CY, De Santi S, Rusinek H (2000) Atrophy of the medial occipitotemporal, inferior, and middle temporal gyri in non-demented elderly predict decline to Alzheimer's disease. Neurobiol Aging. 21 (1): 19–26

Cooper B, Glettler G, Abt HG (1981) Psychiatric disorder, physical handicap and disability among the elderly in an urban community. In: Magnusson G, Nielsen J, Buch J (Eds): Epidemiology and prevention of mental illness in old age (pp 52–62) Hellerup Denmark

Cooper B, Sosna U (1983) Psychische Erkrankungen in der Altenbevölkerung, Eine epidemiologische Feldstudie in Mannheim. Nervenarzt 54: 239–249

Cooper B (1987) Psychiatric disorders among elderly patients admitted to hospital medical wards. J R Soc Med 80: 13–16

Dieztel-Papakyriakou (1990)Age of migrant workers: ethnic resources and double disadvantage. Zeitschrift für Gerontologie und Geriatrie. 23 (6): 345–53

Dieztel-Papakyriakou & Olbermann (1996) Social networks of elderly migrants: Towards the relevance of family and intraethnic support relationships. Zeitschrift für Gerontologie und Geriatrie 29/1: 34–41

Dilling H, Mombour W, Schmidt MH (1991) Internationale Klassifikation psychischer Störungen – ICD-10 Kapitel V. Huber. Bern, Göttingen, Toronto

Dowd J, Bengston VL (1978) Aging in minority populations: An examination of the double jeopardy hypothesis. Journal of Gerontology 33: 427–436

Finckh U, Müller-Thomsen T, Mann U, Eggers C, Marksteiner J, Meins W, Binetti G, Alberici A, Hock C, Nitsch RM, Gal A (2000) High Prevalence of Pathogenic Mutations in Patients with Early-Onset Dementia Detected by Sequence Analyses of Four Different Genes. Am. J. Hum. Genet., 66: 110–117

Forsell Y, Winblad B. (1999) Incidence of major depression in a very elderly population. Int J Geriatr Psychiatry 14(5): 368–72

Freed AO (1992) Discussion: Minority elderly. Journal of Geriatric Psychiatry, 23, 105–111

Helmchen H, Baltes MM, Geiselmann B, Kanowski S, Linden M, Reischies FM, Wagner M, Wilms HU (1996) Psychische Erkrankungen im Alter. In: Mayer KU, Baltes PB (Hrsg) Die Berliner Altersstudie. Akademie Verlag, Berlin 185–219

Kay DWK, Bergmann K (1966) Physical disability and mental health in old age. Journal of psychosomatic research 10: 3–12

Kiyohara Y, Yoshitake T, Kato I, Ohmura T, Kawano H, Ueda K, Fujishima M (1994) Changing patterns in the prevalence of dementia in a Japanese community: the Hisayama study. Gerontology 40 Suppl 2: 29–35

Kramer M. German PS, Anthony JC, Von Korff M, Skinner EA (1985) Patterns of Mental Disorders among the Elderly Residents of Eastern Baltimore, J Am Geriatr Soc 33: 236–245

Lopez SR, Taussig IM (1991) Cognitive-intelectual functioning of Spanish-speaking impaired and nonimpaired elderly: Implications for culturally sensitive assessment. Psychological Assessment: Journal for Consulting and Clinical Psychology 3: 1–7

Markides KS, Liang J, Jackson JS (1990) Race, ethnicity, and aging: Conceptual and methodological issues. In: Binstock RH, George IK (Hrsg.) Handbook of ging and the social sciences (pp 112–125) San Diego: Academic Press

Mayer KU, Baltes PB (1996) Die Berliner Altersstudie. Akademie Verlag, Berlin

McCracken CF, Boneham MA, CopelandJR, Williams KE, Wilson K, Scott A, McKibbin P, Cleave, N (1997) Prevalence of dementia and depression among elderly people in black and ethnic minorities. Br-J-Psychiatry 171: 269–73

Müller-Thomsen T, Meins W, Manecke S (1999) Psychiatrische Störungen im Alter und deren psychosoziale Hintergründe – eine Untersuchung an stationären geriatrischen Patienten. Psychiatrische Praxis 26: 267–272

Nilsson LV, Persson G (1984) Prevalence of mental disorders in an urban sample at 70,75 and 79 years of age, Acta psych scand 69: 519–527

Rapp SR, Parisi SA, Walsh DA (1988) Psychological Dysfunction and Physical Health Among Elderly Medical Inpatients, Journal of Consulting and Clinical Psychology 56; 6: 851–855

Reischies FM, Hellweg R (2000) Prediction of deterioration in mild cognitive disorder in old age-neuropsychological and neurochemical parameters of dementia diseases.Compr Psychiatry. 41(Suppl 1): 66–75

Salzmann C, Shader RI (1979) Clinical evaluation of depression in the elderly, In: Raskin A, Jarvik LF (Eds): Psychiatric symptoms and cognitive loss in the elderly. Evaluation and assessment techniques) 39–72, New York, Wiley

Schuckit MA, Miller PL, Hahlbohm D (1975) Unrecognized Psychiatric Illness in Elderly Medical-Surgical Patients. Journal of Gerontology 30, 6: 655–660

Skoog I, Nilsson L, Landahl S, Steen B (1993) Mental Disorders and the Use of Psychotropic Drugs in an 85-Year-Old Urban Population. International Psychogeriatrics 5; 1: 33–48

Tannock C, Katona C (1995) Minor depression in the aged. Concepts, prevalence and optimal management. Drugs Aging 6 (4): 278–92

Wancata J, Benda N, Hajji M, Lesch OM, Müller C (1996) Psychiatric disorders in gynaecological, surgical and medical departments of general hospitals in an urban and a rural area of Austria, Soc Psychiatry Psychiatr Epidemiol 31: 220–226

Weissman MM, Myers JK, Tischler GL, Holzer CE, Leaf PJ, Orvaschel H, Brody JA (1985) Psychiatric disorders (DSM-III) and cognitive impairment among the elderly in a U.S. urban community, Acta psychiatr scand 71: 366–379

Weyerer S, Dilling H (1994) Prävalenz und Behandlung psychischer Erkrankungen in der Allgemeinbevölkerung. Nervenarzt 55: 30–42

11. Entwicklungspsychopathologie familiärer Prozesse im transkulturellen Kontext

Joachim Walter, Hubertus Adam

„Familien aller Kulturen neigen dazu, sich aus dem kulturellen Repertoire an Sitten, Zeremonien diejenigen Verhaltensweisen auszuwählen, die ihrem eigenen Stil entsprechen.“ (Edwin Friedman, The Myth of Hiksa 1982, S. 522).

Einführung

Eine transkulturelle Betrachtung familiärer Prozesse ist unter der Prämisse, daß es einheitliche Kulturen wahrscheinlich kaum gibt, sehr komplex. Verschiedene Einflussfaktoren sind zu berücksichtigen: Kulturen sind immer Agglomerate vieler subkultureller Lebensweisen, die sich in einem historisch-sozialen Prozeß entwickeln. Es gibt unterschiedliche Definitionen von Kultur (die jeweils wieder von der Kultur des Definierenden geprägt sind). Hier soll Kultur als Kommunikationssystem, als Netz geteilter Partial-Interpretationen der Welt und Handlungsmöglichkeiten von Menschen im Mittelpunkt stehen. Es geht um einen Kulturbegriff, bei dem die von Gruppen geteilten Regeln des Zusammenlebens Bedeutung haben. Es geht um Regelabweichungen und den Umgang damit. Ferner um einen Kulturbegriff, der Kultur als geteilte Interpretation des Ungewöhnlichen versteht, als geteilte Umgangsregeln mit dem Ungewöhnlichen, dem Konflikthaften und Erklärungen von Abweichungen (vgl. Bruner 1990).
Im Zentrum transkultureller psychiatrischer und psychotherapeutischer Arbeit steht die Suche nach öffnenden, Kommunikation ermöglichenden und strukturierenden Fragen, nicht die Suche nach allgemeingültigen Antworten. Dies bedeutet u.a. mit Migrantenfamilien an den Antworten zu den Fragen zu arbeiten, die Familien aller Kulturen sich bei einer Konfrontation mit Krankheit stellen: „Warum ich/ wir? Warum jetzt? Wie können wir uns von dem Problem befreien?“ (vgl. McGoldrick 1992). Es geht um das Verständnis von Bedeutungen und das gemeinsame Erarbeiten neuer Interpretationen. Mit dem obigen Zitat von Friedmann soll darauf hingewiesen

werden, daß auch scheinbar „klar" kulturell Erklärbares in Frage gestellt werden sollte. Es gilt die bewussten und unbewussten Motivationshintergründe beim „Griff in die Kiste" der kulturellen Handlungsmöglichkeiten zu ergründen. Jeder Familie steht ein kulturell geprägtes Set von Mustern von Reaktionsweisen auf spezifische Situationen zur Verfügung. Einige werden auf der Handlungsebene sichtbar, einige erschließen sich den Therapeuten nur zögerlich. Stets ist aber die Frage: warum so und nicht anders von Bedeutung. Eine transkulturelle Sichtweise bietet dann auch Chancen, zu lernen, die eigene, therapeutische Kultur – quasi im Spiegel – neu zu entdecken.

Diagnostische Aspekte

Bei einer transkulturellen Betrachtung bestehen viele „Gefahren". Xenophobe Suche nach dem abstoßend Anderen oder xenophile Suche nach dem eigenen „guten" Selbst in der Fremde, können die Wahrnehmung einschränken. Ahistorische Festschreibungen fremder Kulturen idealisierender oder abwertender Art und vorschnelle Generalisierung einmal scheinbar erkannter Muster können zu dauerhaft falschen Urteilen beitragen. Befremdliches kann überbetont, Gewohntes, Bekanntes und Vertrautes aus der Wahrnehmung ausgeblendet werden. Di Nicola (1997) spricht von „method of difference": Immer müsse man sich gerade bei Bekanntem neu die Frage stellen „Ist dies wirklich das gleiche oder etwas anderes?" Pathologische und pathogene Prozesse können als kulturell „normal" abgetan werden. Familien und Individuen verstecken selbst oft Fehlverhalten hinter einer kulturellen Begründung, als sogenannte „kulturelle Camouflage". Ebenso kann unter Umständen von den Betroffenen Versagen in einer kulturell fremden Situation im Sinne eines „sekundären Stigmagewinns" auf vermeintliche Xenophobie des Aufnahmelandes projiziert werden.[1] Di Nicola (1997) weist auf die Gefahr hin, vorschnell eine Sinngebung zu finden, statt die Widersprüche zu benennen und ins Gespräch zu bringen. Das Befremdliche ist dann leichter im Rahmen eines kulturellen und familiären Geflechtes einzuordnen.

In der Familientherapie der sechziger und siebziger Jahre wurden zum Beispiel bei „deutschen" Familien Untergruppen typisiert, ausländische Fami-

[1] Damit soll natürlich explizit nicht gesagt sein, daß es keine Fremdenfeindlichkeit gäbe. Manchmal wird sie jedoch vorschnell zur Erklärung hinzugezogen, etwa von einer 15-jährigen peruanischen Patientin, die selten Hausaufgaben machte, ihre schlechten Noten in der Schule aber regelmäßig der Mutter mit der Fremdenfeindlichkeit des Lehrers erklärte.

lien wurden vorwiegend als homogen aufgefaßt. Typisierungen tragen immer die Gefahr vorschneller Festschreibungen. Statt sie als Konstrukte zu betrachten, die an begrenzten Fallzahlen gewonnen wurden, werden sie leicht zu einer „Wirklichkeit", an der Familien wiederum gemessen werden. Eine wichtige Rolle spielte dabei im deutschen Sprachraum ein historisches Zusammentreffen: Die erste Beschäftigung mit (damals vorwiegend Arbeits-) Migrantenfamilien fand zu einer Zeit statt, in der ein Feminismus im Vordergrund stand, dem es vorwiegend um die Kritik patriarchaler Strukturen ging. Entsprechend wurden Migrantenfamilien oft anhand ihrer (Geschlechter-) Hierarchien und Rollenverteilung typisiert, gelegentlich aber auch anhand ihres „Verhaltens" gegenüber der aufnehmenden Gesellschaft. Weniger berücksichtigt wurden kulturell geprägte Formen des Empfindens, der Affektäußerung und der Bewältigung. Neugier und Offenheit war oft nicht zu trennen vom Moralismus der 68-er Generation. Das vermehrte Interesse an ethnologischen und anthropologischen Fragen führte manchmal zu vorschnellen Übertragungen in interkulturelle Kontexte.
Transkulturelle psychopathologische Befunde sind auch heute noch oft mit Wertungen verbunden. So werden ähnliche Phänomene teilweise in den Klassifikationsschemata wie DSM IV einmal für den amerikanischen „Normalbürger" beschrieben und andererseits mit einer anderen Nomenklatur für als fremd gewertete Kulturen.

Einige Beispiele:

Bezeichnung für „Zivilisierte"	**Bezeichnung für „Primitive"**
Multiple Persönlichkeitsstörung	Hysterie, Besessenheitswahn
burn out, chronic fatigue syndrome	brain fag
Schizophrene Psychose	locura
Berserkertum nach moralischem Trauma	Amok

Dies sind Phänomene, die uns auch innerhalb der „Subkulturen" unserer eigenen Gesellschaft bekannt sind. So unterscheiden sich die Bezeichnungen, die Psychiater/ Psychotherapeuten Störungen geben, durchaus abhängig von der Schichtzugehörigkeit deutscher Patienten.

Grundlage dieses Kapitels ist die Auffassung, daß bei transkultureller Betrachtung familiärer Prozesse

- Unterschiedlichkeiten und Gemeinsamkeiten immer berücksichtigt werden müssen;
- jede Familie aus dem kulturellen Repertoire ihrer Herkunfts- und Aufnahmegesellschaft diejenigen Anteile nutzt, die zu ihrer individuellen Geschichte, Zusammensetzung, Familienidentität, ihrem Lebensplan, ihrem Stand im Lebenszyklus, ihren Bewältigungsmustern und ihren Zugehörigkeits- und Abgrenzungswünschen paßt;
- transkulturelle Phänomene nur verständlich sind als Begegnung zweier Menschen, die „befremdliche“ Schwierigkeiten der Kommunikation und der Beziehung auf Kulturunterschiede zurückführen bzw. bereit sind, diese als möglichen Hintergrund zu verstehen;
- wir, um transkulturell verstehen zu können, unsere eigenen Begriffe als kulturell geprägte Bedeutungssetzungen verstehen müssen.

Schon Begriffe wie „Kind“, „Jugendlicher“ oder „Familie“ sind nur historisch / kulturell zu verstehen (vgl. Aries 1978, de Mause 1974, Postman 1974). Über kulturell scheinbar Selbstverständliches kann man schwer sprechen. Schon Kinder im 2. Lebensjahr lernen, daß es wichtiger ist über Unterschiede und Ungewöhnliches ins Gespräch zu kommen als über alltägliches, „normales“. Unsere Wahrnehmung ist sinnvollerweise daraufhin strukturiert, „aus dem Rahmen fallendes“ zu erkennen, besonders zu betonen und darauf zu reagieren. „Normales“ wird weniger erinnert, weniger in Frage gestellt, damit aber auch weniger konzeptualisiert. So ist es für Familien meist schwer, eine Definition von dem zu geben, was sie subjektiv unter „Familie“ und ihren Aufgaben verstehen. Auch innerhalb einer uns von außen oft relativ festgeschriebenen erscheinenden Kultur unterscheiden sich die subjektiven Familiendefinitionen. Definitionen von Familienzusammensetzung und -funktionen zu erfragen wird so fast zu einem projektiven Testverfahren, in dem das subjektive Familienschicksal einen ebenso wichtigen Einfluß hat wie kulturelle Definitionen und Traditionen. Familie ist dabei wesentlich für das Gefühl dazugehörig zu sein. Die Suche nach einer Familie oder Ersatz für sie ist deshalb für alle Menschen wesentlich. Wie groß die Familie ist, wie eng auch die Zugehörigkeit, ist dann kulturell aber auch individuell sehr unterschiedlich.

Neben der realen Familie besitzen die inneren Repräsentanzen abwesender Familienmitglieder auch für allein migrierende eine enorme Bedeutung. Selbst die Ahnen (die in verschiedenen Kulturen unterschiedlich „anwesend“ sind) oder Familienmitglieder, die zurückgelassen wurden, von denen man enttäuscht wurde oder die man selbst enttäuscht hat, sind auch im Exil mehr oder weniger „präsent“. Auf der psychischen Oberfläche sind oft

Verbindungen gekappt worden. Die Trennung von den inneren Bildern und Repräsentanzen, das „Vergessenwollen" ist jedoch kaum möglich. Paolo Freire (1994) benennt dies so:

„No one goes anywhere alone, least into exile – not even those who arrive physically alone, unaccompanied by family, spouse, children, parents or siblings. No one leaves his or her world without having been transfixed by its roots, or with a vacuum for a soul. We carry with us the memory of many fabrics, a self soaked in our history, our culture; a memory, sometimes scattered, sometimes sharp and clear, of the streets of our childhood." (S. 32)

Familiendefinition im transkulturellen Kontext

Auch für westliche Therapeutinnen und Therapeuten ist es schwierig, interkulturell gültige Familiendefinitionen zu erstellen. Selbst innerhalb einer Kultur unterscheiden sich die Auffassungen darüber, was eine Familie ausmacht. Sowohl ihre Zusammensetzung als auch ihre Funktionen sind von der Geschichte und den Anforderungen der Umgebung abhängig. Migration bzw. Flucht als eine von vielen Handlungsoptionen, wird gewählt, da entweder im Herkunftsland eine Zukunft nicht mehr vorstellbar ist (ökonomische Krisen, Hunger, Ausstoßung, Verfolgung) oder das Fremde gesucht wird, weil man sich in der Heimat gerade nicht zuhause fühlt. Sie ist Ausdruck von Hoffnung in einer Situation, in der andere Hoffnungen zerstört wurden. Soziokultureller Wandel, Krieg, politische Verfolgung oder die Beendigung sozialer Konflikte in Übergangsgesellschaften bedingen erhebliche Veränderungen auch auf familiärer Ebene. Bekannte soziale Strukturen verändern sich und eine häufig zu beobachtende soziale Atomisierung und Werteinversion erfordern eine Anpassung und Strukturveränderung von familiären Lebensplänen, um „funktional" zu bleiben. Insofern ist Grundlage jeder Beurteilung familiärer Bewältigung die subjektive Einschätzung der Familienaufgaben und der familiären Utopie. Wir möchten Familien interkulturell mehrdimensional definieren und messen folgenden Ebenen besondere Bedeutung zu:

Strukturebene
Familie ist ein Netzwerk mehrerer genetisch, legal und/ oder sozial verbundener Generationen

Bedeutungsebene
Familie wird vereint durch die Suche nach einer gemeinsamen Sinngebung, einer geteilten Geschichte und einen gemeinsam ständig neu auszuhandelnden Lebensplan

Empathieebene
Familie ist optimalerweise Beziehungsgeflecht, in dem Bedürfnisse und Gefühle der anderen wahrgenommen und angepaßt an den Entwicklungsstand und die anstehenden Entwicklungsaufgaben berücksichtigt werden.

Funktionsebene
Familienaufgaben beziehen sich dabei auf materielle und psychische Unterstützung, Hilfe und Schutz über die Generationen hinweg, wobei jedem Mitglied ausreichende Sicherheit, Bindung und Autonomie gewährt werden muß, um Krisen und Belastungen zu bewältigen. Notwendig dazu ist ein Regelwerk von Handlungsmustern, welches den Alltag reguliert und die Mobilisation an den Lebenszyklus angepaßter Ressourcen ermöglicht.

Familiärer Lebenszyklus im transkulturellen Kontext

Der familiäre Lebenszyklus, geprägt durch das Hinzukommen und Verlieren von Beziehungen und Orientierungsrahmen unterliegt nicht nur besonderen Belastungen durch Migration, sondern prägt wesentlich die Entscheidung, ob und wann migriert wird. Paare ohne Kinder wandern eher aus als Familien mit schon verwurzelten Schulkindern oder alte Menschen. Wenn Krisenzeiten im Lebenszyklus wesentlich vom Hinzukommen oder Weggehen von Familienmitgliedern geprägt sind, so erfordert Migration vermehrte Anpassungsleistungen der Familie, sowohl der verbliebenen, als auch der gehenden. Migration fügt so dem Lebenszyklus neue Phasen hinzu.
Inwieweit die Bleibenden die Bewältigung bewerkstelligen, ist dabei für die Migrierenden von Bedeutung, da sie meist in brieflichem oder telefonischem Kontakt Bilder von den Schwierigkeiten der Restfamilie vermittelt bekommen, die be- aber auch entlastend sein können. Lebenszyklische Konzepte in unterschiedlichen Kulturen erlauben eine gewisse Orientierung, etwa wann ein Mensch als arbeitsfähig oder heiratsfähig angesehen wird, wann man das Gefühl hat erwachsen zu sein, und auch in welchen Lebensphasen die Generationen einander begegnen. Allerdings unterscheiden sich auch wiederum Konzepte von Kindheit, Adoleszenz und Elternschaft erheblich. Lebenszyklische Konzepte sind immer auch typisierend und berücksichtigen wenig die mögliche Varianz auch innerhalb einer Kultur. Nicht zu ver-

gessen ist, daß die Lebenserwartung, abhängig von den soziokulturellen und medizinischen Bedingungen, in den verschiedenen Ländern auch heute sehr unterschiedlich ist. Wer als „alt“ eingeschätzt wird (und damit früher als weise, in unserer heutigen Gesellschaft aber oft als veraltet, nicht flexibel genug, nicht „up to date“ angesehen wird) kann sich von Kultur zu Kultur sehr unterscheiden. Im Rahmen des „befremdeten“ Lebens in der Aufnahmekultur mit eingeschränkten Einfluß- und Handlungsmöglichkeiten begegnen wir bei Migranten in Deutschland nicht selten dem Phänomen, daß Eltern im Alter von 40 bis 50 Jahren schon die Hoffnungen und Erwartungen an sich selbst ganz zurückschreiben und die Erwartungen weitgehend an die Kinder abgeben.

Es stellt sich erneut die Frage nach erlaubten Generalisierungen. „Normalität“ ist eben nicht nur kulturell geprägt, nicht nur von der Geschichte und Kultur einer Gruppe, ihren Mythen, „gewählten, zentralen Traumata und Ruhmestaten“ (Volkan 1999), sondern ganz wesentlich von deren Entwicklungsmöglichkeiten, äußeren Lebensumständen und der sich täglich verändernden Alltagskultur. Kulturelle Geschichte ist somit die Geschichte von Veränderungen. Sie ist auch die Geschichte von Begegnungen mit den anderen, den „Kontakt-Kulturen“ und der Abgrenzung gegenüber diesen. Nicht so sein zu wollen wie andere oder der Versuch, so zu sein wie andere, ist auch in normalen Entwicklungsprozessen eine wesentliche Basis der Identitätsbildung. Wie Lebensgeschichte wird kulturelle Geschichte alltäglich neu erfunden, neue Ziele werden ausgehandelt, neue Umgangsweisen mit Konflikten werden möglich, alte als überholt verworfen. Dies prägt die Lebenszyklen gerade bei Migranten erheblich.

Entwicklungsaufgaben und Entwicklungsschwierigkeiten

Migration ist oft ein versuchter Ausweg aus einer Situation, in der die Versorgungsaufgaben einer Familie nicht ausreichend erfüllt werden können. Familien migrieren, um die physische Versorgung der Kinder zu sichern, um medizinische Behandlung zu ermöglichen, um Erziehung zu gewährleisten, wenn dies in der Heimat – etwa für Mädchen in Afghanistan – nicht mehr möglich ist.

Migration ist oft Reaktion auf eine Krise in der Heimat, auf gesellschaftlichen Umbruch, religiösen Konflikt, Krieg, Bürgerkrieg und politische Verfolgung. Diese Krisen haben an sich schon vielfältige möglicherweise pathogene Auswirkungen. Radikale Rollenwechsel, Umkehrung von sozialen Hierarchien und Werten, Verlust von Arbeit und Sozialstatus, langjährige Marginalisierung, massiv veränderte Selbstbilder im Gefolge von Folter und anderen psychischen Traumata bedingen eine veränderte Sicht der Eltern und Kinder von sich selbst, von der Familie und ihren Versorgungsmöglichkeiten. Migration wird dann zum Ausweg, wenn die Krisenaufgaben in der heimatlichen Umgebung nicht erfüllbar sind und Anpassung zur Selbstzerstörung beitragen würde.[2]

In der neuen Heimat, die ja unterschiedliche Sicherheit und unterschiedliche Handlungsmöglichkeiten für verschiedenen Migrantengruppen zu Verfügung stellt, sind oft die Versorgungsaufgaben nur durch Rückgriff auf das soziale Netz des Aufnahmelandes zu erfüllen. Dies ist oft mit Schamgefühlen verbunden. Fordernder Umgang mit der Sozialbürokratie wird aber oft zum einzigen möglichen Handlungsfeld. Erneut wird Adaptation notwendig, wobei oft ein massives Informationsdefizit besteht, wie man sich an was anpassen darf und soll. Krisen können so leicht zur Bedrohung der psychischen Gesundheit werden.

Bewältigungsstile

Familien wählen bewusst oder unbewusst ihre Strategien der Anpassung an transkulturelle Situationen. Prototypisch überzeichnend sprach Roer-Strier (1996) von „Känguru-, Chamäleon- und Kuckucksstilen" familiärer Anpassung:

Bei den „Kängurufamilien" sollen die Kinder möglichst wenig der als gefährlich empfundenen Außenwelt ausgesetzt werden. Sie wünschen sich eine monokulturelle Erziehung in der Fremde. Erhalt des – oft nostalgisch verklärten und überzeichneten – Heimatlandes steht im Vordergrund. Wir kennen dies aus Familien, die aus deutschen Diasporakulturen nach Deutschland zurückkehren, die oft „deutscher", nationalistischer sind als die „einheimischen Deutschen". Angst vor Verlust bestimmt diese Familien ebenso wie – oft scheiternder – starrer Erhalt der Strukturen. Diese Erstarrung findet meist erst in der Fremde statt. Die Heimat wird idealisiert und die Kultur strenger beibehalten als dort. Die Kinder sollen in einem schützenden Beutel verpackt und genährt werden mit möglichst wenig Kontakt zur als bedrohlich empfundenen Außenwelt. Die Krise tritt unvermeidlich dann ein, wenn es notwendig wird, diesen „Beutel" zu verlassen, wenn es „zu eng" wird. Diese Kinder sind oft wenig fähig, sich effektiv mit der Um-

[2] wobei bei vielen unserer Patienten, etwa Flüchtlingen aus Bürgerkriegsgebieten oder aus Gebieten der Armut die Krise zur Normalität wurde und das Zurechtfinden in einer anderen, nicht durch akute oder chronische Krisen geprägten Umgebung ebenfalls Anpassungskrisen hervorruft.

welt auseinander zusetzen. Im folgenden schützen sie oft ihre Eltern vor der Umwelt, aber auch vor sich und den eigenen Problemen. Die Strategie wird von den Eltern meist als Schutz der Kinder dargestellt, dient aber sicherlich im mindestens gleichen Ausmaß als Schutz der Eltern vor Unverständnis, Einsamkeit und Unverstandensein.

Die „Chamäleonstrategie“ oder doppelte Anpassung erfordert hohe soziale Lernfähigkeit und Kompetenz. Allerdings heißt das nicht unbedingt, daß der Einzelne darunter leidet. Wir wissen von uns selbst, daß wir uns an unterschiedliche Umgebungen ständig anpassen. Um das Beispiel von Bruner zu erwähnen: Wenn wir zum Beispiel auf die Post gehen, verhalten wir uns der Situation in einer Post adäquat (und nicht zum Beispiel wie auf einer Party). Die Mär von einem Menschen mit einem Selbst, einer Identität, die alle Situationen begleitet, ist zumindest in unserer Kultur schon lange als romantischer Mythos enttarnt. Was wir sind, wird heute von vielfältigen Rollen und Anpassungen bestimmt, von einer ständig im Licht neuer Erlebnisse veränderten Geschichte, von der Summe unserer Partizipationen an Gruppen und Ideen, von den möglichen „Selbsts“, zu denen wir uns hin entwickeln wollen oder auch nicht. (Schwarm der möglichen „Selbsts“, die nach Perkins [zit. nach Di Nicola, 1997] immer auch den „Schwarm der möglichen Partizipationen“ beinhalten). Die „Chamäleonstrategie“ führt aber dann zu Problemen, wenn unterschiedliche äußere Realitäten unter Androhung von Sanktionen überwacht und voneinander getrennt gehalten werden müssen. Dann ist die spielerische doppelte Anpassung oder echte Bikulturalität nicht möglich.

Die „Kuckucksfamilie“ delegiert Entscheidungen an die Außenwelt und ist wenig überzeugt von der eigenen Fähigkeit, die Welt zu beeinflussen. Zu ihnen würden wir auch Familien zählen, die den sekundären Stigmagewinn, die Opferrolle als Lebensstrategie verinnerlicht haben. Ihre Haltung gegenüber der Welt ist eine paranoide, gerade dadurch wird aber der Um- und Mitwelt eine hohe Macht zugeschrieben.

Psychopathologie von Migrantenfamilien

Wichtiger als kulturelle und politische Kenntnisse sind für den Familientherapeuten Offenheit, Neugier, Bewusstsein der eigenen gegenwärtigen kulturellen Werte und Überzeugungen und die Fähigkeit eine dritte – nicht notwendigerweise neutrale, aber reflektierte – Position einzunehmen. Wir sind darauf angewiesen, subjektive Definitionen von Familie und ihren Aufgaben wahrzunehmen uns damit zu beschäftigen. Wir müssen betrachten, wie und warum ein migrierender Mensch subjektiv leidet.

Pathologie wird so zu dem, was von der Umwelt als unpassend empfunden wird und/ oder individuelles Leiden hervorruft. Charakteristisch für transkulturelle Psychopathologie sind gerade Bereiche, in denen in einer Kultur etwas als „normal“ empfunden wird, in einer anderen nicht. Kulturell spezifisch ist auch die Bedeutung, die Symptomen zugewiesen wird. Kulturell spezifische Krankheitsbilder und Behandlungsweisen sind nur ein Teil des Phänomens.

Psychopathologie von Familien im interkulturellen Verständnis kann sich auf vielfältige Aspekte beziehen. Familie beeinflußt fast alle Entwicklungsaspekte im individuellen und familiären Lebenszyklus mit seinen gelungenen, mißlungenen, erlittenen Übergängen. Hinsichtlich einer konzeptionell erst noch zu entwickelnden Psychopathologie von Migrantenfamilien sind schon jetzt folgende Aspekte für das Verständnis von familiären Entwicklungsprozessen dieser Familien von Bedeutung:

Wahrnehmung und Kommunikation
- Erlaubte und ausgeblendete Wahrnehmung
- verbale und non-verbale Ausdrucksmöglichkeit

Affekt
- Enttäuschung, Schuld und Hoffnung
- Konflikte und die Fähigkeit sie zu lösen

Beziehung und Bindung
- die Fähigkeit, Bindungen einzugehen und zu erhalten
- Art der Bindung zwischen Eltern und Kind, Geschwistern, Geschlechtern
- Erwartungen und Gegenseitigkeit

Verhalten
- Rollenverteilung, Hierarchien, Geschlechterbeziehungen
- Grenzen und Grenzüberschreitungen zwischen und in den Subsystemen Eltern, Geschwister, in transgenerationalen Beziehungen, in Großfamilie und Clan
- Rituale als Ausdruck von Gemeinschaft und gemeinsamer Identität

Selbst- und Realitätsbezug
- Umgang mit Intimität, Körper und Körperempfindungen

Moral und Werte
- Lebenspläne, Lebensziele, erlaubte Lebensgestaltung
- Werte, moralische Muster und kulturelle Tabus

McGoldrick (1996) zufolge werden dabei folgende Aspekte vorrangig von Kultur und Familie geprägt:

- Das Erleben von Schmerz,
- Die subjektive Definition von „Symptom“
- Die Kommunikation über das Symptom
- Das Verständnis der Ursachen der Symptomatik
- Die Haltung gegenüber Helfern
- Die erwartete bzw. gewünschte Behandlung

Stigmatisierung, aber auch Krankheitsgewinn auf Grund psychischer Pathologie hängen vorwiegend von der unmittelbaren und damit wesentlich der familiären Umgebung ab. Übergänge und die Einhaltung oder eben auch Nichtbefolgung von Übergangsriten werden wesentlich durch die Familie mitbestimmt. Die Notwendigkeit zur Veränderung wird dabei von der „balance of giving“ zwischen Subsystemen, von Zufriedenheit und Gewinnen oder auch Ängsten vor Kontakt beeinflusst.

Subjektive Familiendefinitionen

Wir möchten als Beispiel subjektiver Familiendefinition Äußerungen verschiedener Flüchtlingsfamilien aus Westafrika wiedergeben, die wir im Rahmen eines Forschungsprojektes gewannen.

Die große, aber nicht greifbare Familie
Ein Vater einer Familie aus Togo, der in Wirklichkeit bei einer Großmutter aufwuchs, fern von seinem Clan und der seine Mutter nie kennengelernt hatte, berichtete im Familiengespräch in Deutschland, daß seine in Deutschland aufwachsenden Kinder nicht zur Familie gehören würden, da sie geographisch getrennt von ihr aufwüchsen und so falsche Bilder von Familien in Afrika erlernten:

> „Was man hier in Deutschland unter Familie versteht gefällt mir nicht so gut. Für mich, wenn es keine Großeltern gibt, dann wird es keine Kinder oder Urkinder geben. D.h. die gehören auch dazu. Mit .. äh.. eh.. diese kleinen Familie gibt es keine menschliche Wärme mehr. Wenn mein Sohn bei uns in Sokode wäre, dann würde er die ganze Stadtviertel gehören, nicht nur mir. Der kleine Afrikaner der hier geboren ist, oder als Junge hier herkommt, die haben Angst vor Afrika, die wollen gar nicht nach Afrika. Es ist unglaublich.... Und wenn man zu den Kindern redet, hat man das Gefühl nicht, daß man zu seinen Kindern redet, sondern sie .... man weiß gar nicht, was los ist. Und man kann das Kind nicht ein bißchen auf den Popo hauen, man darf es nicht. Ich selbst war ein wildes

> Tier ... Und ich war ein Kind von jedem. Jeder hat mich geschickt, Wasser zu holen, an den Fluß zu gehen. Meine Eltern kannte ich eigentlich gar nicht."

Wir erwähnen dieses Zitat, weil es sowohl den Wunsch nach Zugehörigkeit zeigt, als auch die Illusion zerstört, daß dies mit einem Mehr an Hilfe und Bindung einhergehen muß. Zwar gewinnt das „Wir" an Bedeutung und Individuen in Kulturen mit Großfamilien fühlen sich oft darin handlungsfähiger, es bedeutet aber sehr häufig auch gleichzeitig, nirgendwo richtig dazuzugehören. Ferner werden individuelle Bewältigungsstrategien in Zeiten der Migration und des Zerfalls von Großfamilien erschwert. Parin (1978), der Untersuchungen in Westafrika durchgeführt hat, weist darauf hin, daß durchgehend verfügbare, intakte Gruppenstrukturen für das Zustandekommen und die Aufrechterhaltung befriedigender Ich-Leistungen des Individuums und die damit verbundenen Anpassungsleistungen von entscheidender Bedeutung sind. In Bezug auf diese kollektive Identität (beschrieben beim Volk der Dogon) spricht Parin von einem „Gruppen-Ich", welches er auf „identifikatorische Beziehungen" in der Kindheit und Adoleszenz innerhalb gleichaltriger, „horizontaler" Gruppen zurückführt. Parin weist darauf hin, daß gerade der Wechsel der Kulturen den Verlust des „Gruppen-Ichs" bewirken kann, also individuelle Ich-Leistungen an Bedeutung gewinnen. Das „Gruppen-Ich" ist Ausdruck einer Gemeinschaftsstruktur, „die in der Kleinfamilie keinen Platz hat und in der urbanisierten Industriegesellschaft versagen muß" (Parin 1978: 87).

Die differenzierte, an den Ort und gemeinsames Leben gebundene Familie

> „Familie hier, oder Familie dort? Hier haben wir direkt: Ich, meine Frau, und wir haben einen Sohn. Und es ist wahr, daß wir Cousins haben, aber die wohnen nicht, die leben irgendwo in Deutschland ... die leben irgendwo in Deutschland."

Oft ist Familie sehr vom Zusammenleben geprägt. Im Umkehrschluß bedeutet dies, daß man mit zunehmender Entfernung immer weniger zur Familie gehört. Es ist dann auch nicht mehr möglich, auf Ressourcen der Familie materieller aber auch spiritueller Art zurückzugreifen. Diese Familie entspricht unserer westlichen Bedeutung von Familie eher, sie erscheint uns auch im familiendiagnostischen Prozeß scheinbar leichter verständlich. Sehnsüchte, Hoffnungen wie auch Enttäuschungen der Familie bleiben uns aber auch oft verschlossen, sehen wir diese Entwicklung innerhalb einer Familie ausschließlich als positive Weiterentwicklung an. Scheint hier die engere Bindung auch von der Familie selbst positiv besetzt zu werden, wird intrafamiliär oft eine Destrukturierung deutlich, bei Flüchtlingsfamilien meist auch als Folge der äußeren Gewalt.

Die an das Familienoberhaupt gebundene Familie

„Wer gehört zur Familie?“: „Die Familie gehört mir“.

Wenn ein Vater aus Togo seine Familie so definiert, kann das vieles bedeuten, nicht nur daß er die Familie beherrscht und die anderen nicht berücksichtigt. Es kann auch heißen, daß er sich zum einem „Wir“ bekennt, von dem er Teil ist und umgekehrt. Dies impliziert auch einen gerade im Exil nicht zu unterschätzenden „Schutzfaktor“. Eine streng hierarchisch gegliederte Familie im Exil kann auf alt hergebrachte Bewältigungsfaktoren zurückgreifen. Zwar können diese auch dysfunktional werden, wenn zum Beispiel Adoleszente mit Gewalt in der Familie gehalten werden und Gewaltpotential sich an der Hierarchie entlädt. Gerade zu Beginn der Migration kann dieses bekennende „Wir“ als Teil des Ganzen mit klarer Struktur aber der Familie Halt geben.

Die durch das Fehlen charakterisierte Familie

„Meine Familie bin ich und meine Kinder ... und mein Mann, wenn ich einen hätte.“

Diese Frau aus Angola hatte ihren Mann, einen professionellen „Spitzel“, im Bürgerkrieg verloren. Sie selbst konnte ihr Leben weder im Herkunftsland noch im Exil alleine in die Hand nehmen. Ohne Mann gab es eigentlich keine Familie für sie. Die Kinder mußten entsprechend in Deutschland weitgehend allein ihren Weg in die Umgebung suchen. Sie stammten von verschiedenen Vätern ab, die die Familie wieder verlassen hatten. Nicht die alleinerziehende Mutter ist Charakteristikum dieser Familie. Die Zuschreibung, daß eine Familie nur mit Mann eine solche wäre, ist das Entscheidende. Sicher mag auch hier das Fehlen eines Oberhauptes, ob nun männlich oder weiblich, Ängste schüren, im Exil zurecht kommen zu können. Wichtig ist das Fehlende, das aber im weiteren nicht mit Inhalt gefüllt wird. Der Mann fehlt als Funktion, als Person wird er nicht spürbar. Auch die Kinder bleiben ohne inneres emotionales Bild des Vaters. Ihre Herkunftsfamilie gibt ihnen kein Modell von Beziehungen, wie sie in einem Lebens in Deutschland wichtig wären, kein Bild einer durch Gefühle, emotionale Bedürfnisse geprägten familiären Bindung. Was sie in der Familie kennenlernen ist hingegen die „öffentliche Familie, die im Gespräch durch die offene Türe und ständig wechselnden Besuch symbolisiert wird. Sie müssen alleine die in Deutschland erwartete Individualität lernen.

Die übergriffige, bedrohende und mächtige Familie

„Für uns im Togo ist die Familie sehr wichtig. Und es ist ganz schwierig, ohne Familie zu leben. Wenn es Probleme mit der Familie gibt ... und das kommt oft vor ... dann ist es automatisch sehr schwierig zu leben. Unser

Leben ist auf die Familie ausgerichtet. Die Familie wird ein System, daß jeder spürt so ein bißchen. Und wenn Du was machst, was Deiner Familie nicht gefällt, und wenn Du nicht zuhören willst, dann ist es sehr schwierig für Dich irgendetwas anderes trotzdem zu machen. Das ist manchmal sogar schlecht. Die Familie verschmilzt ... mischt sich sogar in Dein Intimleben ein. Du kannst also keine Frau nehmen, die der Familie nicht gefällt – und das kommt oft vor. Das ist die negative Seite der Sache der Familie. Und wenn Du Dir Deine Frau aussuchst, dann muß die Familie sie trotz allem akzeptieren. Und es kommt oft vor, daß die Frau Dir gefällt und die Familie sagt: „Nein, diese Frau, die wird Dir kein Glück bringen." Die wird nun....... wenn Du es Dir in den Kopf setzt kannst Du es machen, aber die Familie wird sich nicht mehr an Dich annähern. Und es ist sehr schwierig, auch mit der Frau, ohne die Familie zu leben. Es passieren immer Dinge, wo Du sie brauchen wirst, die Familie. Genauso – die Familie braucht Dich auch. Und man ist immer zusammen, man trifft sich. ... Wir haben einen Glauben: wenn Du Dich nicht gut mit Deiner Familie verstehst, dann werden Dir Unglücke passieren. Das passiert Dir regelmäßig. Und letzten Endes wird man Dir raten, Dich wieder Deiner Familie anzunähern, damit das aufhört.

Die Familie ist groß, sehr groß. Jeder gehört zur Familie. Die Großeltern, Cousinen. Nun, ich hatte sehr viele Probleme wegen meiner Frau, sie war nicht sehr beliebt. Wenn ich sie mitgebracht habe zu Familienereignissen, gab es immer kleine Kriege."

Viele Familien, die nach Deutschland kommen, migrieren, um Konflikten mit ihren Herkunftsfamilien aus dem Weg zu gehen. Wo Familien sich als Clan empfinden, ist es schwierig, bei Konflikten am Ort zu bleiben. Die traditionelle Familie wird dann als gefährlich, übergriffig, nicht mit modernem Leben vereinbar empfunden. Dieser Vater, ebenfalls aus Togo, der seine Frau gegen den erklärten Willen seiner Familie (hier der weiblichen Familienseite) gewählt hatte, schilderte, daß sein Erstgeborener von der Familie durch eine Art Verhexung fast getötet worden sei.

Oft scheint es den Familien unmöglich, die bedrohenden Aspekte von Familie im Exil anzusprechen. Migrationsgründe und Fluchtursachen werden dann auf gesellschaftspolitischer Ebene gesucht und scheinbar gefunden. Je weiter man sich von den familiären Wurzeln dann entfernt, desto verklärter werden die Strukturen dargestellt. Die äußere bedrohliche Welt im Exil, der manchmal zur Vereinsamung führende Anpassungsdruck erfordert oft eine nachträgliche „Wiedergutmachung" bzw. Verleugnung der zurückliegenden Realität. Werden, wie in dem vorangehenden Beispiel, hingegen die Brücken zur Vergangenheit zumindest oberflächlich abgebrochen, steht also die Abgrenzung von der Clanfamilie im Vordergrund, muß das Heil in der westlichen Kleinfamilie gesucht werden. Ein Rückgriff auf frühere unter Umständen auch funktionale Bewältigungsmechanismen ist diesen Familien oft nicht mehr möglich und eine Entstehung von Symptomen häufig. Die frühere Gewalt in der Clanfamilie kann so noch nach Jahren und unter Umständen über Generationen hinweg Nachwirkungen haben.

Beispiele aus der Praxis

Polen: Der alte Krieg in einer Familie

Der 17-jährige Jurek kam zu uns mit einer schweren Angst und Zwangsstörung. Er konnte sein zuhause nicht mehr verlassen, fürchtete sich vor Gleichaltrigen, litt unter ständiger Versagensangst. Die Familie stammte aus Polen, von wo sie, als Jurek sieben Jahre alt war, nach Deutschland ausreisten. In Polen war noch die Zeit der Opposition der Solidarnosc. Die Eltern, eine deutschstämmige Mutter und der polnische Vater kamen mit unterschiedlicher Motivation. Eine Ausreise nach Deutschland bedeutete in der Phantasiewelt der Mutter ein Heimkommen aus der Fremde. Sie verleugnete die negativen Erfahrungen mit Deutschen in ihrer Familie. Ihr Onkel war wegen oppositioneller Äußerungen von den Nazis verfolgt worden. Nach Folter und Überleben des KZ verbrachte er den Rest seines Lebens in einer psychiatrischen Anstalt. Sie erwartete hier das idealisierte Bekannte zu finden, verbunden mit Begriffen wie „Leistung zahlt sich aus", „Deutschland ist ein mächtiges Land". Ohne eine Sprachbarriere überwinden zu müssen erwartete sie eine problemlose Integration. Jureks Vater, ein weicher, dem Sohn liebevoll zugewandter, aber kaum Grenzen setzender, nicht eigentlich dem Ideal der Mutter entsprechender Mann, konnte sich nur mühsam einfügen. Zum alltäglichen Ritual gehörte, daß die Deutschen immer gewannen, etwas was vom Vater – einem gerade bezüglich des II. Weltkrieges sehr belesenen Ofensetzer – nie in Frage gestellt wurde. „Ich wollte meinem Sohn ermöglichen, sich stark zu fühlen, da habe ich halt die Rolle des Schwachen übernommen." Der Sohn hingegen vermisste einen spürbaren Vater: „ Einen Vater habe ich eigentlich nie gehabt, obwohl er viel da war", meinte er.

In Deutschland gelang es der Mutter bald, Arbeit zu finden: als Raumpflegerin. Der Vater arbeitete gelegentlich als Hilfsarbeiter, versorgte ansonsten den Haushalt. Jurek wußte, daß er sich dem Auftrag der Mutter folgend, schnell anpassen sollte. Wie sollte er sich aber anpassen? Er erwartete eine einheitliche Kultur, fand aber eine sehr differenzierte vor. Wie soll man sich aber anpassen, wenn man nicht weiß wohin? Wenn man eine einheitliche Kultur erwartet, aber viele findet? Soll man nun Punk werden? Rapper?

Skater? Lebensziel Yuppie? Dies ist für viele Familien ein Problem: Anpassung wird erwartet, aber an was? Eine Anpassung in die polnische Subkultur kam für ihn nicht in Frage.

Bei näherer Betrachtung geht es nicht um Kulturdistanz. Es gibt keinen Kulturschock (ein Begriff der Siebzigerjahre, der inzwischen aus der Mode gekommen ist). Eher geht es um eine ödipale Problematik, die durch die Migration in ihrer Form geprägt ist. Es geht um einen Vater, der sich nicht wehren kann gegen eine beschönigende und ahistorische Sicht von Deutschlands Rolle im zweiten Weltkrieg. Es geht um die Unmöglichkeit, die Aufträge der Mutter zu erfüllen, da sie den Sohn auf ein idealisiertes „Heimatland" Deutschland vorbereitet hatte, das es so nicht gab. Um ein Land, in dem übermäßige Anpassung an „alt-deutsche" Tugenden zur sozialen Isolation führt. In seiner Angstsymptomatik wurde Jurek für die Mutter zum Versager wie der Vater. Jurek selbst wehrte seinen Haß auf die Mutter und das was sie repräsentierte ab mit seinen Ängsten und Zwängen. Er lebte die Aggression aus, indem er ihren Lebensplan für den Sohn zerstörte, wobei er sich aber selbst seiner Entwicklungsmöglichkeiten beraubte.

Angstsymptomatik, Schulphobien, und Zwänge finden wir gehäuft bei Patienten aus den Ländern des Ostblocks, insbesondere aus Polen. Neben der unmöglichen Anpassung und dem abgeschnittenen Weg zurück in die Heimat, der verbotenen Trauer um das verlorene, spielt der hohe Anpassungsstreß unseres Erachtens dabei eine wesentliche Rolle. Die Aufträge hin zu dem was „Anpassung an Deutschland" bedeutet, können dabei sehr unterschiedlich sein. So nahm etwa die Angstsymptomatik bei einer 13-jährigen polnischen Patientin die Form des „selektiven Mutismus" an. Sie sprach in der Schule kein Wort mehr. Als wir die Mutter nach ihren Gedanken über Deutschland vor der Ausreise fragten, antwortete sie: „Ich wußte über Deutschland nur, daß man dort alles sagen kann, aber auch reden können muß, um sich durchzusetzen." Das Schweigen der Tochter traf so den empfindlichen Punkt der Mutter: Schweigen bedroht die Zukunft, macht Angst, ist Verweigerung der Anpassung. Dabei ist beim selektiven Mutismus, einem oft mit Kulturwechsel verbundenem Syndrom typisch, daß es in der Familie ein mutistisches Modell gibt. Selektiver Mutismus ist oft ein Versuch, einem sozial isolierten sprachlosen Elternteil nahe zu sein, dessen Integration in der neuen Gesellschaft nicht gelingt.

Therapiebedürftigkeit wird oft als besonders beschämend erlebt. Therapeutinnen und Therapeuten, für die Eltern oft Prototypen des Erfolgreichen, werden oft fast devot behandelt. Es ist oft sehr schwierig, mit diesen Patienten auch aggressive Anteile in der Übertragung zu thematisieren.

Türkei: Die zerbrochene Familie im Exil.

Ali kam als zehnjähriger Junge zu uns. In einem psychoseähnlichen Zustand war er aus dem Fenster der Wohnung seines Vaters gesprungen und auf einen Gartenzaun gefallen, ohne schwerere Verletzungen davonzutragen. Alleine zuhause hatte er vor dem Fenster den „sheitan" (entsprechend dem ursprünglichen, christlichen Satan), den Todesengel, gesehen, der ihn aufforderte ihm zu folgen.

Ali war vier Wochen zuvor in Deutschland angekommen. Er war von der Mutter und den Dorfbewohnern zum Bus gebracht worden und alleine nach Deutschland zum Vater geschickt worden. Er fühlte sich ausgestoßen, geängstigt. Der Vater war 8 Jahre zuvor nach Deutschland ausgewandert, wie er meinte, weil er in der Türkei wegen seiner Mitgliedschaft in der alevitischen „Kurtulus-Partei" verfolgt worden sei. Die Familie stammte aus einem kleinen Dorf, wo die Mutter von der Landwirtschaft lebte, einem kleinen Acker, der ihr vom Großvater überlassen worden war, der aber nicht ausreichte, um drei Personen, Ali, seine kleine Schwester und die Mutter zu ernähren. Alis Beziehung zu den Familienmitgliedern erkennt man aus der „verzauberten Familie", die er dem Therapeuten zeichnete.

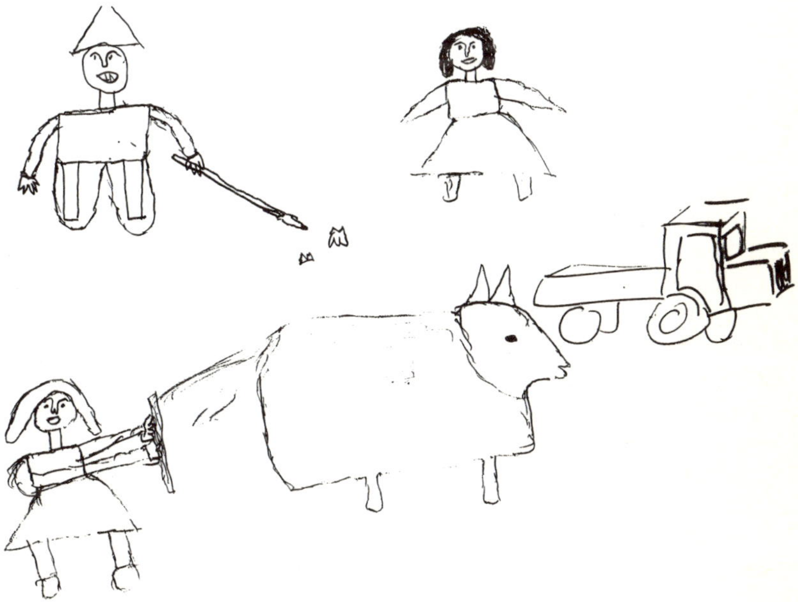

Er begann damit, sich als Esel zu malen: Arbeitstier, störrisches Tier, nützliches Tier mit vielfältigen Aufgaben assoziierte er damit. Die Mutter malte er darüber als Engel: lieb, wenig erreichbar, die Schwester unverzaubert als Mädchen, das den Esel schlägt, ihn vertreibt. Den Vater „vergaß" er. Daraufhin angesprochen meinte er, der Therapeut solle ihn malen, das könne er nicht. Er sei ein Lastwagen, der wegfahre, von dem man nur das Rückteil sehe. Er habe den Vater immer nur kurz erlebt, wenn er zu Besuch gekommen sei. Der letzte Besuch sei vor zwei Jahren gewesen. Der Vater habe – stolz auf sein Auto – dies Alis älterem Cousin ausgeliehen, der ohne Führerschein und betrunken einen tödlichen Unfall damit gehabt habe. Der Vater sei sofort vor der erweiterten Familie geflohen, die ihn wegen der unverantwortlichen Weitergabe des Autos des Mordes beschuldigt habe. Er sei nie mehr zurückgekehrt in die Türkei und habe kein Geld geschickt.
Der Vater selbst, arbeitslos und Alkoholiker, lebte in Deutschland in einer fast leeren Wohnung mit einer polnischen Alkoholikerin zusammen, die den Jungen nicht in der Wohnung haben wollte. Der Vater ließ in Deutschland das Aufenthaltsvisum des Jungen verfallen, kümmerte sich nicht um ihn, überlies es so den Ausländerbehörden für die Abschiebung des Jungen und die Rückführungskosten auszukommen. Am Tag vor dem „Unfall" Alis war Polizei in der Wohnung erschienen und hatte die Anordnung der Abschiebung angeordnet .
Ali wurde stationär aufgenommen. Anfangs fand die Therapie mit Hilfe eines Übersetzers statt. Bald war dies nicht mehr notwendig. Ali war lernfähig und wissensdurstig. Der Therapeut hatte ihm ein türkisch-deutsches Wörterbuch geschenkt, das er den ganzen Tag mit sich herumtrug und mit Hilfe dessen mühsam ein Verständnis gesucht wurde. Es waren die ersten Erlebnisse des Jungen, mit viel Mühe in ein Gespräch zu kommen und verstanden zu werden. Er berichtete von seinen Hoffnungen:

- für die Mutter und Schwester sorgen zu können,
- der Schwester helfen zu können, die seit ihrem zweiten Lebensjahr an einer Epilepsie litt, nachdem sie unter Alis Aufsicht von einem Stuhl gefallen war,
- dem Cousin einen Grabstein kaufen zu können, um sich so aus der auf ihn übertragen Schuld am Tod seines Vaterersatzes zu befreien und wieder in die Familie aufgenommen zu werden.

Mit Hilfe eines „Vereins für unkonventionelle Sozialarbeit" konnte die Mutter, die zuvor nie den näheren Umkreis des Dorfes verlassen hatte, nach Deutschland geflogen werden, um den weiteren Verbleib von Ali zu klären. Wie bei einem gutachterlichen Auftrag wurde die erste Wiederaufnahme des Kontaktes mit der Mutter beobachtet: freundlich aber sehr distanziert, sehr geprägt vom basalen Gefühl: „Ich mag Dich, aber ich werde nicht mehr für

Dich sorgen können. Du mußt alleine zurechtkommen." Es wurde deutlich, daß die Verschickung des Jungen nach Deutschland auch Reaktion auf die Vernachlässigung der Familie durch den Vater war. Er sollte dadurch gezwungen werden, wenigstens für Ali Verantwortung zu übernehmen. Ali selbst sollte in Deutschland erfolgreich sein und seiner Mutter und seiner Schwester behilflich sein, wenn diese älter werden. Durch die intensive Abklärung des Falles war es zu erreichen, daß Ali eine längere Duldung erhielt, obwohl klar war, daß der Vater sich nicht ausreichend um seinen Sohn wird kümmern können. Ali wurde von einer guten Jugendwohnung betreut, in der stabile männliche Mitarbeiter seinen Vaterhunger, das Bedürfnis nach Halt Orientierung, Zuwendung und Grenzen, befriedigen konnten. Ali gelang es, einen sehr guten Realschulabschluß zu machen. Er wurde ein hervorragender Fußballspieler mit dem Angebot als Halbprofi in einer Jugendmannschaft zu spielen. Heute hat er erfolgreich eine Lehre als Reisckaufmann abgeschlossen und hat so seine interkulturelle Position zum Beruf machen können. Er unterstützte immer die Mutter und Schwester mit kleinen Beiträgen.
In einem mehrjährigen therapeutischen Prozeß, in dem der Therapeut immer wieder als idealisierte Vaterperson benötigt wurde, bearbeitete Ali seine Vergangenheit der Marginalität schon im Heimatdorf, seine Ambivalenz gegenüber Mutter und Vater, die immer als nicht ausreichend versorgend erlebt wurden und seine Trauer und Schuldgefühle um den Tod des Cousins, der in der ambivalenten Rolle des Todesengels zur Einlieferung bei uns geführt hatte.
Beispielhaft sollen an diesem Fall mehrere Fragen beantwortet werden, die bei transkultureller familiärer geprägter Psychopathologie von Bedeutung sind:

Wie ist die Pathologie von der Kultur geprägt?
Ali war von Anfang an immer wieder Außenseiter in seinem Heimatdorf. In seinen Träumen ging es mehrfach um kleine Straßenköter, die erschlagen wurden. Diese stellen einen Selbstanteil dar, den des immer wieder abgeschoben Werdens, mal zu den Großeltern, mal zu Onkeln und Tanten. Allerdings ist in vielen Kulturen die „Weitergabe" von Kindern innerhalb des Clans nicht ungewöhnlich, die Übernahme elterlicher Verantwortung durch andere Familienmitglieder gehört zum Alltag. Allerdings sind die dyadischen Beziehungen innerhalb dieser Familien oft weniger intensiv, Gruppenbeziehungen und die Identifikation als „das Kind von" dem oder dem stehen im Vordergrund gegenüber Zuwendung zu einem einzigartigen Individuum, das für sich geliebt wird. Stabilität besteht solange, wie eine Vielzahl möglicher haltgebender Beziehungen besteht. Jede einzelne für sich ist aber

oft nicht bedeutsam. Es sind Strukturen ähnlich wie die, die Parin als „Gruppen-Ich“ (s.o.) beschrieben hat: Ali war gesund, solange er sich in seiner alten Umwelt, seinem angestammten Netzwerk befand. Durch die Migration wurde Ali in die Abhängigkeit von einem (unzuverlässigen) Familienmitglied, dem Vater, geschoben, ohne ausgleichende andere Familienmitglieder. Diese wurden erst durch die Betreuer in der Wohngruppe und den Therapeuten ersetzt. Wenn wir uns als westliche Therapeuten mit den dyadischen Eltern Kind Beziehungen auseinandersetzen, und diese oft als wenig intensiv erleben, ist deshalb die Frage nach weiteren ausgleichenden Beziehungsmöglichkeiten bzw. deren Verlust immer zu stellen.
Schon die Namensgebung des Jungen ist von den Aufträgen und Identifikationen des Vaters geprägt, etwas was in fast allen Kulturen so ist. Ali steht für die alevitische Identifikation des Vaters, die in der Türkei eine marginale ist. U.a. deshalb verbündeten sich viele Aleviten mit Vertretern der ebenfalls marginalisierten kurdischen Kultur in der Türkei. Die Frage nach den Erwartungen an die Kinder als Ausdruck der Utopien und des Weltentwurfes einer Familie ist bei Überlegungen über transkulturelle Psychopathologie wichtig. Wenn etwa ein afghanischer Junge „Puhar“ getauft wird, „Wissen“, sagt dies etwas darüber aus, was von ihm erwartet wird, aber auch darüber, über welche Mechanismen eine Familie versucht, Konflikte zu meistern. Oder wenn ein russischer Junge „Peter“ getauft wird (und nicht Pjotr), „damit er nach einer (erhofften Ausreise) in die Bundesrepublik nicht auffällt“ ist dies ebenfalls wesentlicher Hinweis auf Anpassungsmechanismen von Familien.

Wie ist die Migration von Familienprozessen geprägt?
Im Falle von Ali spielen mehrere Faktoren eine Rolle. Die Beziehung von Vater und Mutter war davon geprägt, daß der Vater schon immer am Rande der Dorfgemeinschaft stand. Er migrierte früh in die Großstadt Izmir, wo er sich ein eigenes Leben schuf, aber auch zu trinken begann. Mit der Heirat verließ seine Frau auch erstmals ihr Heimatdorf. Schuldgefühle für das Verletzen überkommener Regeln spiegeln sich auch in der Verlockung des Jungen durch den „sheitan“, aus dem Fenster zu springen. Er hatte die Vorstellung, damit für die Schuld des Vaters zu büßen, wie er es später durch das Ritual, dem toten Cousin einen Grabstein zu setzen, auf weniger selbstdestruktive Weise erfüllen konnte. Welche Affekte suizidale oder aggressive Impulse auslösen, ist kulturell sehr unterschiedlich und wird primär in der Familie vermittelt: Schuldgefühle, Schamgefühle, gekränkte Ehre, Beleidigungen der Eltern, des Clans, Göttlicher Figuren.
Die Migration war auch Reaktion auf den Verlust der väterlichen Person des Cousins, dessen Tod gerade mit dem Vater zusammenhing, diesem und

damit im Sinne einer Sippenhaft auch Ali angelastet wurde. Außerdem befand sich Ali in einem Alter, in dem die Kinder in vielen Kulturen mehr oder weniger abrupt aus der Gesellschaft der Frauen in die Männergemeinschaft wechseln müssen. So war es etwa früher im Iran üblich, daß Jungen bis zum Alter von 6 Jahren mit der Mutter und den Frauen ins Dampfbad gingen, dann plötzlich nur noch mit Männern zusammen sein durften.

Wie ist die Pathologie von der Migration geprägt?
Ali kam in eine Situation, in der sowohl der Vater als auch das neue Land als ablehnend erlebt wurden. Solange Familienmitglieder abwesend sind, können sie frei besetzt werden. Viele Kinder idealisieren den Abwesenden, solange kein Alltag mit ihm geteilt wird, ein Prozess, den wir von Scheidungsfamilien kennen und der für den verbleibenden Elternteil oft sehr schmerzhaft und konfliktbeladen ist. Für Ali führte gerade die Möglichkeit der Migration schnell zum Zusammenbruch der verbleibenden Idealisierungen des Vaters. Er merkte, daß sein Bild des Vaters mit dem er aufgewachsen war, falsch war, dem des unternehmungslustigen, (relativ) reichen Vaters. Die Ankunft im neuen Land, die unserer Erfahrung nach als Initiationsszene das Bild des Aufnahmelandes wesentlich und dauerhaft prägt, war eine Erfahrung der Desillusionierung und Ablehnung. Es war deutlich, daß Ali mit den Aufträgen und Wünschen an die Migration, die Wiederaufnahme der Beziehung zum Vater, dem Wunsch von Mutter und Schwester nach Versorgung und Alis eigener Wunsch, die Eltern wieder liebevoll vereint zu sehen, scheitern würde. In der Halluzination des lockenden Todesengels ruft aber auch die Vergangenheit, das was nur noch im Tod wiedergefunden werden kann. Es ist keine Halluzination mit Inhalten, die in Deutschland häufig zu finden sind: Verfolgung durch Technik, Mikrofone, Kameras. Gleichzeitig konnte Ali aber die Möglichkeiten nutzen, die die neue Umgebung ihm für die Gesundung bot. Die Suche nach einer neuen gemeinsam erarbeiteten Sprache mit dem Therapeuten, die Möglichkeit, in der Wohngruppe einen Familienersatz zu finden, der nicht als Verrat an der Familie erlebt werden mußte.
Psychotiforme Reaktionen gibt es wie Psychosen in allen Kulturen. Während Psychosen dabei fast überall etwa gleich häufig vorkommen, sind psychotiforme halluzinatorische Zustände unterschiedlich erlaubt und häufig in verschiedenen Kulturen. Erlebnisse von religiös begründbaren Halluzinationen sind in vielen Kulturen, auch der christlichen, ja hoch besetzt. Teilweise werden sie ja durch Sinnesdeprivation (z.B. Moses in der Wüste), oder durch Tranceinduktion aktiv herbeigeführt, oft aber auch mit inzwischen körperlich begründbaren Krankheiten wie Epilepsien in Verbindung gebracht.

Angst vor zusätzlichen Verlusten, Rückzug der Eltern gegenüber der Gesellschaft, aber auch Entwicklung in Abgrenzung von den Eltern spielen für die Kinder eine Rolle. Für Ali wurde der Vater immer deutlicher zu jemand, von dem er sich innerlich abgrenzte, den er jedoch besuchte und manchmal auch finanziell unterstützte. Wenn er als Adoleszenter plötzlich Wutanfälle bekam, schämte er sich, dem Vater ähnlich zu sein.

John, USA: Die fehlgeschlagene Behandlung einer Missionarsfamilie

Der Therapeut lernte John 1990 kennen, als er als Kinderarzt arbeitete, kurz vor dem Golfkrieg. Er wurde von beiden Eltern, nordamerikanischen Missionaren, die in einer Missionsstation im Taunus lebten, gebracht, da er seit Jahren einkote, den Kot verschmiere und nachts einnässe. Die Mutter, eine kräftige und große Amerikanerin, dominierte das Gespräch, das nur auf Englisch stattfinden konnte. Der kleine Vater schaute derweil aus dem Fenster schien aber genau zuzuhören, während der 13-jährige Sohn schon auf der Untersuchungsliege lag: deutlich unmutig, ärgerlich, mit eine Armeehose bekleidet. Der Auftrag schien deutlich: „Behandelt unseren Sohn medizinisch und laßt uns ansonsten in Ruhe. An dem haben sich schon viele die Zähne ausgebissen. „Sind Sie überhaupt Experte?“ wurde gefragt. Es wurde berichtet, daß „es“ schon seit vielen Jahren so gehe. Man habe „Experten“ in vielen Ländern hinzugezogen, allerdings nie mehr als drei Termine bei einem Behandler wahrgenommen. Man habe in insgesamt sechs Ländern gelebt, in den USA, in Sambia, in Österreich, Rumänien, Rußland, und jetzt in Deutschland.

Als zuständiger (psychotherapeutisch vorgebildeter) Kinderarzt merkte der Therapeut, wie schwer es ihm fiel, sich auf die Familie einzulassen. All seine Vorurteile gegenüber Missionaren wurden lebendig. Es fiel ihm schwer, dahinter einen emphatischen Zugang zur Familie zu bekommen. Er hatte den Eindruck, als Deutscher nicht ausreichend guter Experte sein zu können, spürte Wut, Ablehnung. Auch das Symptom selbst, der unerträgliche Geruch im Zimmer, der Unwillen genauer hinzuschauen, das gezwungen sein „ da hinzulangen“ spielte eine wesentliche Rolle.

John wurde stationär aufgenommen. Auf Station fuhr er fort, einzukoten. Seine Unterhosen fanden sich anfangs immer wieder in den Ecken verschiedener Krankenzimmer. Körperlich war bis auf eine deutliche Verstopfung, die gut behandelbar war, keine Symptomatik vorhanden. In seinen Bildern wurde seine Sicht seiner selbst und der Familie deutlicher:

Er selbst malte sich als eine Form des Rambo, seinem autonomen aber unmenschlichen Idol. (damals war gerade die Zeit des Rambo III mit Silvester Stallone, einem Italiener, der den Superamerikaner spielt). Er zeichnete geschickt, geübt, schnell, mit aggressiv vorgestreckten Kinn, athletischem Körper, vernarbtem Gesicht, fast unsichtbaren Augen. Auch hierin zeigte sich seine Unnahbarkeit, die Verletztheit war kaum sichtbar, alles war Abwehr oder Angriff.

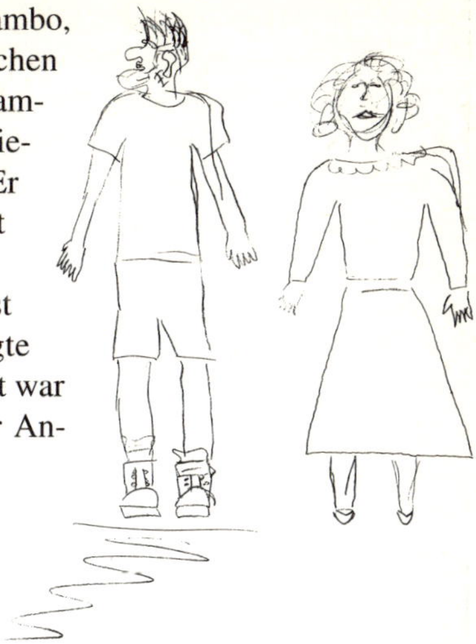

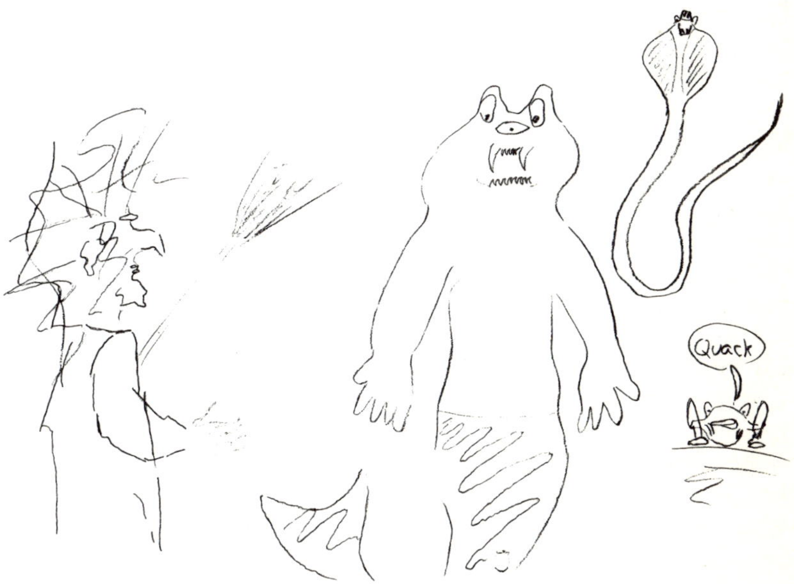

Bild 3: Im projektiven Test der verzauberten Familie stellt er sich ganz anders dar: als kleiner quakender Frosch am rechten unteren Bildrand, während die Mutter als Seeungeheuer das Bild beherrscht, unten geschlechtslos als Fisch, oben als gieriges Monster mit giftbewehrten Reißzähnen. Der Vater, klein daneben als Kobra, wirkt weniger gefährlich in

Gegenwart dieses Monsters. Er erzählte dazu eine Geschichte: Die Familie sei verzaubert worden, da die Mutter häßlich sei. Sie sei zu einer Hexe gegangen, um sich schön zaubern zu lassen, da sie immer ausgelacht werde. Die Hexe sagte zu, verlange aber ein Goldstück und drei Opfer ihrer Wahl nach einem Jahr. Dann werde die Mutter schön gezaubert. Nach einem Jahr habe die Hexe die Familie als Opfer verlangt. Eine Rückverwandlung sei nie mehr möglich.

In der Geschichte wird die zentrale Rolle deutlich, die die Mutter hat. Kulturell lehnt sich John an Märchen an, die in vielen Kulturen ähnlich sind. Die zentrale Abhängigkeit der Männer vom Willen der dominanten Frauen wird deutlich, gegen die John kein Mittel sieht.

Die Familie brach die Behandlung ab, als der Therapeut, sobald die körperliche Symptomatik etwas besser wurde, eine psychotherapeutische Behandlung empfahl. Tiefenpsychologisch orientierte Behandlung sei ihnen aus religiösen Gründen verboten, da es da um Sex, um die Herkunft der Familie und Konflikte gehe. Ihnen könne nur Gott helfen, im Notfall eine Laientherapeutin der Missionarsgemeinde, die „rational emotive Therapie" mache. Diese lehnte Kontakt zum Therapeuten ab, sie wisse schon was sie mache.

Nachtrag: Den Arztbrief, den der Therapeut auf Englisch formuliert hatte, damit weitere Behandler eine gewisse Kontinuität herstellen können, brachten die Eltern zweimal zur Korrektur zurück. Alle Stellen, die nicht mit ihrem Weltbild zusammenpassten, wurden gestrichen, so daß eine Interpretation der Symptomatik anhand der Gespräche mit John und seiner Familie nicht mehr möglich war.

Oft sehen wir nur Flüchtlinge und die sogenannten ausländischen Arbeitnehmer als Migranten an, nicht aber diejenigen aus Länder wie Canada oder den USA, nicht Kinder von Diplomaten und ausländischen Geschäftsleuten. Fremdes wird oft nur als solches wahrgenommen, wenn es „weniger entwickelt" erscheint.

Auch hier haben wir es jedoch mit einer Familie zu tun, deren kulturell biographischer Hintergrund die Behandlung erschwert. Nicht nur macht der Beruf des Vater eine längere Behandlung fast unmöglich. Die Idealisierung der Konfliktlosigkeit und Liebe erlaubte keine Auseinandersetzung mit der Realität der Umwelt und den eigenen mühsam verborgenen Ehekonflikten der Eltern. John war letztlich mit seinen Entwicklungsbedürfnissen alleinegelassen. Eine altersentsprechende Auseinandersetzung mit der Sexualität und aggressiver Konfliktaustragung war nicht möglich. Da er immer mit seiner Familie durch die Welt zog, konnte er keine stabilen sozialen Gruppen aufbauen, die ausgleichend und triangulierend hätten hilfreich sein können. Die Aufrechterhaltung der – in diesem Falle religiösen – Ideologie war wichtiger als die Gesundheit des Kindes. Wir finden hier transkulturelle Probleme, wie wir sie auch aus vielen Subkulturen Deutschlands kennen. Ideologien und Glauben verbieten den Zugang zu bestimmten Therapieformen. Wenn eine Therapie stattfindet, muß sie manchmal vor der Umwelt noch mehr verborgen werden, als dies oft schon so der Fall ist. Allerdings ist die Behandlung auch daran gescheitert, daß der Therapeut sich nicht erlaubt hat, mit einem sehr offenen, transkulturellen Herangehen auf die Familie zuzugehen.

Abschliessende Bemerkungen

Transkulturelle (Entwickungs-)psychopathologie der Familie ist ein wenig untersuchter Bereich, nicht zuletzt da sich gängige diagnostische Schemata eher an Symptomen als an Beziehungen orientieren. Kulturelle Betrachtung von pathologischen Familieninteraktionen sind nicht nur bei Migranten hilfreich, sondern auch bei Arbeit mit „befremdlichen“ Familien deutscher Herkunft. Ähnliche Phänomene können z.B. in der Arbeit mit Familien anderen Glaubens, z.B. Familien, die den Zeugen Jehovas angehören, zu finden sein. Trans- oder interkulturelle Beobachtung von befremdlichem und Störendem hilft, der Tendenz zur Definition von „normalen, idealtypischen“ Interaktionen, die nur für wenige in jeder Kultur zutreffen, entgegenzuwirken. Wie wichtig jedoch prägende Einflüsse von Kultur und Familie auf die zwischen den Kulturen empfundene Pathologie familiärer Beziehungen auswirkt, zeigt sich z.B. daran, daß Konzepte wie etwa die der „expressed emotions“ nicht über kulturelle Grenzen hinweg gelten. Transkulturelle Psychopathologie von Familien ist dadurch gekennzeichnet, daß es sich um einen Bereich handelt, der nur durch die Untersuchung von langfristigen Anpassungsprozessen über die Zeit zu verstehen ist. Zukünftige Forschung wird sich immer mehr mit diesen Prozessen auseinandersetzen müssen: dem Einfluß der Familie auf Gefühle und Denken, auf Tabus, Abwehr und Bewältigung von Prozessen, die Veränderung herausfordern.

Literatur

Aries P (1978). Die Geschichte der Kindheit. München: dtv.
Bruner J (1990) Acts of meaning, Cambridge MA, London: Harvard University Press
De Mause L (1974). The history of childhood. New York: The Psychohistory Press.
Di Nicola V (1997). A stranger in the family. New York, London: Norton.
Freire P (1994). The pedagogy of hope. New York: Continuum.

Friedman EH (1982) The myths of the shiksa. In: McGoldrick M, Giordano J, Pearce J (Hrsg.) Ethnicity and family therapy. 1.Ausgabe, New York, London: Guildford Press

Hinawer H, Wetzel N (1996). German families. Ethnicity and family therapy. In: McGoldrick M, Giordano J, Pearce J (Hrsg.) Ethnicity and family therapy. New York: The Guilford Press: 496–516.

McGoldrick M (1996). Overview: Ethnicity and family therapy. In: McGoldrick M, Giordano J, Pearce J (Hrsg.) Ethnicity and family therapy. New York: The Guilford Press: 1–25.

Parin P (1978) Der Widerspruch im Subjekt – Ethnopsychoanalytische Studien. Frankfurt/M.

Perkins D (1990) zit nach Bruner, S. 107

Postman N (1974) Das Verschwinden der Kindheit. fischer TB

Roer Strier D (1996) Coping strategies of immigrant parents: Directions for family therapy. family process 35(3): 363–376.

Volkan V (1999) Das Versagen der Diplomatie: Zur Psychoanalyse nationaler, ethnischer und religiöser Konflikte. Gießen: psychosozial verlag

12. Anforderungen an eine transkulturelle Beurteilung der Psychopathologie

Christian Haasen, Oktay Yagdiran

Die vorgehenden Kapitel haben zeigen können, welche unterschiedlichen Einflüsse die Kultur auf verschiedene psychopathologische Zustandsbilder haben kann. Nicht alle möglichen Syndrome wurden beschrieben. Es wurde jedoch versucht, zumindest die häufigsten klinischen Syndrome zu berücksichtigen. Dennoch sind die Zusammenhänge zwischen Kultur und Psychopathologie so komplex, daß in einem solchen Buch diese nur angerissen und exemplarisch dargestellt werden können.

Theoretische Aspekte

Bisher gibt es nur wenige Forschungsansätze, die es versuchen, die komplexen Zusammenhänge zwischen Kultur und Psychopathologie zu untersuchen. Sogar epidemiologische und deskriptive Studien sind eher selten, vor allem im deutschsprachigen Raum. Der Rückgriff auf Studien aus anderen Ländern, vor allem den USA, ist zwar hilfreich, um bestimmte Zusammenhänge zu verstehen, wobei Ergebnisse nicht immer auf andere Länder übertragbar sind. Hinzu kommt die Problematik, wie eine kulturelle Subgruppe definiert wird, da die Grenzen zwischen kulturellen Einheiten fließend sind.

Einige limitierende Faktoren in der Übertragbarkeit von Studienergebnissen von einem Land zum anderen werden anhand der folgenden Gegensätze deutlich (siehe auch Furnham & Bochner 1986):

- heterogene vs. homogene ethnische Zusammensetzung des Heimatlandes der Migranten
- heterogene vs. homogene ethnische Zusammensetzung des Gastgeberlandes für Migranten
- geringe Sprachdifferenz (z.B. Spanisch-Französisch) vs. ausgeprägte Sprachdifferenz (z.B. Türkisch-Deutsch) für Migranten
- Bedeutung der kulturellen Differenz (z.B. Katholiken-Protestanten in Irland vs. Deutschland oder Schwarz-Weiß in Südafrika vs. Brasilien)
- wirtschaftliche, religiöse, geographische und klimatische Unterschiede
- geringere äußerliche Unterscheidungsmerkmale (z.B. Osteuropäer in

Deutschland oder Mexikaner in den USA) vs. deutliche äußerliche Unterscheidungsmerkmale (z.B. Afrikaner in Deutschland oder Jamaikaner in Kanada)

Außerdem muß unterschieden werden zwischen migrationsspezifischen und kulturspezifischen Faktoren: Migrationsspezifische Faktoren resultieren aus der Erfahrung mit der Migration selbst und mit der Anpassung an eine neue Gesellschaft (z.B. Remigrationswünsche), während kulturspezifische Faktoren mit der alten und neuen Gesellschaft verbunden sind (z.B. „Kopftuch"-Problematik in Deutschland oder Frankreich). Ergebnisse zu ersteren sind eher übertragbar auf andere Länder, letzere nicht.

Praktische Überlegungen

Es kann von niemandem erwartet werden, ausreichende transkulturelle Kenntnisse zu erwerben, um alle kulturellen Aspekte bei der Beurteilung psychischer Störungen zu verstehen. Dennoch gibt es einige grundsätzliche Leitlinien, deren Berücksichtigung einige gröbere Fehleinschätzungen aufgrund von kulturellen Faktoren vermeiden läßt. Kultur sollte benutzt werden als ein Rahmen für ein besseres Verständnis des Patienten, nicht als Entschuldigung für stereotype Vorstellungen – es handelt sich um die Beurteilung eines Individuum in einem komplexen kulturellen Kontext.

Bei der Beurteilung der Einflüsse von kulturellen Faktoren auf die Psychopathologie hilft es zunächst die verschiedenen Ebenen zu berücksichtigen:

1. Auf der *Symptomebene* gibt es unterschiedliche Bedeutungen, Darstellungen und Gewichtungen der Symptome.
2. Auf der *phänomenologischen Ebene* gibt es unterschiedliche Darstellungen von psychiatrischen Störungen.
3. Die *familiäre Interaktion,* die stark von kulturellen Normen abhängt, kann die Psychopathologie verstärken oder minimieren.
4. Die *Reaktion der Gemeinde* oder Gesellschaft auf abnormes Verhalten unterscheidet sich deutlich von einer Kultur zur anderen.
5. Die *Prognose* für eine psychiatrische Störung ist in verschiedenen Kulturen sehr unterschiedlich.

Um eine adäquate Beurteilung der Psychopathologie zu gewährleisten, können die folgenden praktischen Überlegungen in die Anamneseerhebung und Evaluation des Krankheitsbildes einfließen:

- *Sprachbarrieren überwinden*

Als erstes muß versucht werden, jede bestehende Sprachbarriere zu überwinden. Hierfür gilt die folgende Prioritätenliste:

1. Erst sollte versucht werden, einen anderen Psychiater, Psychologen, Sozialarbeiter oder ein anderes Teammitglied zu finden, der die gleiche Erstsprache des Migranten spricht.
2. Falls dies nicht möglich ist, so spricht der Migrant vielleicht eine andere Zweitsprache (z.B. Englisch oder Französich bei Migranten aus einigen afrikanischen Ländern), auf die der Untersucher selbst oder ein anderer Mitarbeiter zurückgreifen kann. Obwohl dann eine gemeinsame Sprache besteht, muß auf Fehlinterpretationen z.B. von Wörtern mit symbolischer Bedeutung geachtet werden, die zu subtilen Missverständnissen führen können (Hsu & Tseng 1972).
3. Ist diese Möglichkeit ebenfalls nicht gegeben, so wäre die nächstbeste Lösung das Hinzuziehen eines Dolmetschers, unter der Berücksichtigung der potentiellen Schwierigkeiten (siehe hierzu Kapitel 1). In einigen Städten gibt es Dolmetscherdienste, die medizinisch und z.T. psychologisch geschultes Personal anbieten (siehe auch Haasen 1998). Ideal wären Dolmetscher, die gleichzeitig als kulturelle Mediatoren ausgebildet sind.
4. Erst wenn all diese Möglichkeiten nicht gegeben sind, sollte ein Angehöriger oder Bekannter als Dolmetscher hinzugezogen werden. Das Einverständnis des Patienten – bei allen auch oben erwähnten Möglichkeiten vorausgesetzt – muß in diesem Fall eindeutig sein. Weiterhin sollte auf familiäre Interaktionen geachtet werden, die vielleicht auch in die Übersetzung hineinspielen. Es muß auch davon ausgegangen werden, daß die Anamnese nicht vollständig sein wird, da bestimmte – z.B. intime – Details nicht in Anwesenheit eines Angehörigen oder Bekannten präsentiert werden.
5. Die letzte Möglichkeit – das Heranziehen anderer Personen mit Kenntnissen der Erstsprache des Patienten (z.B. Reinigungspersonal) – wird leider sehr häufig angewendet, sollte jedoch weitgehend vermieden werden. Es können nicht nur alle Probleme der oben genannten Möglichkeiten auftreten, sondern zusätzlich unzureichende Dolmetscherkenntnisse, Unkenntnis der psychischen Problematik, als auch Probleme mit der Schweigepflicht. Es gibt jedoch dringende Situationen z.B. in einer Akutklinik, in der auf diese Möglichkeit der Informationsbeschaffung zurückgegriffen werden muß, wenn es keine andere Möglichkeiten gibt (z.B. bei Zwangseinweisung eines „randalierenden“ alleinlebenden Migranten durch die Polizei).

Bei bestehender Sprachbarriere sollte jedoch nicht per se davon ausgegangen werden, daß es besser wäre, wenn der Patient von einem Kollegen gleicher Herkunft wie der Patient betreut wird. Erstens gibt es einen nicht unerheblichen Anteil von Migranten, die es vorziehen, von einem deutschen Behandler betreut zu werden (v.a. Flüchtlinge z.B. aufgrund von Misstrauen gegenüber Menschen gleicher Herkunft). Weiterhin konnte eine Studie zeigen, daß zumindest bei psychotischen Störungen die Bedeutung der Sprachbarriere im Zusammenhang mit Fehldiagnosen überbewertet wurde (Haasen et al. 2000). Somit sollte ein Kollege mit entsprechenden Sprachkenntnissen herangezogen werden und dann zusammen mit dem Patienten entschieden werden, wer die Weiterbetreuung übernimmt.

- *Kulturspezifische Anamnese*

Da Mitarbeiter in psychiatrischen oder anderen sozialen Institutionen keine ausgebildeten Ethnologen sind, kann nicht erwartet werden, daß extensive Kenntnisse vorhanden sind. Dennoch ist es wichtig, ein ausreichendes Verständnis der kulturellen Herkunft des Patienten zu haben, um das Verhalten des Patienten entsprechend verstehen zu können. Hier kann natürlich eine entsprechende ethnologische Lektüre hilfreich sein, alternativ kann auch ein entsprechender Fachmann konsultiert werden. Da im psychiatrischen Alltag meistens wenig Raum für solche Tätigkeiten bleibt, sollte der Patient selbst als auch seine Familie gefragt werden: „Wie reagieren Freunde oder Menschen gleicher Herkunft normalerweise bei einer solchen (psychischen) Problematik? Wie wird das Verhalten eingeschätzt?“ Solche Fragen helfen dem Untersucher, die psychische Problematik im kulturellen Kontext zu bewerten und einzuordnen.
Aber auch bei den einfachsten Fakten wird leider bei Migranten unzureichend anamnestiziert, wobei diese Fakten für ein besseres Verständnis essentiell sind. Einige dieser Fakten sollen exemplarisch erwähnt werden (siehe auch Kuhlmann 1995, Collatz 1995, Zarifoglu & Zeiler 1995): Der Geburtsort wird nur selten erfragt – dieses führt häufig dazu, daß in Deutschland geborene Menschen anderer kultureller Herkunft fälschlicherweise als Migranten bezeichnet werden. Inwieweit die Struktur des Herkunftsortes einem Dorf, Kleinstadt oder Großstadt entspricht, spielt für die Sozialisation des Migranten möglicherweise eine größere Rolle als dies der Fall für Menschen deutscher Herkunft ist. Der Prozeß der Migration wird nur selten ausführlich erfragt – hierzu gehört u.a. das Alter zum Zeitpunkt der Migration, die Motivation zur Migration, Migration über Drittländer, Erfahrungen bei der Ausreise aus dem Heimatland und bei der Einreise nach Deutschland, Begleitpersonen bei der Migration. Der Prozeß der Akkulturation oder Anpassung kann schwerwiegende psychische Folgen haben, sollte deshalb

detailliert erfragt werden: Finanzielle Hilfe nach der Einreise, Kontakte zu hinterbliebenen Familienmitgliedern und Freunden, Kontakte zu Deutschen, Diskriminationserfahrungen, Erfahrungen mit Behörden. Die Familienstruktur nicht nur der Kernfamilie sollte genau anamnestiziert werden, gegebenfalls auch die Interaktion innerhalb der Familie zum Zeitpunkt der Eheschließung und die Hochzeitsfeier selbst. Diese Liste kann natürlich nicht den Anspruch auf Vollständigkeit erheben, zeigt jedoch exemplarisch einige Bereiche, die bei einer kulturspezifischen Anamnese von Bedeutung sein können.

- *Bewertung kultureller Aspekte der Psychopathologie*

Die Bewertung der Fülle an kulturellen Aspekten und Informationen in Bezug auf die Psychopathologie bewegt sich zwischen Überbewertung und Leugnung kultureller Faktoren. So findet sich sogar in der wissenschaftlichen Literatur eine Überbewertung kulturspezifischer Psychopathologie (Tseng & McDermott 1981). Die Leugnung kultureller Faktoren entsteht z.B. durch ein zu striktes Anlehnen an die deskriptiven Kriterien der diagnostischen Klassifikationssysteme (Alarcon 1995). Daher ist es eine komplizierte Aufgabe für den Beurteiler, eine genaue, objektive und adäquate Bewertung der möglichen Effekte der Kultur auf die Psychopathologie zu erlernen.

Hierfür müssen aus unserer Sicht in drei Bereichen die Voraussetzungen geschaffen werden:

1. In der wissenschaftlichen Literatur muß eine breitere Diskussion ermöglicht werden. Bisher findet die Diskussion eher in wenig bekannten Zeitschriften (z.B. Curare – Zeitschrift für Ethnomedizin & Transkulturelle Psychiatrie) statt. Damit auch in gängigeren psychiatrischen Zeitschriften mehr plubiziert wird, müssen auch entsprechende Studien mit Drittmittel (z.B. DFG) gefördert werden, damit die empirische Basis für eine wissenschaftliche Diskussion geschaffen wird.
2. Sowohl im Medizin- und Psychologiestudium, in der Ausbildung zum Sozialarbeiter als auch in der psychiatrischen Facharztausbildung müssen vermehrt kulturell-psychiatrische Inhalte einfließen. Weiterhin können z.B. Seminare gefördert werden, die eine Präsentation kultureller Faktoren in der Psychiatrie zum Inhalt haben. Hierfür kann z.B. die Fachgesellschaft DTGPP (Deutsch-Türkischen Gesellschaft für Psychiatrie, Psychotherapie und psychosoziale Gesundheit; Koch et al. 1995, 1998, 2000) angefragt werden. Außerdem kann der internationale Austausch von Mitarbeitern psychiatrischer Kliniken sowohl für diejenigen, die ins Ausland gehen, als auch in der Diskussion mit ausländischen Kollegen

in Deutschland sehr fruchtbar sein, um kulturelle Differenzen in der Psychiatrie zu erkennen.

3. Die Weiterentwicklung psychiatrischer Klassifikationssysteme (ICD und DSM) sollte Hinweise auf kulturelle Faktoren bei der Bewertung der Psychopathologie einbeziehen. Damit wurde schon im DSM-IV (APA 1994) begonnen. Da das ICD international konzipiert ist, das DSM dagegen primär für die USA, ist ein solches Unterfangen für das ICD schwieriger, dennoch notwendig, da viele bei der Beurteilung psychischer Störungen sich nur auf das Klassifikationssystem stützen.

- *Kultursensitives Herangehen*

Da es ausgeschlossen ist, daß alle in der Psychiatrie tätigen Menschen eine Ausbildung über kulturelle Aspekte in der Psychiatrie bekommen können, müsste jedoch darauf geachtet werden, daß zumindest ein kultursensitiver Umgang stattfindet. Anhand des Kulturkompetenzmodells von Orlandi (1992; siehe unten) wird deutlich, daß auf der kognitiven Dimension zumindest ein gewisses Wissen über andere Kulturen , auf der affektiven Ebene ein wohlwollendes Entgegenkommen gegenüber Menschen anderer Herkunft und auf der fachlichen Ebene wenigstens einige Fachkenntnisse über den Einfluß kultureller Faktoren gefordert werden sollte.

Modell Kulturkompetenz (Orlandi 1992)

	kulturinkompetent	**kultursensitiv**	**kulturkompetent**
kognitive Dimension	blind	gewisses Wissen	weitreichendes Wissen
affektive Dimension	gleichgültig	wohlwollend	engagiert
fachliche Dimension	ohne Fachkenntnisse	kaum Fachkenntnisse	weitreichende Kenntnisse
Gesamtwirkung	destruktiv	neutral	konstruktiv

In einer psychiatrischen Einrichtung ist es wünschenswert und auch praktikabel, wenn einige Mitarbeiter eine spezielle Kulturkompetenz haben und die restlichen Mitarbeiter ein kultursensitives Herangehen zeigen. Zu einer Kulturkompetenz in der Psychiatrie gehören natürlich nicht nur die Fähigkeiten bei der Beurteilung psychischer Störungen, sondern auch bei der Psychotherapie mit Menschen anderer Herkunft (siehe hierzu Lopez et al. 1989, Lopez 1997). Kulturinkompetenz hat dagegen eine genauso destruktive Wirkung in der Psychiatrie wie Mangel an Empathie, ohne daß dieses ein bewusster Prozeß sein muß. Eine kultursensitive Haltung dagegen führt nicht nur zu einem angenehmeren Aufenthalt in der Psychiatrie für Menschen anderer Herkunft, sondern auch zu einer Bereicherung im Umgang mit Menschen gleicher Herkunft.

Literatur

Alarcon RD (1995) Culture and psychiatric diagnosis: Impact on DSM-IV and ICD-10. In: Alarcon RD (Hrsg.) The psychiatric clinics of North America: Cultural psychiatry (pp. 449–465) Philadelphia: WB Saunders Co.

American Psychiatric Association (1994) Diagnostic Criteria from DSM-IV. Washington: American Psychiatric Press

Collatz J (1995) Auf dem Wege in das Jahrhundert der Migration: Auswirkungen der Migrationsbewegungen auf den Bedarf an psychosozialer und sozialpsychiatrischer Versorgung. In E Koch, M Özek, WM Pfeiffer (Hrsg.), Psychologie und Pathologie der Migration: deutsch-türkische Perspektiven (pp. 31–45). Freiburg: Lambertus

Furnham A, Bochner S (1986) Culture shock: Psychological reactions to unfamiliar environments. London: Methuen

Haasen C (1998) Leben in der Fremde – Situation von psychisch kranken Migranten. In: Bock T, Weigand H (Hrsg.) Hand-werks-buch Psychiatrie. Gütersloh: Psychiatrie Verlag

Haasen C, Yagdiran O, Mass R, Krausz M (2000) Potential for misdiagnosis among Turkish migrants with psychotic disorders: a clinical controlled study in Germany. Acta Psychiatrica Scandinavica, 101: 125–129

Hsu J, Tseng WS (1972) Interultural psychotherapy. Archives of General Psychiatry 26: 700–705

Koch E, Özek M, Pfeiffer WM (Hrsg.) (1995) Psychologie und Pathologie der Migration: deutsch-türkische Perspektiven. Freiburg: Lambertus

Koch E, Özek M, Pfeiffer WM, Schepker R (Hrsg.) (1998) Chancen und Risiken von Migration. Freiburg, Lambertus

Koch E, Schepker R, Taneli S (Hrsg.) (2000) Psychosoziale Versorgung in der Migrationsgesellschaft – Deutsch-türkische Perspektiven. Freiburg: Lambertus-Verlag

Kuhlmann R (1995) Migrantenkinder im Erwachsenenalter – biographischer Hintergrund und psychiatrische Probleme der zweiten Generation. In E Koch, M Özek, WM Pfeiffer (Hrsg.), Psychologie und Pathologie der Migration: deutsch-türkische Perspektiven (pp. 186–193). Freiburg: Lambertus

Lopez SR, Grover KP, Holland D, Johnson MJ, Kain CD, Kanel K, Mellins CA, Rhyne MC (1989) Development of culturally sensitive psychotherapists. Professional Psychology Research and Practice 20: 369–376

Lopez SR (1997) Cutural competence in psychotherapy: A guide for clinicians and their supervisors. In: Watkins Jr CE (Hrsg.) Handbook of psychotherapy supervision (pp. 570–588) New York: John Wiley & Sons

Orlandi MA (1992) Defining cultural competence: an organizing framework. In: OSAP (Hrsg.) Cultural Competence for Evaluators. Washington: US DHHS Publ.

Tseng WS, McDermott JF (1981) Culture mind and therapy. An introduction to cultural psychiatry. New York: Brunner/Mazel

Zarifoglu F, Zeiler J (1995) Ethnische Diskriminierung und psychische Erkrankung. In E Koch, M Özek, WM Pfeiffer (Hrsg.), Psychologie und Pathologie der Migration: deutsch-türkische Perspektiven (pp. 152–159). Freiburg: Lambertus

Autorenverzeichnis

Dieter Naber – Prof. Dr. med., Ärztlicher Direktor der Universitäts-Krankenhaus Hamburg-Eppendorf Klinik für Psychiatrie und Psychotherapie, Martinistraße 52, 20246 Hamburg

Michael Krausz – Prof. Dr. med., Stellv.Ärztlicher Direktor der Universitäts-Krankenhaus Hamburg-Eppendorf, Klinik für Psychiatrie und Psychotherapie, Martinistraße 52, 20246 Hamburg

Christian Haasen – Dr. med., Universitäts-Krankenhaus Hamburg-Eppendorf, Klinik für Psychiatrie und Psychotherapie, Martinistraße 52, 20246 Hamburg

Oktay Yagdiran – Dr. med., Universitäts-Krankenhaus Hamburg-Eppendorf, Klinik für Psychiatrie und Psychotherapie, Martinistraße 52, 20246 Hamburg

Ahmet Boyali – Dr. med., Universitäts-Krankenhaus Hamburg-Eppendorf, Klinik für Psychiatrie und Psychotherapie, Martinistraße 52, 20246 Hamburg

Manoshi Pakrasi – Dr. med., Universitäts-Krankenhaus Hamburg-Eppendorf, Klinik für Psychiatrie und Psychotherapie, Martinistraße 52, 20246 Hamburg

Fotini Tilkeridoy – Dipl.-Psych., Klinikum Nord Betriebsteil Ochsenzoll, Forensische Abt. für Psychiatrie und Psychotherapie, Langenhorner Chaussee 32, 22419 Hamburg

Karsten Wolf – Dr. med., Universitäts-Krankenhaus Hamburg-Eppendorf, Klinik für Psychiatrie und Psychotherapie, Martinistraße 52, 20246 Hamburg

Evangelia Nika – Dr. med., Universitäts-Krankenhaus Hamburg-Eppendorf, Klinik für Psychiatrie und Psychotherapie, Martinistraße 52, 20246 Hamburg

Raphaela Basdekis – Dr. med., Universitäts-Krankenhaus Hamburg-Eppendorf, Klinik für Psychiatrie und Psychotherapie, Martinistraße 52, 20246 Hamburg

Martin Lambert – Dr. med., Universitäts-Krankenhaus Hamburg-Eppendorf, Klinik für Psychiatrie und Psychotherapie, Martinistraße 52, 20246 Hamburg

Michael Brune – Dr. med., Freihaven, Behandlungszentrum für traumatisierte Flüchtlinge, Seewartenstraße 10, 20459 Hamburg, assoziierte Mitarb. Universitäts-Krankenhaus Hamburg-Eppendorf, Klinik für Psychiatrie und Psychotherapie, Martinistraße 52, 20246 Hamburg

Peer Briken – Dr. med., Universitäts-Krankenhaus Hamburg-Eppendorf, Klinik für Psychiatrie und Psychotherapie, Martinistraße 52, 20246 Hamburg

Christian Kraus – Dr. med., Universitäts-Krankenhaus Hamburg-Eppendorf, Klinik für Psychiatrie und Psychotherapie, Martinistraße 52, 20246 Hamburg

Mehmet Ali Toprak – Dipl.-Psych., Suchtberatungsstelle KODROBS Hamburg-Wilhelmsburg

Silke Lorenzen – Dipl.-Psych., assoziierte Mitarb. Universitäts-Krankenhaus Hamburg-Eppendorf, Klinik für Psychiatrie und Psychotherapie, Martinistraße 52, 20246 Hamburg

Tomas Müller-Thomsen – Dr. med., Universitäts-Krankenhaus Hamburg-Eppendorf, Klinik für Psychiatrie und Psychotherapie, Martinistraße 52, 20246 Hamburg

Joachim Walter – Dr. med., Universitäts-Krankenhaus Hamburg-Eppendorf, Abt. Kinder und Jugendpsychiatrie (Direk.:Prof. Riedesser), Martinistraße 52, 20246 Hamburg

Hubertus Adam – Dr. med., Universitäts-Krankenhaus Hamburg-Eppendorf, Abt. Kinder und Jugendpsychiatrie (Direk.:Prof. Riedesser), Martinistraße 52, 20246 Hamburg